U0340927

助产技术与产科模拟培训规范

ZHUCHAN JISHU YU CHANKE MONI PEIXUN GUIFAN

主编 张国华 毕胜利 杨 颖 邸艳芝 陈 莹

黑龙江科学技术出版社

图书在版编目（CIP）数据

助产技术与产科模拟培训规范/张国华等主编--
哈尔滨：黑龙江科学技术出版社，2020.12
ISBN 978 - 7 - 5719 - 0798 - 3

Ⅰ.①助… Ⅱ.①张… Ⅲ.①助产学—技术培训—规
范②产科学—技术培训—规范 Ⅳ.①R717②R714

中国版本图书馆 CIP 数据核字（2020）第 261707 号

助产技术与产科模拟培训规范

ZHUCHAN JISHU YU CHANKE MONI PEIXUN GUIFAN

作　　者	张国华　毕胜利　杨　颖　邸艳芝　陈　莹　主编	
责任编辑	赵春雁	
封面设计	梁彦英	
出　　版	黑龙江科学技术出版社	
地　　址	哈尔滨市南岗区公安街 70 - 2 号　邮编：150007	
电　　话	(0451) 53642106　传真：(0451) 53642143	
网　　址	www. lkcbs. cn　www. lkpub. cn	
发　　行	全国新华书店	
印　　刷	河北文盛印刷有限公司	
开　　本	787mm×1092mm　1/16	
印　　张	16.25	
字　　数	381 千字	
版　　次	2021 年 4 月第 1 版	
印　　次	2021 年 4 月第 1 次印刷	
书　　号	ISBN 978 - 7 - 5719 - 0798 - 3	
定　　价	158.00 元	

《助产技术与产科模拟培训规范》
编委会

顾　　问　　郑勤田

名誉主编　　郭　清

主　　编　　张国华　毕胜利　杨　颖
　　　　　　邸艳芝　陈　莹

副 主 编　　（按姓氏笔画排序）
　　　　　　王亚男　田秀娟　冯静茹
　　　　　　朱　锐　刘向娇　闫　静
　　　　　　李　霞①　李冬梅　李辉霞
　　　　　　宋现芳　徐丹丹　郭凯华
　　　　　　郭战坤

编　　委　　（按姓氏笔画排序）
　　　　　　王红彬　冯海芹　许　红
　　　　　　刘　影　刘雪芹　刘淑香
　　　　　　齐卫斌　杜　慧　杨晓倩
　　　　　　李　霞②　李红萍　李晓慧
　　　　　　吴凯佳　沈雪艳　张　红
　　　　　　张　瑾　张永欣　张洁芳
　　　　　　张素娥　张敬如　陈　晓
　　　　　　邵　娴　季淑英　赵　玲
　　　　　　赵　霞　赵丹丹　侯　玲
　　　　　　高英芳　崔文华　常雪飞
　　　　　　梁云泰

①李　霞：安平县妇幼保健院　②李　霞：石家庄市妇产医院

序

作为一名产科医护人员，你最近处理过子痫抽搐的孕妇吗？处理过羊水栓塞导致心搏呼吸骤停和弥散性血管内凝血（disseminated intravascular coagulation，DIC）的孕妇吗？如果今天碰到这样的孕妇，你能圆满地完成抢救吗？

我们也许不愿回答上述问题，只是希望这些急症不要在我们值班时发生。不幸的是，产科随时可能遇到这些急症，如果处理不当，就会酿成灾难性后果。不良事件不仅伤害母婴，也会给医护人员带来极大的伤害。

石家庄市妇产医院产科主任张国华组织编写的《助产技术与产科模拟培训规范》正是应对这些问题，通过模拟培训提高救治能力，以减少甚至避免产科不良结局。在医院领导和同事的支持下，张国华主任组建了强大的模拟培训团队。她们的模拟构思细致，表演逼真，场景宏大。我看了她们的演练后颇感震撼，深深体会到她们为此付出的辛勤努力。

产科模拟培训历史悠久，产科学鼻祖约翰·惠特里奇·威廉姆斯（John Whitridge Williams）在1898年即提倡产科模拟培训。在西方国家，医学模拟已渗透到各个学科及各个层次的培训，模拟训练已成为保障患者安全和改进医疗质量的关键部分。

回忆我在美国做妇产科住院医师之时，在临床正式工作前（无工资），先进行了10天的模拟培训，内容包括高级心脏生命支持（advanced cardiac life support，ACLS）、胎监分析、基本手术操作、产科出血、肩难产、阴道手术助产等，模拟培训也同时结合所在医院的具体情况。对一个新手来说，模拟培训的确提高了技术，且增强了信心。现在，模拟不仅用于医学生教育和住院医师培训，即使工作多年的美国高年资医师也需要定期进行模拟演练，否则不能维持专科医师认证（board certification）。

我国产科模拟培训发展不均衡，很多地区的医院尚未开展模拟培训。开展模拟培训并不是一件十分容易的事，尤其是在起步阶段。这本教程是一个丰富的资源库，读者可以从中获取宝贵信息。我们的目标不是开展模拟训练，而是提高产科质量，保证母婴安全。这本教程为实现这一目标做出了贡献。

广州市妇女儿童医疗中心妇产科技术总监
美国亚利桑那大学医学院妇产科临床副教授

前　言

　　妊娠和分娩是一个伟大的过程，标志着新生命的孕育和诞生！这一过程需要产科单元医护人员的精湛技术和耐心呵护，这样才能确保母婴安全。加强分娩期技能培训，可以减少和避免分娩期母儿损伤。近年来，妇产科学飞速发展，广大临床医师如何理论联系实际、做到准确诊断和规范治疗，刚步入临床工作的年轻妇产科医务工作者如何快速提升自己的业务水平和技能，迅速成为临床一线的中坚力量，产科单元如何提高快速反应和团队合作能力，需要我们不断地探讨和摸索。

　　早在 1760 年，法国女医生 Madame du Coudray 就意识到由于产科医生培训的缺乏增加了产妇损伤的发生率，于是开始通过产妇模型对医生进行培训，推广实行产科医生培训计划。在这一点上，国内起步较晚，培训的内容和方式不尽相同。我们的助产技术培训团队已走过 8 年春秋，培训医护人员5000 多人，随着培训技巧与实用性的不断提升和完善，团队也在不断积极探索新的培训模式，并于 2019 年启动了引进外国人才智力项目，助力模拟培训与国际接轨。不断的实践证明，推广产科团队模拟培训可以减少可预防的伤害，比如避免未能及时发现问题、未能及时寻求上级帮助、缺乏团队合作等一系列与诊疗相关的问题。产科单元需要提供便捷的培训，包括临床技能、沟通技巧、快速反应、团队合作、对个人在团队中的作用的认识。产科急危重症发生率低，经验不易积累，但可以通过模拟培训获得经验，这有助于医护人员提高信心和工作效率，从而提高产科危急重症救治能力，打造一支来之能战、战之能胜的产科快速反应团队，进而控制和减少母婴的病残率、死亡率。这也是我们编写本书的主要目的。

本书分为助产技术操作规程及考核标准和产科急救模拟演练两部分。助产技术操作规程及考核标准部分主要包括孕期保健技术、产时助产技术、止血缝合技术相关内容；产科急救模拟演练部分主要包括紧急剖宫产、产后出血、肩难产、子痫、脐带脱垂、胎盘早剥、子宫破裂、羊水栓塞、围生期心肺复苏、新生儿复苏等内容。

本书读者对象为助产及产科专业相关人员，以及广大基层医疗机构，包括县级医院、乡镇医院以及社区医疗服务中心的妇产科人员，同时还包括广大进修生、医学院校学生等，可作为其工作和学习的工具书或辅助参考资料。

本书编写过程中，得到了多位同人的支持和关怀，他们在繁忙的医疗、教学和科研工作之余参与本书撰写，在此对他们表示衷心的感谢。

由于时间仓促，书中存在的不足之处和纰漏敬请读者批评指正。

编　者
2020 年 7 月

目　录

上篇　助产技术操作规程及考核标准

下篇　产科急救模拟演练

上篇 助产技术操作规程及考核标准

第一章 孕期保健技术

第一节 四步触诊法

一、概述

妊娠中晚期，应采用四步触诊法(four maneuvers of leopold)检查孕妇子宫大小、胎产式、胎先露、胎方位以及胎先露部是否衔接(见图1-1)。在做前3步手法时，检查者面向孕妇头一侧；做第4步手法时，检查者则应面向孕妇足端。软尺测量子宫高度(耻骨联合上缘至子宫底的距离)，子宫高度异常者，需做进一步的检查，如重新核对预产期、超声影像等。若腹部向下悬垂(悬垂腹)，要考虑可能伴有骨盆狭窄。

第1步手法：检查者两手置于子宫底部，了解子宫外形并测得宫底高度，估计胎儿大小与孕周数是否相符。然后以双手指腹相对轻推，判断宫底部的胎儿部分，胎头硬而圆且有浮球感，胎臀软而宽且形状不规则。

第2步手法：检查者左右手分别置于腹部左右侧，一手固定，另一手轻轻深按检查，触及平坦饱满者为胎背，可变形的高低不平部分是胎儿肢体，有时可感到胎儿肢体活动。

第3步手法：检查者右手拇指与其余4指分开，置于耻骨联合上方握住胎先露部，进一步查清是胎头或胎臀，左右推动以确定是否衔接。若胎先露部仍浮动，表示尚未入盆。若已衔接，则胎先露部不能推动。

第4步手法：检查者左右手分别置于胎先露部的两侧，向骨盆入口方向向下深按，再次核对胎先露部的诊断是否正确，并确定胎先露部入盆的程度。

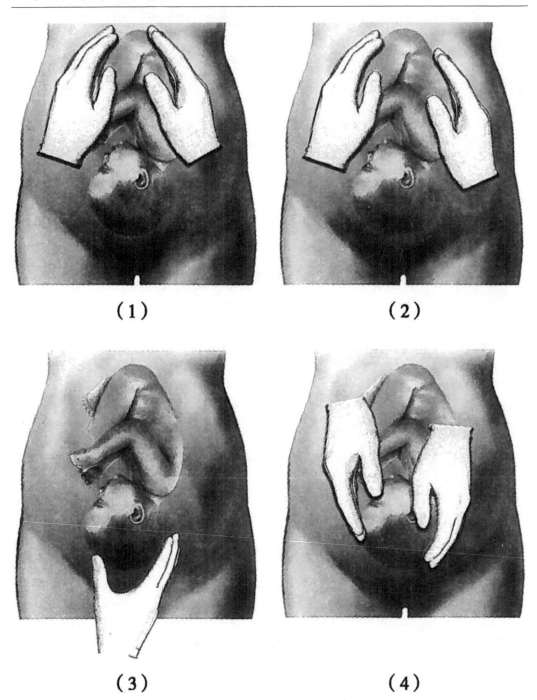

（1）　　　　　　　　　　（2）

（3）　　　　　　　　　　（4）

图 1-1　胎位检查的四步触诊法

二、培训考核表

四步触诊法操作规程和评分标准见表 1-1。

表 1-1　四步触诊法操作规程和评分标准

项目	评分标准	分值	得分
仪表	符合医师着装,洗手	3	
操作前准备	1.请孕妇排空膀胱 2.协助孕妇仰卧于检查床,头部稍垫高,露出腹部,双腿略曲稍分开,使腹肌放松	4	
患者沟通	1.操作中注意缓解孕妇的紧张情绪,消除其恐惧感,适时给予鼓励 2.做任何动作前,都要提前告知操作及其目的,并描述可能带来的不适感 3.对于孕妇反映的任何不适感都要给予关注,满足孕妇的需求	3	
操作步骤	1.视诊 (1)注意腹形及大小 (2)腹部有无妊娠纹 (3)腹部有无手术瘢痕及水肿 (4)腹部过大、宫底过高者,应想到双胎妊娠、巨大胎儿、羊水过多的可能 (5)腹部过小、宫底过低者,应想到胎儿宫内发育迟缓、孕周推算错误等 (6)腹部两侧向外膨出、宫底位置较低者,肩先露的可能性大 (7)腹部向前突出或腹部向下垂,应考虑可能由骨盆狭窄引起	15	
	2.触诊 (1)注意腹肌的紧张度,有无腹直肌分离 (2)注意羊水多少及子宫敏感程度 (3)用软尺测耻上子宫长度及腹围值	15	
	3.第一步手法 (1)检查者两手置于子宫底部,了解子宫外形并测得宫底高度,估计胎儿大小与妊娠周数是否相符 (2)以双手指腹相对轻推,判断宫底部的胎儿部分 ①若为胎头,则硬而圆且有浮球感 ②若为胎臀,则软而宽且形状不规则 ③若在宫底部未触及大的部分,应想到可能为横产式	15	
	4.第二步手法 (1)检查者左右手分别置于腹部左右侧,一手固定,另一手轻轻深按检查,两手交替,仔细分辨胎背及胎儿四肢的位置 (2)判断胎背、四肢 ①平坦饱满者为胎背,并确定胎背向前、侧方或向后 ②可变形的高低不平部分是胎儿肢体	15	
	5.第三步手法 (1)检查者右手拇指与其余4指分开,置于耻骨联合上方握住胎先露部,进一步查清是胎头或胎臀,左右推动以确定是否衔接 (2)判断先露衔接 ①胎先露部仍浮动,表示尚未入盆 ②胎先露部不能被推动,表示已衔接	15	

续表

项目	评分标准	分值	得分
操作 步骤	6.第四步手法 (1)检查者面向孕妇足端,左右手分别置于胎先露部的两侧,向骨盆入口方向向下深按,再次核对胎先露部的诊断是否正确 (2)若先露部为胎头,在两手分别下按的过程中,一手可顺利进入骨盆入口,另一手则被胎头隆起(胎头隆突)部阻挡,不能顺利进入	15	
总分		100	

第二节 骨盆外测量

一、概述

骨盆外测量包括测量髂棘间径(interspinal diameter,IS,正常值23~26cm)、髂嵴间径(intercristal diameter,IC,正常值25~28cm)、骶耻外径(external conjugate,EC,正常值18~20cm)、坐骨结节间径或称出口横径(transverse outlet,TO)。已有充分的证据表明,测量髂棘间径、髂嵴间径、骶耻外径并不能预测产时头盆不称,因此无须常规测量。但怀疑骨盆出口狭窄时,可测量坐骨结节间径和耻骨弓角度(angle of pubic arch)。①测量坐骨结节间径的方法:孕妇取仰卧位,两腿弯曲,双手紧抱双膝,测量两坐骨结节内侧缘的距离,正常值为8.5~9.5cm(见图1-2)。出口后矢状径值与坐骨结节间径值之和>15cm时,表明骨盆出口狭窄不明显。②测量耻骨弓角度的方法:用左右手拇指指尖斜着对拢,放置在耻骨联合下缘,左右两拇指平放在耻骨降支上,测量两拇指间角度,为耻骨弓角度(见图1-3),正常值为90°,小于80°为异常。此角度反映骨盆出口横径的宽度。

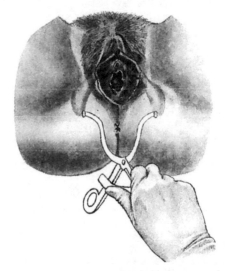

图 1-2　测量坐骨结节间径

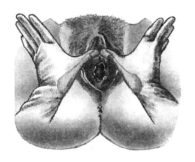
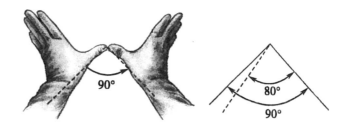

图 1-3　测量耻骨弓角度

二、培训考核表

骨盆外测量操作规程和评分标准见表 1-2。

表 1-2　骨盆外测量操作规程和评分标准

项目	评分标准	分值	得分
仪表	符合医师着装,洗手	3	
操作前准备	1. 请孕妇排空膀胱 2. 协助孕妇仰卧于检查床,头部稍垫高,露出腹部,双腿略曲稍分开,使腹肌放松	4	
患者沟通	1. 操作中注意缓解孕妇的紧张情绪,消除其恐惧感,适时给予鼓励 2. 做任何动作前,都要提前告知操作及其目的,并描述可能带来的不适感 3. 对于孕妇反映的任何不适感都要给予关注,满足孕妇的需求	3	
操作步骤	髂棘间径(IS): 1. 口述测量目的 2. 孕妇取伸腿仰卧位 3. 测量两髂前上棘外缘的距离 4. 正常值:23～26cm	15	
	髂嵴间径(IC): 1. 口述测量目的 2. 孕妇取伸腿仰卧位 3. 测量两髂嵴外缘最宽的距离 4. 正常值:26～28cm	15	
	骶耻外径(EC): 1. 口述测量目的 2. 孕妇取左侧卧位,右腿伸直,左腿屈曲 3. 测量第5腰椎棘突下至耻骨联合上缘中点的距离 4. 正常值:18～20cm	15	

续表

项目	评分标准	分值	得分
操作步骤	坐骨结节间径(TO)： 1.口述测量目的 2.孕妇取仰卧位,两腿弯曲,双手紧抱双膝,使髋关节和膝关节全屈 3.测量两坐骨结节内侧缘的距离 4.正常值:8.5~9.5cm 5.可用检查者的拳头测量,若其间能容纳成人手拳,则大于8.5cm 6.如此径值小于8cm,应加测出口后矢状径	15	
	出口后矢状径： 1.口述测量目的 2.检查者戴指套的右手示指伸入孕妇肛门向骶骨方向,拇指置于孕妇体外骶尾部,两指共同找到骶骨尖端,将尺放于坐骨结节径线上 3.将汤姆斯出口测量器一端放于坐骨结节间径的中点,另一端放于骶骨尖端处,测量两者的距离 4.正常值:8~9cm 5.出口后矢状径值与坐骨结节间径值之和>15cm,表明骨盆出口狭窄不明显	15	
	耻骨弓角度： 1.口述测量目的 2.用左右手拇指指尖斜着对拢,放置在耻骨联合下缘,左右两拇指平放在耻骨降支上 3.测量两拇指间的角度 4.正常值:90° 5.小于80°为异常	15	

第三节　阴道检查(Bishop 评分)

一、概述

妊娠期可进行阴道检查,特别是在有阴道流血和阴道分泌物异常情况时。分娩前阴道检查可协助确定骨盆大小、宫颈容受和宫颈口开大程度,进行宫颈 Bishop 评分。

目前多采用的是 Bishop 评分法来判断宫颈成熟度、估计试产的成功率。分值:满分为 13 分,>9 分均能试产成功,7~9 分试产的成功率为 80%,4~6 分试产的成功率为50%,≤3 分试产均失败。

二、培训考核表

Bishop 宫颈成熟度评分法见表 1-3。

表 1-3　Bishop 宫颈成熟度评分法

指标	分数			
	0	1	2	3
宫口开大/cm	0	1~2	3~4	≥5
宫颈管消退/%（未消退为2~3cm）	0~30	40~50	60~70	≥80
先露位置（坐骨棘水平=0）	−3	−2	−1~0	+1~+2
宫颈硬度	硬	中	软	−
宫口位置	朝后	居中	朝前	−

第四节　人工剥膜术

一、概述

人工剥膜术是引产手术中最常用的一种引产方法，指施术者用手指将接近子宫颈口的部分胎膜与宫壁分离。人工剥离胎膜可刺激子宫颈及子宫下段，引起反射性的子宫收缩，使宫口开大，可加速产程。但人工剥膜术可损伤宫颈黏膜血管，诱发羊水栓塞，同时增加感染机会。由于各种促宫颈成熟药物的广泛应用，人工剥膜术已经很少在临床上单独使用，常与其他引产方法配合使用。

1. 适应证

（1）凡是妊娠晚期需要在产兆发动前终止妊娠者均可施行，多用于正常妊娠、过期妊娠者，宫颈尚不完全成熟者，胎头未入盆者。

（2）有妊娠合并症、并发症，继续妊娠对母体健康有严重威胁者。

（3）死胎或无存活能力的畸形胎儿、双胎或羊水过多等。

2. 禁忌证

（1）有明显头盆不称、胎位不正（如横位和臀位）、产道阻塞、瘢痕子宫及软产道异常者。

（2）宫颈不成熟者，产前有阴道出血史者。

（3）怀疑或明确边缘性前置胎盘者。

（4）外阴、阴道炎症者，胎盘功能严重减退者。

（5）宫颈肌瘤、严重宫颈水肿等无阴道分娩条件者。

3. 手术步骤

需严格无菌操作。

（1）术者右手呈圆锥形伸入阴道内，再将示、中两指伸入宫颈口内。

（2）稍扩张宫颈管。

（3）将示、中两指沿子宫下段，将紧贴于子宫下段宫壁的胎膜轻轻与子宫壁呈环状分离（剥离）数圈，剥离的深度在5cm以上（见图1-4、图1-5）。

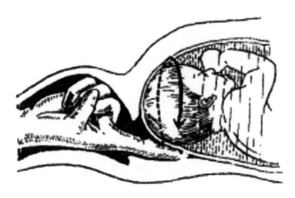

图1-4　人工剥膜

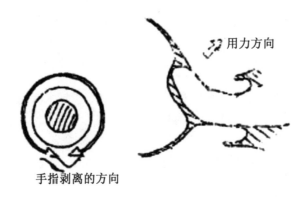

图1-5　人工剥膜的方向

4. 手术技巧与要点

（1）先扩张宫颈，然后用手指沿子宫下段宫壁轻轻剥离胎膜数圈，深度达5~6cm。

（2）操作中应动作轻柔，防止动作粗暴造成宫颈损伤或胎膜破裂。

5. 术后处理

（1）剥膜后一般24小时之内发动产兆。

（2）应严格无菌操作，防止感染发生，术后最好加用抗生素。

（3）剥膜后注意观察胎心变化及宫缩情况。禁止剥膜与人工破膜同时进行。

（4）注意观察生命体征的变化，注意有无羊水栓塞的先兆。

6. 常见并发症及处理

（1）出血：动作粗鲁容易导致宫颈损伤，尤其是宫颈在3点钟、6点钟处的损伤出血较多。出血时可予以压迫止血，出血部位表浅时可以收效，必要时行宫颈缝合。

（2）感染：消毒不严密，细菌逆行感染，可导致羊膜炎的发生。严格无菌操作、术后预防性地使用抗生素，可防止感染发生。

7. 常见的手术失误

（1）动作粗鲁，导致宫颈损伤。

（2）宫缩时行人工剥膜，导致羊水栓塞。

二、培训考核表

人工剥膜术操作规程和评分标准见表1-4。

表1-4　人工剥膜术操作规程和评分标准

项目	评分标准	分值	得分
素质要求	衣帽整齐、戴口罩、洗手；仪表大方，态度温和，正确进行核对程序，做好解释说明	10	
评估要点	预产期、诊断、病情、产程进展情况和胎心	10	
适应证	过期妊娠，宫颈尚不完全成熟，胎头未入盆	10	
禁忌证	1. 产前出血 2. 明显的头盆不称，产道阻塞 3. 胎盘功能严重减退 4. 胎位异常，如横位、臀位 5. 宫颈不成熟	10	
操作前准备	1. 环境准备：温度、光线适宜，利于保护患者隐私 2. 物品准备：碘伏棉球、消毒巾、无菌手套、多普勒诊断仪、窥阴器、润滑油 3. 患者准备：嘱患者排尿后安置体位，呈膀胱截石位	10	
操作要点	外阴常规冲洗消毒后垫消毒巾于臀部	5	
	听胎心一次并记录	5	
	平铺双层消毒巾于下节产床上	5	
	术者消毒双手（外科洗手）后戴手套	5	
	窥阴器涂上润滑油，放入阴道，在移动窥阴器的同时，持弯血管钳夹取碘伏棉球消毒阴道	5	
	肛门口盖上一块纱布，右手示指和中指涂上润滑油做阴道检查，并伸入宫颈管内，先稍扩张宫颈管，然后向内在宫壁与胎膜之间轻轻剥离1～2周，使胎膜剥离深度达5～6cm，操作轻柔，勿使胎膜破裂、宫颈裂伤，若触到海绵样胎盘组织，应立即中止手术	10	
	术后应注意宫缩，一般剥离后24小时内开始宫缩	5	
	操作后整理床位，安置患者，做好相关宣教	5	
总分		100	

第五节　人工破膜术

一、概述

正常情况下，胎膜破裂是在宫口近开全或开全时。根据国内外文献报道和临床观察，羊膜张力大时行人工破膜，有利于胎头直接降至子宫下段，压迫宫颈，引起子宫反射性收缩，从而加速产程。助产士应该知道，自然分娩是正常生理现象，无指征的破膜往往弊大于利。

1. 适应证

（1）过期妊娠者，于宫口开大2cm时行破膜术，宫缩加强、宫颈扩张。

（2）疑胎儿窘迫时为了解胎儿宫内情况，可人工破膜，根据羊水的量、颜色及性状，有无胎粪，及时判断和处理。

（3）产程延缓或阻滞，但无明显头盆不称及异常胎位（臀位与横位）时可行人工破膜。

（4）宫口已开全仍未破膜者可人工破膜。

2. 术前准备

（1）询问、了解病史，体格检查，确认无阴道分娩禁忌证。

（2）排除生殖道炎症。

（3）超声检查排除前置胎盘。

3. 操作要点

（1）产妇排空膀胱后，取膀胱截石位。外阴常规消毒，铺巾，产妇不能自解小便、膀胱充盈者应导尿，术者洗手、消毒，穿消毒衣，戴消毒手套。

（2）在窥阴器下查看阴道黏膜、宫颈（有无水肿、柱状上皮异位、新生物）情况，消毒阴道。

（3）用右手示指、中指伸入阴道，了解软产道及骨产道有无异常，然后将两指伸入子宫颈内，了解有无脐带，同时稍扩张子宫颈，左手执鼠齿钳或长弯钳，在右手指导下，触到前羊膜囊，钳破胎膜。如羊水量不多可上推胎头或用手指扩张破口，以利羊水流出。

（4）前羊膜囊充盈者，在两次宫缩之间，用手指引导注射针头（9#、12#）刺破前羊膜囊，让羊水缓慢流出，以防脐带脱垂。

（5）无明显羊膜囊时，为避免伤及胎儿头皮，可借助窥阴器，在肉眼直视下，用长钳行人工破膜。

4. 注意事项

（1）破膜后见羊水流出，正常应为清亮液体。

（2）羊水呈黄色或黄绿色或深绿色或稠厚糊状，均提示有胎粪污染，疑胎儿窘迫、羊水过少，须及时处理。

（3）破膜后应立即听胎心，观察胎心变化。

（4）人工破膜引产时应避免在胎头尚未入盆时操作。

（5）臀位者禁止人工破膜。

（6）发生脐带脱垂，应立刻抬高臀部，在严格消毒的条件下，徒手上推胎头，用手保护脐带，避免脐带受压，立即行剖宫产术，挽救胎儿生命。还纳脐带往往脐带仍滑出，延误抢救时间。

（7）为防止羊水栓塞，破膜操作应在两次宫缩间隙进行。

（8）破膜12小时没有分娩者，应做外阴无菌护理，减少阴道检查次数，常规应用抗生素，缩短产程，尽可能在24小时内结束分娩。

（9）人工破膜属于无菌操作技术，助产士应严格执行无菌操作规程。

5. 并发症

（1）脐带脱垂：破膜可能增加脐带脱垂的发生。

（2）胎儿窘迫：破膜后宫缩加强，胎头直接受压，胎儿负荷有所增加，迷走神经兴奋，出现一过性胎心减慢。

（3）羊水栓塞：破膜后，出现较强宫缩，羊水及其内容物可进入血液循环，有可能发生羊水栓塞。

（4）破膜后的宫内感染：有研究指出，破膜24小时以后分娩者中，菌血症的发生率为17%，但由于抗生素的运用，临床症状可以不明显。

二、培训考核表

人工破膜术操作规程和评分标准见表1-5。

表1-5 人工破膜术操作规程和评分标准

项目	评分标准	分值	得分
适应证	1.急性羊水过多 2.边缘性前置胎盘 3.胎盘早剥 4.活跃期宫口扩张或胎头下降异常，<1cm/h 5.宫缩乏力 6.过期妊娠 7.妊娠期高血压疾病 8.妊娠期肝内胆汁淤积症 9.死胎或胎儿严重畸形	10	
禁忌证	1.明显头盆不称 2.产道有梗阻者 3.胎位不正 4.宫颈不成熟 5.脐带先露 6.血管前置 7.胎盘位置低	20	

续表

项目	评分标准	分值	得分
破膜时机	胎头已入盆,宫口开大4cm左右。特殊情况时(及合并病理因素):妊娠期高血压疾病、肝内胆汁淤积症,宫颈成熟、宫口已开等	10	
破膜方法	在无菌条件下,不许同时进行人工剥膜,应于宫缩间歇期用长针头在羊膜囊的最低点将羊膜囊轻轻划破	10	
破膜注意事项	1. 查清宫口大小和羊膜囊局部是否正常 2. 确定羊膜囊是否有血管 3. 确定先露是什么,先露高低 4. 确定是否有显性脐带脱垂 5. 破膜后,手指需重新伸入阴道内,保留观察2次宫缩,以便及早发现隐性脐带先露 6. 不做人工剥膜 7. 破膜后让羊水缓慢流出,羊水过多者要尤为注意,以防胎盘早剥 8. 观察并记录羊水的性质和量 9. 破膜前后必须听胎心音 10. 破膜时注意无菌操作	50	
总分		100	

第六节　外倒转术

一、概述

利用手法将不利于分娩的胎位变为利于分娩的胎位的方法,称为倒转术。倒转术包括外倒转术、内倒转术及双极倒转术。外倒转术是一种经腹壁用手法转变胎位的手术。

1. 适应证

(1)横位或斜位者。

(2)妊娠30~36周的臀位,经胸膝卧位、艾灸矫治无效者。

2. 禁忌证

(1)羊水过多或过少者。

(2)双胎胎位异常者。

(3)盆头不称者。

(4)产前出血者。

(5)B超证实有脐带绕颈或绕体者。

(6)若孕妇有合并心脏病、妊高征等,且胎位为臀位,通常不行外倒转术,而横位可谨慎进行外倒转术。

(7)既往有剖宫产史、子宫肌瘤剥除史、子宫畸形矫治术史等子宫有瘢痕者。

（8）双子宫、子宫纵隔等子宫畸形者。

3. 必备条件

（1）活胎、胎心正常、胎心监护无异常反应者。

（2）先露未入盆或已入盆，经处理可推出骨盆入口者。

（3）胎膜未破，有适量的羊水者。

（4）腹壁与子宫壁无敏感现象者。

（5）非多胎产妇。

（6）软产道及骨产道均正常，无盆头不称者。子宫无瘢痕、无畸形者。

（7）孕期无阴道出血史者。

（8）无妊高征、子痫前期等合并症者。

（9）术前 B 超确定胎儿发育正常，胎心好，胎位明确，并排除胎盘前置、前壁胎盘及脐带绕颈、绕体等异常者。

4. 手术步骤

（1）排尿：孕妇先排空膀胱。

（2）体位：孕妇仰卧，抬高臀部，两腿髋、膝关节屈曲，尽量放松腹壁。

（3）查体：检查胎位，听胎心 1 分钟。最好通过胎心监护仪监测胎心率及胎心强度。

（4）转动胎体：如先露已入盆，应先将先露部上推，继而，术者两手分别握住胎头与胎臀两极，使胎儿保持俯屈姿势。一手将胎头沿胎腹方向轻轻推动，另一只手将胎臀慢慢推向宫底，使臀位或横位逐渐地纠正为头位。

（5）固定头位：当胎儿转成头位后，将两条中等大的毛巾卷成 16cm 长的卷，分别置于胎头两侧。用 33cm 宽的布绕腹两周，用别针固定。包扎的松紧程度应以坐下时无紧束、不适感为宜。

（6）术后观察：术后观察 30 分钟，再听胎心，如无异常，1 周后复查。

（7）定期随诊：如一次外倒转未成功，可于 3~5 日后复查。

5. 注意事项

（1）外倒转过程中，应密切注意听胎心，如出现异常，需立即停止操作，等待其恢复正常。若 5 分钟后胎心仍不恢复正常，应放弃手术，并将胎儿恢复为原位，或者实施紧急剖宫产。

（2）术中若孕妇自觉腹痛或出现宫缩，应暂停操作。

（3）胎先露已入盆或外倒转有困难时，不应强行施术。

（4）术毕告诉孕妇回家后自数胎动，若胎动有异常（活跃或减少），应立即到医院复诊。

6. 并发症

（1）胎儿宫内窘迫：外倒转术后，如胎心增快或减慢，5~10 分钟不缓解，可能为脐带受压或缠绕，应将胎儿复位。

（2）早产：如遇因子宫敏感诱发宫缩者，应停止操作，加用宫缩抑制药。

（3）胎盘早期剥离：多为前壁胎盘、脐带过短或操作粗暴所致。一旦确诊，应根据病情进行处理（如急诊剖宫产）。

二、培训考核表

外倒转术操作规程和评分标准见表1-6。

表1-6 外倒转术操作规程和评分标准

项目	评分标准	分值	得分
适应证	1. 胎儿正常,体重 <3500g,超声检查胎儿无胎头过度仰伸(望星式),且为单胎 2. 胎膜未破,有适量羊水 3. 子宫无畸形 4. 无明显骨盆狭窄及其他不宜阴道分娩的情况 5. 先露未入盆或虽已入盆但能退出 6. 能通过腹壁清楚触及胎体	24	
禁忌证	1. 有妊娠合并症及并发症,不宜经阴道分娩 2. 产前出血、双胎、先露部已入盆及胎膜已破 3. 羊水过少、脐带缠绕、胎头仰伸及多胎妊娠等 4. 有剖宫产或肌瘤剔除术史者	16	
评估	1. 孕妇的孕产史,本次妊娠情况 2. 向孕妇解释外倒转术的目的和过程	8	
准备	1. 环境准备:环境舒适,温湿度适宜 2. 物品准备:B超仪、胎心监护仪、耦合剂、利托君或硝苯地平、无菌手套、抢救物品(面罩、气管内导管、呼吸机、静脉治疗用物等)	8	
操作	1. 再次评估,使用宫缩抑制药(术前半小时服用硝苯地平或利托君,或全程静脉给予利托君,抑制宫缩) 2. 判断胎位(按产科四步触诊法和B超判别臀位类型、先露部衔接程度、宫底位置及胎儿方位) 3. 倒转胎儿(双手分别握胎儿两极,将头慢慢向下推,臀向上推,推的方式以能保持头的俯屈姿势为宜) 4. 固定胎儿(倒转成功后,用毛巾或布垫分置腹部两侧,再用腹带包扎固定) 5. 术后观察及处理 6. 记录操作时间、结果、产妇及胎儿情况	24	
注意事项	1. 外倒转术常见并发症有胎盘早剥、早产、胎膜早破等 2. 腹壁厚、子宫敏感、施术时感到疼痛者,切忌勉强进行操作 3. 操作过程中应动作轻柔,在宫缩间期进行,边倒边固定 4. 倒转过程中严密监测胎心率情况 5. 术后出现胎动异常、腹痛、阴道出血等应及时就诊	20	
总分		100	

第七节 羊膜腔穿刺术

一、概述

超声介导下的羊膜腔穿刺术是目前应用广泛、相对安全的介入性产前诊断技术。

1. 适应证：需抽取羊水，获得其中的胎儿细胞或胎儿 DNA（deoxyribo nucleic acid，脱氧核糖核酸），进行遗传学检查。

2. 禁忌证：①孕妇有流产征兆；②孕妇有感染征象；③孕妇凝血功能异常。

3. 手术时机：羊膜腔穿刺术一般在孕 16 周后进行，孕 16 周前进行羊膜腔穿刺术可增加流产、羊水渗漏、胎儿畸形等风险。

4. 术前准备：①术前复核手术指征，向孕妇及家属告知手术目的及风险，签署手术知情告知书；②完善术前检查，如监测孕妇生命体征，检查血常规、凝血功能，检查胎心等。

5. 操作方法：孕妇排空膀胱后取仰卧位，腹部皮肤常规消毒、铺巾，实时超声评估胎儿宫腔内方位及胎盘位置，确定穿刺路径，在持续超声引导下，使用带有针芯的穿刺针经皮穿刺进入羊膜腔，注意避开胎儿、胎盘和脐带。拔出针芯，用 5ml 针筒抽吸初始羊水 2ml，弃之，以避免母体细胞污染标本。换针筒抽取所需羊水，用于实验室检查。术后观察胎心变化，注意孕妇有无腹痛及阴道流血情况。

6. 注意事项：①严格无菌操作，以防感染；②不要在宫缩时穿刺，警惕发生羊水栓塞，注意孕妇生命体征变化，有无咳嗽、呼吸困难、发绀等异常；③尽可能一次成功，避免多次操作，操作次数最多不超过 3 次；④注意避开肠管和膀胱；⑤Rh 阴性血型孕妇羊水穿刺术后需要注射 Rh 免疫球蛋白。

7. 并发症：羊膜腔穿刺术的并发症相对少见，包括胎儿丢失、胎儿损伤、出血、绒毛膜羊膜炎、羊水泄漏等，其中胎儿丢失风险约为 0.5%，阴道出血或羊水泄漏发生率为 1%~2%，绒毛膜羊膜炎的发生率低于 0.1%。

二、培训考核表

羊膜腔穿刺术操作规程和评分标准见表 1-7。

表 1-7 羊膜腔穿刺术操作规程和评分标准

项目	评分标准	分值	得分
适应证	1. 妊娠14~27周要求终止妊娠且无禁忌证者 2. 因患某种疾病（包括遗传性疾病）不宜继续妊娠者 3. 产前诊断胎儿畸形者	10	

续表

项目	评分标准	分值	得分
禁忌证	1.绝对禁忌证 (1)全身健康状况不良,不能耐受手术者 (2)各种疾病的急性阶段 (3)有急性生殖道炎症或者穿刺部位皮肤有感染者 (4)中央性前置胎盘 (5)对依沙吖啶过敏者 2.相对禁忌证 (1)子宫体上有手术瘢痕、宫颈有陈旧性裂伤、子宫颈因慢性炎症而电灼术后、子宫发育不良 (2)术前24小时内两次(间隔4小时)测量体温,均为37.5℃以上者	20	
手术步骤	1.术前排空膀胱 2.孕妇平卧位,月份大者可取头高足低位。腹部皮肤用碘酊、乙醇或碘伏消毒,并铺无菌孔巾 3.选择穿刺点:将子宫固定在下腹部正中,在子宫底两三横指下方中线上或中线两侧,选择囊性感最明显的部位,或根据B超定位选择穿刺点,尽量避开胎盘附着处 4.羊膜腔穿刺:用7号带芯的腰椎穿刺针,从选择好的穿刺点向子宫壁垂直刺入,一般通过3个阻力(即皮肤、肌鞘、子宫壁)后有落空感,即进入羊膜腔内。当穿刺针进入羊膜腔后,拔出针芯即有羊水溢出。如见血流出,应暂缓注药,调整穿刺部位、方向。重复穿刺不得超过2次 5.注药:准备好装有依沙吖啶药液的注射器,与穿刺针相接,注药前先往注射器内抽少许羊水,药液与羊水混合后呈絮状。确认针头在羊膜腔内,然后注入药液。一般注入0.5%～1%依沙吖啶10ml(药量≤100mg) 6.拔出穿刺针:注完药后,回抽少量羊水后再注入,以洗净注射器内的药液,然后插入针芯再迅速拔针。针眼处盖无菌纱布1块,并压迫片刻,用胶布固定	60	
术后观察	严密观察不良反应、体温、宫缩、阴道出血等情况	10	
总分		100	

第八节　水囊引产

一、概述

水囊引产是将水囊放置在子宫壁和胎膜之间,引起子宫收缩,促使胎儿、胎盘排出的引产方法。其引产成功率为90%,平均引产时间在72小时内。

1. 适应证

（1）在妊娠 14~27 周要求终止妊娠且无禁忌证者。

（2）因某种疾病不宜继续妊娠者。

（3）产前诊断发现胎儿畸形者。

2. 禁忌证

（1）子宫有瘢痕者。

（2）生殖器炎症，如阴道炎、重度宫颈柱状上皮异位、盆腔炎或阴道分泌物异常。

（3）严重高血压、心脏病及其他疾病急性阶段。

（4）妊娠期间反复阴道出血及不能排除胎盘位置异常者。

（5）前置胎盘。

（6）当天 2 次体温（间隔 4 小时）37.5℃以上者。

3. 术前准备

（1）必须住院引产。

（2）术前检测阴道分泌物。查血常规、尿常规、出凝血时间、血型、心电图、肝肾功能等，酌情查乙型肝炎病毒表面抗原。做 B 超胎盘定位。

（3）有条件者应做宫颈管分泌物细菌培养及药物敏感试验。

（4）备好无菌水囊：将 18 号导尿管插入双层避孕套内，排出套内及夹层间的空气，用丝线将避孕套套口结扎于导尿管上。

（5）术前阴道擦洗 2~3 次。

（6）术前沟通，孕妇及其配偶双方知情，签署同意书。

4. 操作步骤

（1）排空膀胱。

（2）孕妇取膀胱截石位，外阴及阴道消毒，铺无菌孔巾。

（3）检查事先备好的无菌水囊有无漏气，并用注射器抽尽内部空气，用钳子夹住导尿管末端。

（4）窥阴器扩开阴道，拭净阴道内积液，暴露宫颈。

（5）宫颈及颈管用碘酒消毒后，用 75% 乙醇脱碘或用碘伏等其他消毒液消毒。

（6）子宫颈钳夹住宫颈前唇或后唇。

（7）水囊顶端涂以无菌润滑剂，将其徐徐放入宫腔。

①放入时如遇出血，则从另一侧放入，使水囊处于胎囊与子宫壁之间。

②水囊结扎处最好放在宫颈内口以上。

（8）经导尿管注入所需量的无菌生理盐水。

①无菌生理盐水内可加亚甲蓝数滴，以便识别羊水和注入液。

②注入的液量根据妊娠月份大小酌情增减，一般在 300~500ml，缓慢注入，如遇阻力应立即停止。也可采用静脉滴注的方法向水囊快速滴入。

（9）导尿管末端用丝线扎紧。

（10）将导尿管放于穹隆部，阴道内填塞纱布数块，并记录纱布数。

（11）一般放置 24 小时后取出水囊（先将水囊内液体放出）。如宫缩过强、出血较多或有感染及胎盘早剥征象，应提早取出水囊，并设法结束妊娠，清除宫腔内容物。应用抗生素预防感染。

（12）根据子宫收缩情况，加用缩宫素。

①开始用 5% 葡萄糖溶液 500ml 加缩宫素静脉滴注，根据宫缩情况，用药量从 5U 开始逐渐递增，直至规律宫缩。最大浓度为 5% 葡萄糖溶液 500ml 加缩宫素 20U。

②静脉滴注时速度不宜过快，从每分钟 8 滴开始，并需有专人观测体温、脉搏、血压、宫缩、出血、子宫轮廓，以及询问孕妇有无腹痛等。随时调整药物浓度及滴速，防止子宫破裂。

（13）胎儿及胎盘娩出后，注意出血情况，如正在用缩宫素静脉滴注，可继续使用，避免宫缩乏力引起出血。流产后宫缩乏力性出血可应用子宫收缩剂。

（14）检查胎盘及胎膜是否完整，必要时清理宫腔。

（15）检查阴道及宫颈，如有损伤应及时处理。

（16）第一次水囊引产失败后，如孕妇体温、脉搏、血常规正常，子宫无压痛，阴道无脓性分泌物，休息 72 小时后应换用其他方法结束妊娠。

5. 引产及流产注意事项

（1）严格遵守无菌操作规程，放水囊时绝对避免碰触阴道壁，以防感染。

（2）加用缩宫素静脉滴注时，必须有专人严密观察和监护孕妇状态，以防子宫破裂。

（3）宫缩过强时，可在严格消毒下进行阴道检查。如宫口未开，则应停用或调整缩宫素用量和滴速，并考虑应用镇静药或子宫肌松弛剂，以缓解宫缩。

（4）放置水囊后，受术者不宜活动过多，防止水囊脱落。如有发热、寒战等症状，应查明原因，及时处理，必要时提早取出水囊。

（5）胎儿、胎盘娩出后，应检查胎盘是否完整。严密观察 2 小时，注意阴道流血、子宫收缩状态，并测量和记录血压、脉搏、体温，如发现异常情况，及时处理。

6. 术后处置

（1）填写手术记录表。

（2）给予抗生素预防感染。

（3）给予子宫收缩药物、回奶药物。

（4）告知受术者注意事项。

①注意外阴清洁卫生，预防感染。

②1 个月内不宜行房事及盆浴。

③做好避孕指导，1 个月后随访。

④出院后如果阴道出血量多、腹痛、发热，应随时就诊。

二、培训考核表

水囊引产操作规程和评分标准见表 1-8。

表 1-8 水囊引产操作规程和评分标准

项目	评分标准	分值	得分
适应证	适用于足月引产前对成熟度不佳的宫颈进行宫颈管的机械扩张	5	
禁忌证	1. 正在接受或准备接受外源性前列腺素治疗的患者 2. 前置胎盘、血管前置或胎盘植入 3. 胎横位脐带脱垂 4. 以前有过剖宫产、常规子宫切开、子宫肌瘤切除或任何其他的子宫全层切开 5. 宫颈结构异常 6. 活动性生殖道疱疹感染 7. 侵袭性宫颈癌 8. 胎心监护图异常 9. 臀先露 10. 孕妇有心脏病 11. 多胎妊娠 12. 羊水过多 13. 先露部位于盆腔入口之上 14. 孕妇重度高血压 15. 任何引产相关禁忌 16. 胎膜破裂	5	
先决条件	1. 进行腹部超声检查，确认是否属于单胎头先露，并排除部分性或完全性前置胎盘或胎盘植入 2. 清洁宫颈 3. 排空膀胱 4. 知情告知，孕妇愿意接受操作	5	
用物	子宫颈扩张球囊一个、无菌手套一双、生理盐水、注射器	5	
操作	1. 孕妇取膀胱截石位	5	
	2. 消毒外阴，排空膀胱	5	
	3. 置入大号窥阴器，清洁宫颈	5	
	4. 将球囊插入宫颈并往前推送，直至两只球囊均进入宫颈管	10	
	5. 用40ml生理盐水扩张球囊（采用标准的20ml鲁尔锁注射器，通过标有"U"的红色Check-Flo阀进行注射）	10	
	6. 子宫球囊扩张后，将其回拉，直至球囊顶住宫颈管内口	10	
	7. 用20ml生理盐水扩张阴道球囊（采用标准的20ml鲁尔锁注射器，通过标有"V"的绿色Check-Flo阀进行注射）	10	
	8. 当两只球囊分别位于宫颈两端时，确认球囊固定在位，取出窥阴器	10	
	9. 继续以每次20ml的用量轮流向两球囊内加液，直至每只球囊内液体达80ml（最大量）	10	
	10. 将导管近端用胶带固定到患者大腿上	5	
总分		100	

第九节　电子胎心监护

一、概述

美国妇产科医师学会（American College of Obstetricians and Gynecologists，ACOG）（2008 年出版胎心监护相关推荐指南）、英国皇家妇产科医师学会（Royal College of Obstetricians and Gynaecologists，RCOG）、加拿大妇产科医师学会（Society of Obstetricians and Gynaecologists of Canada，SOCG）一致提出胎儿监护的三级解释体系（正常、非典型、异常），北京大学第一医院妇产科主任医师杨慧霞等对胎心监护指南进行解读，并提出建议修改教科书相关内容。

1. 胎心率（fetal heart rate，FHR）评估应考虑因素

（1）孕周。

（2）前次胎儿评估结果。

（3）用药情况。

（4）孕妇生理状态。

（5）胎儿情况（如生长受限、贫血、心律失常）。

2. 完整胎儿电子监护

（1）子宫收缩频率：指超过 30 分钟监护过程中，平均 10 分钟内的子宫收缩次数。

①正常：指超过 30 分钟监护过程中，平均 10 分钟内的收缩次数≤5 次。

②宫缩过频：指超过 30 分钟监护过程中，平均 10 分钟内的收缩次数 >5 次。

③宫缩特征：宫缩过频应确定有无关联出现 FHR 减速。

宫缩过度刺激、过强宫缩未给出定义，今后应当废弃。

（2）FHR 基线。

（3）FHR 基线的变异。

（4）FHR 加速情况。

（5）FHR 周期性或间断性减速。

（6）FHR 的变化趋势。

3. FHR 图形描述特征

（1）FHR 基线。

（2）FHR 基线变异。

（3）FHR 加速或减速。

4. 对 FHR 的认识及意义

（1）FHR 基线确定。

①在 10 分钟内平均每分钟心跳次数，加速、减速，以及变异超过 25bpm（beat per minute，每分钟心跳次数）除外。

②基线确定：在任何一个 10 分钟内，必须存在至少 2 分钟的可辨认基线段（并非连

续），如果没有，则该时段基线不确定，应参考先前 10 分钟监护结果来决定其基线。

③基线变异由 10 分钟窗口基线决定，不包括加速与减速。

（2）FHR 的类型呈现动态的、暂时的变化，需要不断重新评估。

（3）FHR 从一种类型转换为另一种类型很常见。

（4）对 FHR 判读应结合临床特点。

（5）FHR 呈现加速，可确信无胎儿代谢性酸中毒存在，但无加速不能预示酸中毒存在。

（6）FHR 中度变异预示在观察期内不存在胎儿代谢性酸中毒，FHR 轻度变异或变异消失不能预示胎儿存在缺氧或代谢性酸中毒。

（7）FHR 显著变异的临床意义尚不清楚。

附 1　FHR 的三级分类及解释系统与处理（见表 1-9）

表 1-9　FHR 的三级分类及解释系统与处理

分级	定义	评价	处理
Ⅰ 类	同时满足以下条件： 1. 基线：110～160bpm 2. 基线变异：中度 3. 晚期减速或变异：无 4. 早期减速：有或无 5. 加速：有或无	正常	定期监护
Ⅱ 类	包含除 Ⅰ 类、Ⅲ 类外的所有其他类型的图形标准。包括以下任一情况： 1. 基线：胎心过缓但不伴有变异消失；胎心过速 2. 基线变异 （1）轻度变异 （2）变异缺失，不伴有反复出现的晚期减速 （3）显著变异 3. 加速：刺激胎儿后没有产生 FHR 加速 4. 周期或间歇减速 （1）反复性变异减速，伴有轻度或中度基线变异 （2）延长减速，2～10 分钟 （3）反复出现的晚期减速伴基线中度变异 （4）可变减速伴有其他特性，如恢复至基线缓慢、尖峰型、双峰型	非典型	进行持续监护和再评估，必要时行其他辅助检查，以确定胎儿情况，实施宫内复苏
Ⅲ 类	包含以下任一情况： 1. 不存在基线变异并伴有以下任一情况：反复晚期减速、反复可变减速、心动过缓 2. 正弦曲线图形	异常	立即评估，迅速采取措施： 1. 吸氧 2. 侧卧 3. 停止刺激 4. 处理孕妇低血压 5. 抑制宫缩 6. 立即终止妊娠

附2 产时胎心宫缩监护(cardiotocography,CTG)的分级表(见表1-10)

表1-10 产时CTG的分级表

	基线	变异	减速	加速
正常CTG	110~160bpm	1. 5~25bpm 2. ≤5bpm,持续时间<40分钟	1. 无/偶尔出现的不复杂变异 2. 早期减速	胎儿头皮兴奋刺激自发性加速:FHR上抬15bpm,持续时间15秒;<32周,FHR上抬10bpm,持续时间10秒
非典型CTG	1. 100~110bpm,>160bpm,持续时间30~80分钟 2. 基线上抬	<5bpm,持续时间40~80分钟	1. 反复出现≥3次的不复杂变异减速 2. 偶尔出现的晚期减速 3. 单个延长减速持续时间>2分钟,但<3分钟	无
异常CTG	1. <100bpm,>160bpm,持续时间>80分钟 2. 基线游走	1. <5bpm,持续时间>80分钟 2. 25bpm,持续时间>10分钟 3. 呈正弦曲线	1. 反复出现≥3次的复杂变异减速 2. 胎心率减速<70bpm,持续时间>60秒 3. 变异消失 4. 双相变异 5. 缓慢恢复至基线 6. 减速后基线降低 7. 基线过高或过低 8. 超过50%的宫缩后,出现晚期减速 9. 单次延长减速持续时间3~10分钟	无

附3 产时胎心监护图形临床及处理(见表1-11)

表1-11 产时胎心监护图形临床及处理

产时胎心图形		意义及处理
正常CTG		可以间隔30分钟做一次监护,也可以应用缩宫素
非典型胎心图形	综合处置	1. 宫内复苏:孕妇左侧位、面罩吸氧(8~10L/min),停止或减少缩宫素滴注,行阴道检查以减轻脐带受压,训练孕妇屏气用力 2. 考虑可能的原因,判断非典型CTG持续时间及胎儿储备能力:刺激胎儿头皮,如出现加速图形,胎儿处于正常状态;如无加速,需进一步评估。综合评估孕周、估算胎儿体重、产程进展等临床特点,判断是否终止妊娠 3. 头皮刺激的方法:在阴道检查时,用手指刺激胎儿头皮,能够间接评估胎儿的酸碱状态。如能够引起交感神经反应,引起胎心加速15bpm,持续15秒,CTG为正常图形,则胎儿处于正常状态,等同于胎儿头皮血pH>7.2 4. 如已经出现减速,则应避免头皮刺激

续表

产时胎心图形			意义及处理
非典型胎心图形	具体情况处理	心动过缓	1. 首先考虑可能引起心动过缓的原因 (1)孕妇体位、低血压、药物反应、结缔组织病、心脏传导阻滞 (2)胎儿缺氧、胎位不正,如枕后位、横位等慢性胎头受压,导致迷走神经兴奋、胎儿心脏传导阻滞,引起胎儿心动过缓 2. 测孕妇脉搏是否与胎心率有区别 3. 阴道检查,上推胎头减轻脐带受压。如可逆,宫内复苏后再行评估 4. 胎心率 <100bpm,适时终止妊娠
		心动过速	1. 首先考虑心动过速的原因 (1)孕妇发热、感染、药物反应、甲状腺功能亢进症、贫血、焦虑导致肾上腺素增加 (2)胎儿贫血、感染、低氧血症、发育异常、先天畸形等 2. 孕妇体温高,应先降温,再评估胎心加速有无缓解 3. 如破膜,评估破膜时间,进行阴道分泌物检查、培养 4. 原因不明者,宫内复苏后再行评估,如胎心率 >160bpm,持续时间 >80秒,应考虑尽快终止妊娠
		基线变异	1. 微小或无变异是指 <5bpm,持续时间 >80秒的基线变异 2. 与胎儿睡眠状态、胎肺发育不成熟、使用镇静药、低氧血症等有关 3. 临床情况允许,先行胎头皮刺激,如考虑终止妊娠,最好进行胎儿头皮血 pH 值测定
		显著变异	1. 指 >25bpm,持续时间 >10分钟的基线变异 2. 胎儿能耐受中等程度缺氧,如临床情况允许,先行头皮刺激,最好进行胎儿头皮血 pH 值测定
		早期减速	1. 出现在第一产程晚期的频发早期减速常与胎头受压有关 2. 出现在第一产程早期,且频率增加,谷底达100bpm 可能与胎儿缺氧有关
		晚期减速	1. 胎儿化学感受器对于低氧分压的反应,见于胎儿低氧血症 2. 提示胎儿缺氧,如胎儿生长受限、羊水过少 3. 晚期减速伴变异减少或消失及无胎心加速,提示胎儿严重缺氧 4. 终止妊娠
		变异减速	1. 见于脐带受压引起的迷走神经兴奋,第一产程早期出现的变异减速可以观察,第一产程晚期及第二产程出现变异减速,属于正常反应,无须特殊处理 2. 典型变异减速:先有一初始加速的肩峰,然后快速下降,快速恢复至正常,伴有一继发性加速。常与脐带部分或完全的受压有关 3. 非典型变异减速:肩峰消失过宽或过于突出,延迟恢复。双减速波与脐带血 pH 低值有关 4. 延长减速:与基线相比,胎心率明显下降至少15bpm,持续时间 ≥2分钟,但不超过10分钟
		正弦曲线	1. 胎心率明显平滑的正弦波形摆动,幅度为5~15次/分,频率为3~5周期/分,没有胎心率变异或加速,持续时间 ≥20分钟 2. 与胎儿严重贫血、酸中毒、无脑儿有关,或胎儿濒死

续表

产时胎心图形	意义及处理
异常CTG	宫内复苏,积极终止妊娠
新进展及 新观点	1. 所有减速(包括变异、晚期、延长减速)都反映氧从环境到胎儿的1个或多个环节中断。脐带受压可以出现变异减速,宫缩时灌注不足可以引起晚期减速,氧通路中任何1个环节被打断,都可以导致延长减速 2. 胎心监护图形的正常变异和(或)加速能够可靠预测胎儿的正常血氧状态 3. 在没有酸中毒的前提下,单纯地产生急性缺氧不会导致神经系统损伤(脑瘫)。明显的胎儿酸中毒(脐动脉血气 pH <7.0、碱剩余≥12mmol/L)是诊断产时急性缺氧性神经系统损伤所致新生儿脑瘫的前提 4. 关于晚期减速:引起晚期减速的机制包括胎儿心肌缺氧和迷走神经反射,前者引起的晚期减速提示胎儿重度缺氧,后者引起的晚期减速使胎儿出现神经系统损伤及不良预后的风险较低。识别方法是后者伴有正常的基线变异 5. 胎心监护是动态变化的过程,胎儿从正常状态到缺氧再到神经系统损伤甚至死亡是进行式过程,晚期减速并不等同于胎儿低氧血症,一旦出现晚期减速就要立即分娩的观念也已经改变,在一些病例中,胎心率减速是可以改变或消失的

二、培训考核表

电子胎心监护操作规程和评分标准见表1-12。

表1-12　电子胎心监护操作规程和评分标准

内容	评分标准	分值	得分
胎心 监护 图形 描述	1. 基线:在10分钟内胎心波动范围在5次/分内的平均胎心率,不包括加速、减速和显著变异的部分。正常胎心基线变动范围是110~160bpm,基线必须是任何10分钟内持续时间为2分钟以上的图形,该图形可以是不连续的。如果在观察阶段基线不稳定,可以参考前10分钟的图形确定基线。胎儿心动过速:胎心基线 >160bpm,持续时间≥10分钟。胎儿心动过缓:胎心基线 <110bpm,持续时间≥10分钟(2分) 2. 基线变异:指每分钟胎心率自波峰到波谷的幅度改变,是可直观定量的。变异缺失指振幅波动消失,微小变异指振幅波动≤5bpm,正常变异指振幅波动6~25bpm,显著变异指振幅波动 >25bpm。短变异指每一次胎心搏动至下一次胎心搏动瞬时的胎心率变化,即每一搏胎心率数值与下一搏胎心率数值之差,这种变异估测的是两次心脏收缩时间的间隔。长变异指1分钟内胎心率基线肉眼可见的上下摆动的波形,此波形由振幅和频率组成,振幅是波形上下摆动的高度,以次/分(bpm)表示,频率是1分钟内肉眼可见的波动的频数,以周期/分表示,正常波形的频率为3~5周期/分(2分)		

续表

内容	评分标准	分值	得分
胎心监护图形描述	3. 加速:指基线胎心率突然显著增加,从开始到波峰的时间<30秒。从胎心率开始加速至恢复到基线胎心率水平的时间为加速时间。妊娠32周前,加速在基线水平上≥10bpm,持续时间≥10秒,但<2分钟。妊娠32周及以后,加速在基线水平上≥15bpm,持续时间≥15秒,但<2分钟。延长加速:胎心率增加持续时间≥2分钟,但<10分钟。如果加速持续时间≥10分钟,则考虑胎心率基线变化(2分) 4. 减速(每条2分) (1)早期减速:指伴随宫缩出现的减速,通常是对称地、缓慢地下降到最低点然后再恢复到基线,从开始到最低点的时间≥30秒,减速的最低点常与宫缩的峰值同时出现。一般来说,减速的开始、最低点和恢复与宫缩的起始、峰值和结束同步。提示宫缩时胎头受压 (2)晚期减速:伴随宫缩出现的减速,通常是对称地、缓慢地下降到最低点再恢复到基线,从开始到最低点的时间≥30秒,减速的最低点通常迟于宫缩峰值。一般来说,减速的开始、最低点和恢复分别落后于宫缩的起始、峰值和结束。提示胎盘功能不良,胎儿缺氧 (3)变异减速:指突发的、显著的胎心率急速下降,从开始到最低点的时间<30秒,胎心率下降≥15bpm,持续时间≥15秒,但<2分钟。当变异减速伴随宫缩,减速的起始、深度和持续时间与宫缩之间无明显关联。提示宫缩时脐带受压 (4)延长减速:指明显低于基线的胎心率下降,减速≥15bpm,从开始到恢复到基线≥2分钟,但<10分钟,如果减速超过10分钟则考虑基线改变 (5)反复性减速:指20分钟观察时间内≥50%的宫缩均伴发减速 (6)间歇性减速:指20分钟观察时间内<50%的宫缩均伴发减速 5. 正常宫缩:≤5次/10分,观察30分钟,取平均值。宫缩过频:>5次/10分,观察30分钟,取平均值(2分) 6. 正弦波形:明显可见的、平滑的、类似正弦波的图形,长变异3~5周期/分,持续时间≥20分钟。正弦波形往往预示胎儿已存在严重缺氧,常见于胎儿重度贫血、胎母输血的病例,需要特别引起重视(2分)	22	
产前胎心监护	产前胎儿电子监护(electronic fetal monitoring,EFM)的指征和频率: 1. 低危孕妇:目前尚无明确证据表明,对低危孕妇(无合并症及并发症的孕妇)常规进行产前EFM能够降低胎死宫内等不良妊娠结局的发生风险,故不推荐低危孕妇常规进行EFM。但是,低危孕妇出现胎动异常、羊水量异常、脐血流异常等情况时,应及时进行EFM,以便进一步评估胎儿情况(4分) 2. 高危孕妇:对于高危孕妇(母体因素,如妊娠期高血压疾病、妊娠合并糖尿病、母体免疫性疾病、有胎死宫内等不良孕产史等;胎儿因素,如双胎妊娠、胎儿生长受限、羊水偏少、胎动减少、脐血流异常等),EFM可从妊娠32周开始,但具体开始时间和频率应根据孕妇情况及病情进行个体化应用,如患者病情需要,EFM最早可从进入围生期(妊娠28周)开始(4分)	8	

续表

内容	评分标准	分值	得分
产前胎心监护	无应激试验(non-stesstest,NST): 1.NST 的原理:在胎儿不存在酸中毒或神经系统发育不完善的情况下,胎动时胎心率会出现短暂上升,预示着正常的自主神经功能。无反应最常见的情况是胎儿睡眠周期所致,但也可能与胎儿神经系统抑制(如酸中毒)有关(4分) 2.NST 的方法:孕妇取坐位或侧卧位,一般需20分钟。由于胎儿存在睡眠周期,NST 可能需要监护40分钟或更长时间。声震刺激所诱导的胎心加速能可靠地预测胎儿正常酸碱平衡状态,减少40%的 NST 无反应型的出现,并且能减少达到 NST 反应型所需的监护时间,同时不会影响对胎儿酸中毒的发现(4分) 3.NST 的相关定义:NST 分为反应型和无反应型 (1)NST 反应型:指监护时间内出现2次或以上的胎心加速。妊娠32周前,加速在基线水平上≥10bpm,持续时间≥10秒已证明胎儿正常宫内状态有足够的预测价值。在 NST 图形基线正常、变异正常且不存在减速的情况下,NST 监护达到反应型标准即可停止,不需持续监护至满20分钟(4分) (2)NST 无反应型:指超过40分钟没有足够的胎心加速。研究显示,妊娠24~28周,约50%的 NST 为无反应型;妊娠28~32周,约15%的 NST 为无反应型。NST 无反应型图形的处理:应该根据监护图形的基线、变异情况、有无减速、是否存在宫缩以及是否应用可能对监护图形产生影响的药物(如硫酸镁),并结合孕周、胎动及临床情况等决定是否进行复查监护,或者采用宫缩应激试验、超声检查等方法,对胎儿宫内状态进行进一步评估(4分) 4.NST 图形中减速的处理:50%的 NST 图形中可能观察到变异减速,当变异减速类型为非反复性,且减速时间<30秒时,通常与胎儿并发症无关,不需产科干预;对于反复性变异减速(20分钟内至少3次),即使减速时间<30秒,也提示胎儿存在一定危险。如 NST 图形中减速持续1分钟以上,胎死宫内的风险将显著增加,是否终止妊娠应取决于后续的利弊风险评估(4分)	20	
	宫缩应激试验(contraction stress test,CST): 1.CST 的原理:CST 观察胎心率对宫缩的反应。CST 的理论基础是,在宫缩的应激下,子宫动脉血流减少,可促发胎儿一过性缺氧表现。对已处于亚缺氧状态的胎儿,在宫缩的刺激下缺氧逐渐加重将诱导出现晚期减速。宫缩的刺激还可引起脐带受压,从而出现变异减速(3分) 2.CST 的适应证和禁忌证:当 EFM 反复出现 NST 无反应型,怀疑胎儿宫内缺氧状态时,可行 CST 以进一步评估胎儿宫内状态。CST 的相对禁忌证即阴道分娩的禁忌证。对于妊娠<37周的孕妇,如 EFM 出现 NST 无反应型,应用 CST 对胎儿进行评估是安全、有效的,并且不会增加胎儿死亡和产科并发症的风险。当 NST 严重异常,如出现正弦波形时,胎儿宫内缺氧状态已非常明确,不需要进行 CST,以免加重胎儿缺氧状态,延误抢救胎儿的时机(3分)	19	

内容	评分标准	分值	得分
产前 胎心 监护	3. CST 的方法:足够的宫缩定义为至少3次/10分,每次持续至少40秒。 如果产妇自发的宫缩满足上述要求,无须诱导宫缩;如果不满足,则可 通过刺激乳头或静脉滴注缩宫素诱导宫缩(3分) 4. CST 图形结果判读:CST 图形的判读主要基于是否出现晚期减速(每 条2分) (1)阴性:无晚期减速或明显的变异减速 (2)阳性:50% 以上的宫缩后出现晚期减速(即使宫缩频率 <3次/10分) (3)可疑阳性:间断出现晚期减速或明显的变异减速 (4)可疑过度刺激:宫缩过频时(>5次/10分)或每次宫缩时间 >90秒 时出现胎心减速 (5)不满意的 CST:宫缩频率 <3次/10分或出现无法解释的图形		
产时 胎心 监护	1. 产时 EFM 的指征和频率:对于低危孕妇,推荐间断胎心听诊。产程中 第一产程潜伏期每30~60分钟听诊一次胎心,活跃期每30分钟听诊一 次胎心;第二产程每10分钟听诊一次胎心。对于高危孕妇,可根据情况 适当增加听诊频率,而是否进行持续 EFM,应根据医疗机构情况及患 者病情决定。当进行间断听诊时,每次应至少听诊60秒,并包括宫缩的 前、中、后阶段。如间断听诊发现异常,应立即行 EFM	7	
	2. 产时 EFM 的评价方法(三级系统) (1)Ⅰ类:同时包括以下各项(5分):①基线:110~160bpm;②正常变 异;③晚期减速或变异减速:无;④早期减速:有或无;⑤加速:有或无 意义:Ⅰ类为正常的胎心监护图形,提示在监护期内胎儿酸碱平衡状 态良好。后续的观察可按照产科常规情况处理,不需要特殊干预(3分) (2)Ⅱ类:除Ⅰ类和Ⅲ类以外的图形,包括以下任一项(5分)。①基线 率:胎儿心动过缓但不伴基线变异缺失;胎儿心动过速。②基线变异: 变异缺失——不伴反复性减速,微小变异,显著变异。③加速:刺激胎 儿后没有加速。④周期性或偶发性减速:反复性变异减速伴基线微小 变异或正常变异;延长减速;反复性晚期减速伴正常变异;变异减速有 其他特征,如恢复基线缓慢,"尖峰"或"双肩峰" 意义:Ⅱ类为可疑的胎心监护图形。既不能提示胎儿宫内有异常的酸 碱平衡状况,也没有充分证据证明是Ⅰ类或Ⅲ类胎心监护图形。Ⅱ类 胎心监护图形需要持续监护和再评估,评估时需充分考虑产程、孕周, 必要时实施宫内复苏措施。如无胎心加速伴微小变异或变异缺失,应行 宫内复苏;如宫内复苏后,胎心监护图形仍无改善或发展为Ⅲ类胎心监 护图形,应立即分娩(3分) (3)Ⅲ类:包括以下任一项(5分)。①基线变异缺失伴以下任一项:反复 性晚期减速;反复性变异减速;胎儿心动过缓;②正弦波形 意义:Ⅲ类为异常胎心监护图形,提示在监护期内胎儿出现异常的酸 碱平衡状态,对于预测胎儿正处于或即将出现窒息、神经系统损伤、胎 死宫内等状态有很高的预测价值。如遇到此种类型,必须立即进行宫 内复苏,同时终止妊娠(3分)	24	
总分		100	

第二章　产时助产技术

第一节　徒手转胎头

一、概述

持续性枕横位、枕后位是头位难产的重要原因，适时采用手法旋转，可缩短产程，减少产妇痛苦，降低手术产率。最常见的胎位异常是枕后位，有 2%~7% 的初产妇出现持续性枕后位，从而导致第二产程延长，增加临产后加用催产素的概率，其中只有不超过 30% 的产妇能自然分娩。

1. 适应证　枕横位及枕后位是由于胎儿头部俯屈不良，有时略带仰伸，通过骨盆各平面径线增大，造成胎头内旋转及下降困难。在第二产程，如胎头处于持续性枕后/横位，可行徒手转胎头术，使胎头以最小径通过骨盆顺利娩出，降低头位难产率及剖宫产率。

2. 禁忌证

(1) 任何不能从阴道分娩的病例：明显头盆不称 (cephalopelvic disproportion, CPD) 或产道阻塞。

(2) 宫口未开全，胎头仍有机会转为枕前位，不需急于干预。

(3) 不能明确胎方位。

(4) 术者不具有足够的经验，无紧急手术产资格或条件。

(5) 死胎。

3. 术前准备

(1) 产妇取膀胱截石位，外阴消毒。

(2) 排空膀胱，必要时导尿。

(3) 阴道检查。排除禁忌证；宫口必须已开全；双顶径已达坐骨棘平面以下，先露部已达盆底；胎膜必须已破，如未破，行人工破膜；仔细明确胎方位、可行性与风险。

(4) 向产妇说明手术目的和过程，以取得产妇的合作。

(5) 如有胎儿窘迫或估计为困难的阴道分娩，应做好新生儿复苏的准备，通知儿科医生到场协助，挽救新生儿生命。必要时做好剖宫产的准备，以便一旦阴道助产失败，可迅速行剖宫产术，结束分娩。

(6) 了解子宫收缩的强度与频率，指导产妇配合子宫收缩屏气用力，子宫收缩乏力者可根据具体情况酌情使用催产素。

4. 手术步骤

（1）会阴较紧或估计转正胎头后需阴道助产者，可在局部麻醉后切开会阴。

（2）在宫缩间歇时，术者将右手示指和中指伸入产妇阴道内，与胎头矢状缝平行，示指与中指呈30°夹角，指端位于小囟门处。

（3）在宫缩时缓慢旋转，同时左手在产妇腹壁上推送胎背至前方位，以协助胎头旋转和固定。

（4）术者也可用右手拇指与其他四指自然分开，手掌向上，握胎头（禁用暴力）向上稍推，同时旋转胎头。

（5）右枕横位做顺时针方向旋转45°，右枕后位做顺时针方向旋转90°。左枕后位做逆时针方向旋转90°，待胎头固定在枕前位时将手抽出。

（6）旋转后，再次做阴道检查，了解有无脐带脱垂，胎位如何。

5. 手术技巧

（1）术前认真评估胎儿大小与骨盆的关系，同时持续胎心电子监护，以提高成功率。

（2）自然的胎头旋转是在第一产程末完成的。宫口未开全或胎头未下降至中骨盆，徒手旋转胎头易使胎头上升，退出骨盆；羊水流出过多，脐带容易脱出。旋转成功率低，多次操作易引起不协调宫缩，影响产程进展而导致胎儿窘迫及产后产道感染。

（3）操作时动作切忌粗暴，不能急于求成。

（4）手法旋转时，保持胎头俯屈。

（5）转正胎头后，操作者要等待几次宫缩，胎头下降或放置好助产器械再放开扶持胎头的手。

（6）转正胎头后，产力不良者可加强子宫收缩。

（7）胎儿大小是决定转位能否成功的重要因素。手法旋转前，应估算胎儿体重。胎儿体重越小，转位成功率越高。新生儿体重 <3 500g 者转位成功率明显高于新生儿体重 >3 500g 者。

（8）旋转时一过性胎心改变与胎头受压致迷走神经兴奋有关，可继续观察。如合并胎儿宫内窘迫，不要消极等待，要采用剖宫产或阴道助产结束分娩。

6. 优点　2006 年 Shafferbi 的一个回顾性研究显示，成功行徒手转胎头术与未行徒手转胎头术相比，剖宫产率分别是 2% 与 34.3%（$P < 0.001$）。徒手转胎头术有效且操作方便，成功率高，见效快。

7. 医疗风险　徒手转胎头的目的是使胎头以枕前位这一最小径线，顺着骨盆的产轴自然或通过器械阴道助产娩出，成功率高。

母体并发症主要为产道裂伤、血肿和感染。操作前应仔细评估胎儿与骨盆的大小，确定胎位，动作轻柔；不要多次反复进行徒手转胎头，必要时预防性应用抗生素。

胎儿并发症：头皮损伤或血肿、颅骨骨折的发生率很低。过早进行徒手转胎头或过于上推胎头，偶尔可致脐带脱垂。徒手转胎头后，也可能由于胎儿躯干或肢体压迫脐带，导致持续胎心异常，须施行紧急手术产。徒手转胎头失败，估计胎儿可经阴道分娩者，可使用吸引器帮助胎儿下降，自行转正后经阴道分娩，或用 Kielland 产钳行钳产术娩出胎儿。如估计阴道分娩较困难，应当机立断行剖宫产术。

二、培训考核表

徒手转胎头操作规程和评分标准见表2-1。

表2-1　徒手转胎头操作规程和评分标准

项目	评分标准	分值	得分
素质要求	衣帽整齐,戴口罩,洗手,仪表大方,态度温和,正确进行核对程序,做好解释说明	5	
评估要点	预产期、诊断、病情、产程进展情况和胎心	5	
适应证	1. 因持续性枕横位或枕后位,产程停滞2小时以上,阴道检查宫口开大6～9cm,或初产妇第二产程超过1.5小时,经产妇宫口开全超过1小时者 2. 因产妇合并心脏病、妊娠高血压综合征、剖宫产史或胎儿窒迫,需使用产钳或胎头吸引器缩短第二产程,而胎方位为枕横位或枕后位者	10	
禁忌证	1. 骨盆狭窄或明确头盆不称者 2. 前置胎盘、胎盘早剥离者 3. 子宫病理收缩环或子宫先兆破裂者 4. 重度胎儿窒迫者	10	
操作前准备	1. 注意监测胎心,必要时吸氧 2. 消毒外阴,导尿 3. 阴道检查:检查外阴,了解宫口大小,同时了解先露高低和胎方位,还要明确产瘤大小、颅骨重叠情况及盆腔是否够大,以利判断头盆是否相称 4. 检查胎膜完整者,应行人工破膜术 5. 已静脉滴注缩宫素,宫缩较强时,应减慢滴速,使子宫放松,便于旋转胎头 6. 准备抢救新生儿的药物及用品	10	
操作要点	1. 旋转胎头:如为左枕后位,术者右手手心朝上,四指放在胎头的后侧面,拇指放在胎头的前侧面,握住胎头,轻轻上推至骨盆腔最大平面,使胎头松动后,缓缓向逆时针方向旋转90°,使胎头前额超过产妇骶骨岬,呈右枕前位即可停止旋转,并继续轻握胎头,待有宫缩时引导胎头下降,入盆,取出右手,等待自然分娩;如需立即用产钳或胎头吸引器结束分娩,亦可将胎头向逆时针方向旋转45°。如为右枕后位,术者右手掌心朝下,四指放在胎头的前侧面,拇指在胎头的后侧面,将胎头向顺时针方向旋转90°,使胎头额骨超过产妇骶骨岬,呈左枕前位即可。如为枕横位,可按枕后位同样手法,向顺时针或逆时针方向各旋转45°,将左枕横位转为右枕前位,或右枕横位转为左枕前位。此外,术者一手在阴道内旋转胎头时,另一手可在腹壁外,耻骨联合上方,帮助胎头旋转;亦可由助手在台下,立于产妇侧方,双手放在产妇腹壁上帮助胎肩及胎背向前旋转 2. 胎方位转正后,可加强宫缩,促进胎头下降,等待自然分娩,或使用胎头吸引器、产钳助娩	40	

项目	评分标准	分值	得分
操作要点	1. 操作前必须略抬高床尾,操作中胎头不能上推过高,以防止羊水排出过多或脐带脱垂 2. 在宫缩间隙期方能旋转胎头 3. 如为枕后位,应旋转90°,如为枕横位,应旋转45°,使胎儿额部越过产妇骶骨岬,可以有效地防止胎头转回原位。若立即上产钳,旋转45°或90°亦可 4. 胎头转正后,应同时用右手示指及中指将水肿的宫颈前唇上推,宫口即迅速开全 5. 有轻度胎儿窘迫时,必须纠正胎心后再徒手转胎头,以防转后胎儿窘迫加重 6. 重度妊高症、羊水过少、巨大胎儿及高张型宫缩乏力者,行徒手转胎头时,应谨慎小心,如遇困难,应立即停止旋转 7. 徒手转胎头失败两次以上,则停止操作,改用剖宫产或枕后位产钳,不宜用胎头吸引器再进行旋转,以防止胎儿颅内损伤或再次旋转失败,延误抢救时机 8. 严密观察胎心,发现问题及时处理 9. 在旋转胎头时,如发现脐带位于胎头侧方,应立即停止操作,并摇高床尾,帮助脐带回缩,改用其他方式,立即结束分娩	10	
	徒手转胎头术术后做如下处理: 1. 新生儿出生后立即肌内注射维生素 K_1 12mg 一次 2. 必要时预防感染	5	
并发症	胎儿窘迫、脐带脱垂	5	
总分		100	

第二节 内倒转术

一、概述

内倒转术是指把手伸进宫腔,抓住胎儿单足或双足向宫颈外牵拉,将横位胎儿或其他胎位胎儿变成臀位,然后以臀位牵引方式娩出胎儿。

1. 适应证

(1)胎儿横产式,无条件转院或行剖宫产术者。

(2)横位胎儿已死亡,尚有羊水,断头术困难者。

(3)双胎妊娠,第一个胎儿已娩出,第二个胎儿横位者。

2. 禁忌证

(1)嵌顿性横位。

(2)胎儿较大,羊水流净者。

(3)前置胎盘严重出血者。

3. 手术条件及术前准备

(1)宫颈口开全或近开全,质地松软,无头盆不称。

(2)无子宫手术史或子宫先兆破裂。

(3)全身麻醉或静脉麻醉,乙醚吸入麻醉的效果不好。

(4)导尿排空膀胱。

4. 手术步骤

(1)体位:产妇取膀胱截石位。

(2)消毒:常规消毒外阴。胎儿上肢脱出阴道口者也一同消毒。

(3)铺巾:铺无菌巾。

(4)阴道检查:做阴道检查明确胎先露,了解骨盆大小,明确是否具备手术条件。

(5)刺破胎膜:胎膜未破者,应先破膜。

(6)切开会阴:初产妇或经产妇会阴紧,应行会阴切开术。

(7)牵拉胎足:术者伸一手入宫腔,寻找胎足。

儿背在母体前方者,应牵胎儿下足(见图 2-1A)。儿背在母体后方者,则牵胎儿上足,使内倒转时儿背保持在母体前方(见图 2-1B)。

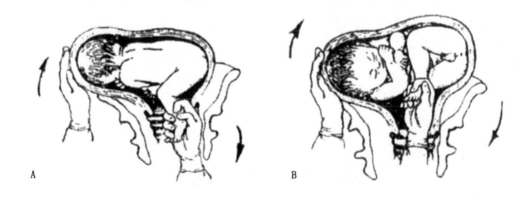

图 2-1　牵拉胎足

(8)倒转胎体:

①术者一手握住胎足,缓慢轻柔地向下牵拉;另一只手在腹壁协助,慢慢将胎头回转,使胎轴与子宫纵轴一致。在牵拉过程中若另一足亦下降,则可一并握住牵拉,并应注意始终保持足跟朝上(见图 2-2)。

②当胎膝部露出母体阴道口外时,内倒转即完成。此时宫口若开全,应立即行臀牵引术助娩;宫口未开时应勤听胎心,待宫口开全后自然娩出或行臀牵引术。

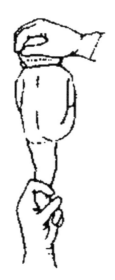

图 2-2　倒转胎体

（9）术后探查：术毕，常规探查产道，了解是否有宫壁、宫颈、阴道裂伤。如有，应立即行修补术。

5. 注意事项

（1）寻找胎足，一定要仔细区分手足，切不可牵拉胎手。

（2）牵拉过程要轻柔，避免胎体损伤。

（3）有经验的医师方可实施该种手术。

二、培训考核表

内倒转术操作规程和评分标准见表 2-2。

表 2-2　内倒转术操作规程和评分标准

项目	评分标准	分值	得分
适应证	1. 横位活胎，无条件转院或行剖宫产术者；个别情况下横位死胎，胎儿较小，施行断头术困难者 2. 双胎第二胎为横位，或胎头高浮伴胎儿窘迫、脐带脱垂，需迅速娩出者 3. 部分性前置胎盘，胎儿较小，宫口开大，出血较多者 4. 胎儿死亡伴胎肩嵌顿 5. 偶用于头位未入盆并发脐带脱垂，不能立即阴道分娩而无剖宫产条件者 6. 胎儿为致死性发育异常，不能存活	20	
禁忌证	1. 估计头盆不称，不能经阴道分娩的活胎 2. 子宫瘢痕，易发生子宫破裂或已有先兆子宫破裂者 3. 宫腔内羊水过少，尤其是忽略性横位羊水流净者，不具备内倒转条件 4. 宫颈口未开全或未接近开全	15	
评估	1. 了解孕妇病史 2. 产程进展情况 3. 腹部检查	10	

续表

项目	评分标准	分值	得分
准备	1. 环境准备:环境舒适,温湿度适宜 2. 物品准备:胎心监护仪、产包、无菌手套、消毒液、液体石蜡 3. 产妇准备:知情同意。全麻/镇痛后,取膀胱截石位,常规消毒、铺巾、导尿排空膀胱并留置尿管,做好开腹手术术前准备、建立静脉通道,常规备血 4. 术者准备:着装整齐,洗手,戴口罩,戴无菌手套。多学科现场合作	15	
操作	1. 阴道检查:判断有无手术适应证及禁忌证。未破膜者先行人工破膜 2. 寻找、抓取胎足:术者一手伸入宫腔,另一手在腹壁外配合,明确胎先露。经胎儿腹面觅取胎足,也可沿胎儿背部移动,探知其下肢所在,寻找并握住胎足 3. 牵足、推头:抓取胎足后用拇指、示指和中指夹住胎足踝部,若牵双足,则用中指和无名指夹住另一足踝,缓慢下牵;同时另一手经腹壁上推胎头;牵引中若遇阻力,切不可硬拉 4. 臀牵引分娩 5. 预防产后出血:胎儿娩出后检查宫腔、子宫下段及宫颈有无撕裂伤;术后立即应用子宫收缩剂预防产后出血,同时进行抗感染治疗 6. 记录操作时间、结果、产妇及新生儿情况等	25	
注意事项	1. 牵拉过程要轻柔忌暴力,用力均匀缓慢,避免胎体及软产道损伤 2. 寻找胎足,一定要仔细区分手足,切不可牵拉胎手 3. 术中密切注意产妇一般状况及尿色、尿量,如出现血尿,提示可能发生子宫破裂 4. 活胎术前应充分做好新生儿抢救准备工作	15	
总分		100	

第三节　臀助产术

一、概述

臀助产术是指胎臀自然娩出至脐部后,由接产者协助胎肩及胎头的娩出(见图2-3,图2-4)。用滑脱法助娩胎肩,即术者右手握持、上提胎儿双足,使胎体向上侧屈,后肩显露于会阴前缘,左手示、中指伸入阴道内,顺胎儿后肩及上臂滑行,屈其肘关节,使上举胎手按洗脸样动作顺胸前滑出阴道,同时后肩娩出,再向下侧伸胎体,使前肩自然由耻骨弓下娩出。也可用旋转胎体法助娩胎肩,即术者双手握持胎臀,逆时针方向旋转胎体,同时稍向下牵拉,先将前肩娩出于耻骨弓下,再顺时针方向旋转娩出后肩。胎肩及上肢全部娩出后,将胎背转向前方,胎体骑跨在术者左前臂上,同时术者左手中指伸入胎儿口中，示指及环指扶于两侧上颌骨，术者右手中指压低胎头枕骨助其俯屈，示指和环指置于胎儿两侧锁骨上(避开锁骨上窝)，先向下方牵拉至胎儿枕骨结节低于耻骨弓下，再将胎体上举，以枕部为支点，相继娩出胎儿下颌、口、鼻、眼及额。助娩胎头下降困难时，可用后出胎头产钳助产分娩。产钳助产可避免用手强力牵拉所致的胎儿锁骨骨折、颈椎脱臼及胸锁乳突肌血肿等损伤，但需将产钳头弯扣在枕颏径上，并使胎头充分俯屈后娩出。

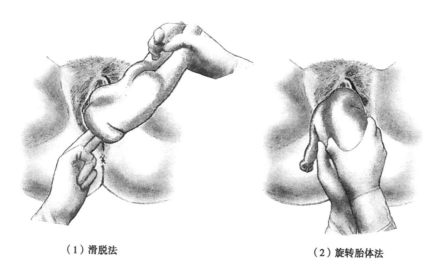

（1）滑脱法　　　　　　　　　　　（2）旋转胎体法

图 2-3　臀位助产助娩胎肩

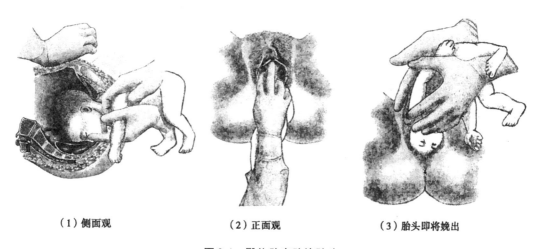

（1）侧面观　　　　　　（2）正面观　　　　　　（3）胎头即将娩出

图 2-4　臀位助产助娩胎头

臀位分娩时应注意：脐部娩出后一般应于 8 分钟内结束分娩，以免因脐带受压而致死产；胎头娩出时不应猛力牵拉，以防胎儿颈部过度牵拉，造成臂丛神经麻痹及颅骨剧烈变形，引起大脑镰及小脑幕等硬脑膜撕裂而致颅内出血。

二、培训考核表

臀助娩操作规程和评分标准见表 2-3。

表 2-3　臀助娩操作规程和评分标准

项目	操作标准	评分标准	标准分值	扣分点
操作准备	1. 衣帽整齐,戴口罩,洗手 2. 物品准备:无菌手套、0.5%碘伏棉球、纱布数块、2%利多卡因、0.9%生理盐水、20ml注射器一个、新生儿复苏器械一套、脐静脉针、氧气、急救药品、碘伏液、产包(一次性产包、无菌产包各一个)、无菌大棉签一包(三根)	每少一项扣2分	15	
评估要点	1. 预产期、诊断、病情、产程进展和胎心情况	评估不准确一次扣2分,漏项一次扣2分	5	
	2. 会阴部、肛周情况、配合程度		5	
操作要点	1. 洗手、戴口罩、核对产妇	一项不符扣1分,漏项扣2分	5	
	2. 协助产妇取膀胱截石位		4	
	3. 会阴消毒、铺无菌巾		5	
	4. 穿手术衣、戴无菌手套	污染一次扣2分	10	
	5. 行阴部神经阻滞麻醉,当胎臀在阴道口拨露时,用无菌巾堵住外阴口,使阴道及宫颈充分扩张,行会阴侧切	手法错误一次扣5分,产伤一次扣10分	8	
	6. 协助胎臀自然娩出至脐部		10	
	7. 上肢助产,外旋转		5	
	8. 双手配合胎头娩出		5	
	9. 新生儿处理,胎盘娩出,会阴侧切缝合		5	
	10. 整理用物,产妇取舒适卧位	一项不符扣1~2分,漏项扣2分	5	
	11. 洗手		3	
指导要点	1. 告知产妇分娩过程中的配合要点	一项未落实扣1分	5	
	2. 根据宫缩指导产妇用力及放松的方法	一项未落实扣1分	5	
总分			100	

第四节　臀位牵引术

一、概述

分娩时,胎儿下肢、胎体及胎头全部被牵引娩出者称臀位牵引术。因胎儿臀部及下肢不能很好地扩张软产道,易致胎臀上举或出胎头困难,臀位牵引新生儿死亡率高。目前，臀位牵引逐渐被剖宫产取代，但在某些情况下仍可作为一种应急措施。

1. 目的

(1)帮助胎儿尽快顺利娩出。

(2)解除胎儿宫内窘迫。

2. 适应证

(1)胎儿窘迫或脐带脱垂。

(2)产妇有严重并发症如心力衰竭，须立即结束分娩又无剖宫产条件。

(3)第二产程超过 2 小时而无进展，胎儿肢体已在盆底而不能自然娩出者。

(4)双胎妊娠，已娩出一胎，第二胎娩出困难者。

(5)横位或其他异常胎位行内倒转术后宫口已开全，继以牵引胎足娩出胎儿。

(6)适用条件：①无明显头盆不称；②宫口开全者。

3. 禁忌证

(1)盆骨明显狭窄或畸形者。

(2)胎儿体重在 3 500g 以上。

(3)胎头仰伸，不全臀位。

(4)对胎臀高浮者，可能存在盆骨狭窄或胎儿异常，不宜行臀位牵引术。

(5)高龄初产，瘢痕子宫，有严重妊娠期并发症者。

4. 操作前准备

(1)环境准备：室内环境安静、整洁。物品摆设有序。关闭门窗，根据季节调节室温 24~26℃，用挂帘或屏风遮挡产妇，以保护其隐私。

(2)用物准备：①接产术用物；②灭菌产钳器包、附件包、灭菌润滑油(碘干油)、纱布数块；③做好新生儿抢救的准备，如新生儿复苏囊、各种面罩、喉镜等。

(3)产妇准备：排空膀胱(必要时导尿)，了解行臀助产的目的与配合方法。

(4)操作者准备：①再次行阴道检查，确定臀位类型、宫口是否开全、是否破膜及有无脐带脱垂；②向家属交代病情及可能出现的并发症(产妇软产道损伤、胎儿骨折、颅内出血等)及预后情况，使其同意手术并签字；③洗手，换衣裤，戴入室帽、口罩，外科手消毒，穿无菌衣，戴无菌手套。

5. 操作步骤

(1)建立静脉通路，遵医嘱静脉用药。

(2)取膀胱截石位，常规消毒外阴，铺无菌巾，导尿。

(3)阴道检查：再次行阴道检查，确定宫口已开全，胎方位及先露下降平面，再次排除头盆不称。

(4)行会阴神经阻滞麻醉，初产妇或经产妇会阴较紧者行会阴侧切。

(5)牵出下肢及臀部：足先露或混合臀先露，术者一手伸进阴道内，以示指至两踝之间握住胎儿双足，或用中、示指夹住一足牵出阴道；单臀先露或臀部位置较低时，术者用示指钩住胎儿前腹股沟下降后，另一手示指钩住对侧腹股沟，双手同时用力牵引，使臀部下降，下肢随之娩出。

（6）牵出胎肩及上肢：

①滑脱法：术者右手握持胎儿双足，向上提起，使后肩露出会阴，再用左手示、中指伸入阴道，由后肩沿上臂按压肘关节，协助后臂及肘关节沿前胸滑出阴道。然后将胎体放低，前肩由耻骨弓下自然娩出或用右手中、示指伸入阴道内，帮助前肩及上肢娩出。

②旋转胎体法：消毒巾包裹胎儿臀部，双手拇指在背侧，其余四指在腹侧，握住胎臀将胎背逆时针旋转 180°，同时向下牵拉，使前肩及前臂从耻骨弓下娩出。

（7）牵出胎：胎背转至前方，使胎头矢状缝与骨盆出口前后径一致，然后用下述两法之一娩出胎头。

①胎头枕骨达耻骨联合下时，将胎体向产妇腹部方向上举，甚至可以翻至耻骨联合上，胎头即可娩出。

②后出头法，将胎体骑跨在术者左前臂上，同时术者左手中指伸入胎儿口中，上顶上腭，示指及无名指附于两侧上颌骨；术者右手中指压低胎头枕部使其俯屈，示指及无名指置于胎儿颈部两侧，先向下牵拉，同时助手在产妇下腹正中向下施以适当压力，使胎儿保持俯屈。当胎儿枕部低于耻骨弓下时，逐渐将胎体上举，以枕部为支点，使胎儿下颌、口、鼻、眼、额相继娩出。

6. 护理注意事项

（1）关心体贴产妇，耐心解释并给予其正确的指导与鼓励。

（2）实施臀位牵引术前应向受术产妇及其家属交代病情，告知行臀位牵引术的目的、可能出现的并发症（产妇软产道损伤、胎儿骨折、颅内出血等），以取得理解，使家属同意手术并签字。

（3）操作时，术者应镇静而敏捷，遵循操作步骤，按分娩机制助产妇娩出胎儿，避免暴力造成的产伤，如骨折、臂丛神经损伤、颅内出血、颈椎脱臼等。

（4）胎儿脐部至胎头娩出不宜超过 8 分钟，否则胎儿将因窒息而死亡。估计胎儿娩出有困难时，须及早决定应用产钳助产，以免延误时间。

（5）预防出血：由于臀位牵引术易造成软产道损伤而致产后出血，故应做好预防工作。

①胎儿娩出后立即注射催产素。胎盘娩出后立即检查其是否完整，并尽快结束第二产程。

②胎盘娩出后仔细检查软产道，尤其是宫颈有无裂伤、阴道壁有无裂伤、侧切口有无延裂，一经确定，立即修补，以免引起出血及感染。

（6）预防产后感染，保持会阴部位的清洁。

（7）新生儿护理：

①注意观察新生儿面色、反应、肌张力等，警惕发生颅内出血，做好新生儿抢救准备。

②注意给新生儿保暖，静卧 24 小时，避免搬动，出生后 3 天内禁止洗头。

③给予新生儿维生素 K_1 1mg 肌内注射，防止出血。

二、培训考核表

臀位牵引术操作规程和评分标准见表2-4。

表 2-4 臀位牵引术操作规程和评分标准

项目	操作标准	评分标准	标准分值	扣分点
操作准备	1.衣帽整齐,戴口罩,洗手 2.物品准备:无菌手套、0.5%碘伏棉球、纱布数块、2%利多卡因、0.9%生理盐水、20ml注射器一个、新生儿复苏器械一套、脐静脉针、氧气、急救药品、碘伏液、产包(一次性产包、无菌产包各一个)、无菌大棉签一包(三根)	一项不符扣1分,少一种物品扣1分	15	
评估要点	1.预产期、诊断、病情、产程进展和胎心情况	评估不准确一次扣2分,漏项一次扣2分	5	
	2.会阴部、肛周情况、配合程度		5	
操作要点	1.洗手、戴口罩、核对产妇	一项不符扣1分,漏项扣2分	5	
	2.导尿、协助产妇取膀胱截石位		4	
	3.会阴消毒、铺无菌巾		5	
	4.穿手术衣、戴无菌手套	污染一次扣2分	10	
	5.行阴部神经阻滞麻醉,当胎臀在阴道口拨露时,用无菌巾堵住外阴口,使阴道及宫颈充分扩张,行会阴侧切		8	
	6.未破膜者行人工破膜,注意有无脐带滑出		10	
	7.牵胎足:全臀或不全臀者胎足或膝部即在先露部位。术者伸手牵下前足,用治疗巾包住膝部向下方牵引,使前臂自耻骨下滑出。若为骶后位,则边牵引边将前足向胎儿腹面方向旋转,以期臀部娩出后转为骶前位	手法错误一次扣5分,产伤一次扣10分	5	
	8.伸臀时,先用双手示指勾住胎儿腹股沟,边旋转边用力向下牵引娩出胎臀,然后牵出胎足		5	
	9.如勾臀失败,可采用皮纳手法(pinard's maneuver)牵引胎足(即伸入宫腔之手沿一侧股部达腘窝,用手按压腘窝使下肢屈曲,握住胎足向下牵引,臀部及另一下肢随之被牵出。注意开始应牵引位于前方的胎足,以保持胎位呈骶前位。如果位于前方的下肢屈曲困难,亦可先牵引后方的胎足,但随之即取另一足,然后牵引双足向下,并在牵引过程中旋转成骶前位)		5	
	10.新生儿处理,胎盘娩出,会阴侧切缝合			
	11.整理用物,让产妇取舒适卧位	一项不符扣1~2分,漏项扣2分	5	
	12.洗手		3	

续表

项目	操作标准	评分标准	标准分值	扣分点
指导要点	1. 告知产妇分娩过程中的配合要点	一项未落实扣1分	5	
	2. 根据宫缩指导产妇用力及放松的方法	一项未落实扣1分	5	
总分			100	

第五节　肩难产

一、概述

胎头娩出后，胎儿前肩被嵌顿于耻骨联合上方，用常规助产方法不能娩出胎儿双肩者称为肩难产。以胎头到胎体娩出时间间隔定义肩难产证据不足，其发生率因胎儿体重而异，胎儿体重 2 500~4 000g 时发生率为 0.3%~1%，4 000~4 500g 时发生率为 3%~12%，≥4 500g 时为 8.4%~14.6%。超过50%的肩难产发生于正常体重新生儿，因此无法准确预测和预防。

1. 高危因素

（1）产前高危因素包括：①巨大胎儿；②肩难产史；③妊娠期糖尿病；④过期妊娠；⑤孕妇骨盆解剖结构异常。

（2）产时高危因素包括：①第一产程活跃期延长；②第二产程延长伴"乌龟征"（胎头娩出后胎头由前冲状态转为回缩）；③使用胎头吸引器或产钳助产。

2. 对母儿影响

（1）对母体影响：①产后出血和严重会阴裂伤最常见，会阴裂伤主要指会阴Ⅲ度及Ⅳ度裂伤；②其他并发症，包括阴道裂伤、宫颈裂伤、子宫破裂、生殖道瘘和产褥感染等。

（2）对新生儿影响：①臂丛神经损伤最常见，其中 2/3 为杜-欧氏（Duchenne-Erb）麻痹，由第 5、第 6 颈神经根受损引起，多数为一过性损伤。除了助产损伤以外，肩难产时产妇的内在力量对胎儿不匀称的推力也是臂丛神经损伤的原因。②其他并发症还包括新生儿锁骨骨折、肱骨骨折，新生儿窒息，严重时可导致新生儿颅内出血、神经系统异常，甚至死亡。

3. 诊断　一旦胎头娩出，胎颈回缩，胎儿颏部紧压产妇会阴，胎肩娩出受阻（胎儿畸形除外），即可诊断为肩难产。

4. 处理　缩短胎头至胎体娩出间隔，是新生儿存活的关键。应做好新生儿复苏抢救准备。

（1）请求援助和会阴切开：一旦诊断为肩难产，立即召集有经验的产科医师、麻醉医师、助产士和儿科医师到场援助。同时进行会阴切开或加大切口，以增加阴道内操作空间。

（2）屈大腿法（McRoberts 法）：让产妇双腿极度屈曲贴近腹部，双手抱膝，减小骨盆倾斜度,使腰骶部前凹变直,骶骨位置相对后移,骶尾关节稍增宽,使嵌顿在耻骨联合上方的胎儿前肩自然松解,同时助产者适当用力向下牵引胎头助前肩娩出。

(3)耻骨上加压法:助产者在产妇耻骨联合上方触到胎儿前肩部位并向后下加压,使双肩径缩小,同时助产者轻柔牵拉胎头,两者相互配合持续加压与牵引,切忌使用暴力。

使用该操作方法,超过50%的肩难产得到解决。

(4)旋肩法(Woods法):助产者以示指、中指伸入阴道,紧贴胎儿后肩,将后肩向侧上旋转,同时将胎头向同方向旋转,当后肩逐渐旋转至前肩位置时即可娩出。操作时胎背在母体右侧用左手,胎背在母体左侧用右手。

使用该操作方法,超过95%的肩难产在4分钟内得到解决。

(5)牵后臂娩后肩法:助产者的手沿骶骨伸入阴道,握住胎儿后上肢,使其肘关节屈曲于胸前,以洗脸式牵拉出后臂,从而协助后肩娩出。切忌抓胎儿的上臂,以免造成肱骨骨折。

(6)四肢着地法:产妇翻转至双手和双膝着地,重力作用或这种方法产生的骨盆径线的改变可能会解除胎肩嵌塞状态。在使用以上操作方法时,也可考虑使用此体位。

当以上方法均无效时,还可以采取一些较为极端的方法,包括胎头复位法(Zavanelli法)、耻骨联合切开法、断锁骨法,预后可能不良,需严格掌握适应证,谨慎使用。

二、培训考核表

肩难产操作规程和评分标准见表2-5。

表2-5 肩难产操作规程和评分标准

项目	评分标准	分值	得分
诊断	胎头娩出后,胎儿前肩被嵌顿于耻骨联合上,且常规助产方法不能娩出胎儿双肩	5	
高危因素	1.巨大儿 2.既往有肩难产史 3.妊娠期糖尿病 4.过期妊娠 5.骨盆狭窄 接产时需警惕:①活跃期延长;②第二产程中出现"乌龟征";③接产时应注意"连续分娩",即胎头娩出后不应急于清理胎儿呼吸道,而应及时助产妇娩出前肩	5	
操作	第一步:呼救 1.立即向巡回助产士及医师请求协助 2.召集麻醉医师、儿科医师、有经验的助产士、上级医师或外科医师 3.向产妇解释所发生的紧急情况,请其配合 4.做好新生儿复苏抢救准备	5	
	第二步: 1.评估会阴,行阴部神经阻滞麻醉及会阴切开 2.向来到的抢救人员报告简要病史:产程、胎儿情况、目前状况	5	

续表

项目	评分标准	分值	得分
操作	第三步:屈大腿法 1.助手可以协助产妇双手抱膝,产妇双腿极度屈曲,贴紧腹部 2.助产者持续向外轻轻牵拉胎儿 3.此步操作30~60秒	10	
	第四步:耻骨上加压法 1.助手在耻骨联合上方,向胎儿胸部方向压胎儿前肩 2.助产者持续向外轻轻牵拉胎儿 3.此步操作30~60秒 4.屈大腿与耻骨联合上加压可同时进行	10	
	第五步: 旋肩法:有时先上推胎肩松解肩嵌顿,结合屈大腿法	10	
	Rubin法: 1.助产者示、中指沿骶骨凹伸入阴道 2.示、中指贴紧胎儿前肩 3.施力于肩胛骨,令肩膀内收并旋转到斜径上 4.协助胎头同方向旋转 5.胎背在母体右侧(胎儿左肩嵌顿),助产者用左手,顺时针旋转;胎背在母体左侧(胎儿右肩嵌顿),助产者用右手,逆时针旋转	10	
	Woods法: 1.助产者示、中指沿骶骨凹伸入阴道 2.示、中指贴紧胎儿后肩 3.向侧上(胎腹方向)推后肩 4.旋转至骨盆斜径或前肩位置,协助胎头同方向旋转 5.助手在耻骨联合上向胎背方向压前肩(或助产者自己做) 6.胎背在母体右侧(胎儿左肩嵌顿),助产者用左手,逆时针旋转;胎背在母体左侧(胎儿右肩嵌顿),助产者用右手,顺时针旋转	10	
	牵后臂娩后肩法: 1.助产者手沿骶骨伸入阴道 2.握住胎儿后上肢,使肘关节屈曲于胸前 3.以洗脸式牵出后臂,协助后肩娩出 4.助手可协助旋转胎头	10	
	四肢着地法: 1.产妇翻转至双手、双膝着地 2.以上方法也可以采用此体位	10	
	其他方法: 1.胎头复位法(剖宫产) 2.耻骨联合切开法 3.断锁骨法	10	
总分		100	

第六节 胎头负压吸引术

一、概述

胎头负压吸引术(简称"胎吸")是用胎头负压吸引器置于胎儿的头顶部,形成一定负压后吸住胎头,并通过牵引使胎头娩出的手术。

1. 必备条件

(1)无明显头盆不称。

(2)只能用于顶先露,不适用于面先露、额先露或臀位。

(3)宫口已开全。

(4)双顶径已达坐骨棘水平以下,先露已达盆底。

(5)胎膜已破。

(6)排空膀胱。

(7)术前向家属及产妇交代可能出现的并发症,取得其知情同意。

(8)如胎吸失败,有条件应立即行产钳术或者实施剖宫产术。

2. 适应证

(1)第二产程延长,初产妇宫口开全已达 3 小时,经产妇宫口开全已达 2 小时,无明显头盆不称,胎头达坐骨棘水平以下 3cm。

(2)胎头位置不正,只能用于枕先露,如持续性枕横位、枕后位手法回转困难者。

(3)产妇全身情况不宜在分娩时使用腹压,如心脏病、肺结核活动期。

(4)有剖宫产史或瘢痕子宫者,不宜在第二产程过度用力。

(5)胎儿窘迫。

3. 禁忌证

(1)胎位异常,如臀位、颜面位、额位、胎头未衔接等。

(2)无阴道分娩条件者,如骨盆狭窄、软产道畸形及梗阻等。

(3)子宫脱垂或尿瘘修补术后。

(4)巨大儿。

(5)早产(<34 周),怀疑胎儿有凝血功能障碍。

(6)产钳助产失败后。

(7)宫口未开全者。

4. 操作步骤(见图 2-5)

(1)体位:膀胱截石位,导尿排空膀胱。

(2)做阴道检查:再次了解子宫颈口是否完全或接近完全扩张;胎头双顶径是否已达坐骨棘水平以下,先露骨质部是否已达 S +3 以下;胎膜是否已破。

（3）会阴切开：会阴过紧者应做会阴切开术。

（4）放置吸引器：将吸引器开口端涂润滑油，以左手示指、中指掌侧撑开阴道后壁，右手持吸引器开口端经阴道后壁送入，使其后缘抵达胎儿顶骨后部；按顺时针方向放置好吸引器，使其与胎头顶部紧贴，让牵引柄与胎头矢状缝垂直，作为旋转标志。

（5）再次检查吸引器开口端是否与胎头紧密连接，有无阴道壁或宫颈夹于其中，如有则应推开。

（6）抽吸负压先调至 200mmHg，宫缩牵引时增加至 300mmHg，宫缩间期降低至 200mmHg，避免滑脱。

（7）牵吸引器：如为枕前位，当阵缩屏气时，则循自然分娩机转旋转牵引，先向下，使胎头俯屈；当胎头枕部抵达耻骨联合下缘时，向上牵引，使胎头仰伸娩出。

（8）宫缩间歇时暂不用力牵引，但应保持原牵引位置，不松手，不让胎头回缩，宫缩时再行牵引，并注意保护会阴。

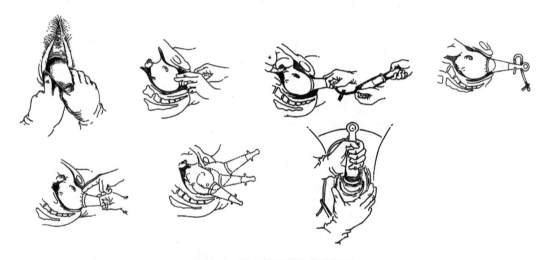

图 2-5　胎头负压吸引术流程图

5. 手术注意事项

（1）使产妇排空膀胱，并查清胎儿枕位。

（2）吸引器杯放置在后囟前 3cm 处，牵拉时应使胎头俯屈（俯屈点），并与吸引器头的平面垂直牵拉，这是吸引器助产的关键。

（3）可用针筒抽气形成负压，一般抽 120～150ml 空气（相当于 39.23～49.03kPa 负压）。抽气必须缓慢，约每分钟制成 9.8kPa 负压，使胎头在缓慢负压下形成产瘤再牵引，可减少吸引器滑脱情况出现，减少对胎头的损伤。

（4）放置后再做阴道检查，确认无宫颈或阴道壁夹入。

（5）牵引中如有漏气或脱落，表示吸引器与胎头未能紧密接合，应寻找原因。如无组织嵌入吸引器，需了解胎头方位是否矫正；如吸引器常由于阻力过大脱落，应改用产钳术；如牵引方向有误、负压不够或吸引器未与胎头紧密附着，可重新放置。

（6）吸引器滑脱 3 次，或连续 3 次牵拉没有进展，应停止操作。

（7）整个牵引时间不宜超过 20 分钟，否则会增加胎儿损伤。

6. 术后注意事项

（1）产后检查产道，如有宫颈或阴道裂伤，应立即缝合。

（2）产后给予新生儿维生素 K_1，预防颅内出血。

（3）对于牵引困难者，应密切观察新生儿有无头皮损伤、头皮血肿、颅内出血，并及时处理。

7. 并发症及处理

（1）产妇方面：

①阴道血肿。处理方法：a. 于阴道壁血肿外侧缘用肠线向较深处做间断缝合；b. 切开血肿，清除积血块，寻找出血点，予以结扎，然后缝合切开的阴道壁。

②外阴、阴道、宫颈裂伤：常规检查，按解剖层次对合修补。

③远期并发症有盆底组织损伤、尿失禁。

（2）新生儿方面：

①新生儿头皮水泡形成：可每天用 2% 龙胆紫涂抹患处一次，以防感染。

②头皮血肿：胎头吸引部位的产瘤一般在产后 24 小时内消失，如血肿多，可在 1 个月内吸收，无须特殊处理，并嘱产妇及家属，不要搓揉血肿。

③颅内出血：按新生儿颅内出血处理。

二、培训考核表

胎头负压吸引术操作规程和评分标准见表 2-6。

表 2-6　胎头负压吸引术操作规程和评分标准

项目	评分标准	分值	得分
适应证	1.出现或者将要出现的第二产程延长（产力减弱、胎头迟滞、胎儿过大等） 2.产妇因素需缩短第二产程（糖尿病、高血压、心脏疾病、呼吸疾病等），产妇全身情况不宜在分娩时施用腹压者 3.胎儿因素需要缩短第二产程（如胎儿窘迫、胎心异常、胎儿状态不佳等） 4.胎位异常（如持续性枕横位、枕后位等） 5.其他因素［如瘢痕子宫再次妊娠阴道分娩（vaginal birth after cesarean section，VBAC）、分娩镇痛、高龄产妇、体弱产妇、肥胖产妇等］	10	
禁忌证	1.胎儿不宜从产道分娩者，如严重的头盆不称、产道畸形、产道阻塞、子宫颈肿瘤、子宫脱垂手术后、尿瘘修补术后 2.异常胎儿：面先露、额位、横位 3.臀位后出头 4.胎头未衔接 5.胎膜未破 6.极早产儿，疑胎儿存在成骨障碍疾病、凝血功能异常等	10	
先决条件	顶先露、宫颈已经完全扩张、胎膜已破、胎头衔接、未发现头盆不称、排空膀胱、充分麻醉、知情告知、产妇及家属愿接受操作	10	

续表

项目	评分标准	分值	得分
术前准备	1. 检查吸引器有无损坏、漏气，橡皮套有无松动，并把橡皮管接在吸引器空心管柄上(1分) 2. 产妇取膀胱截石位，外阴准备同正常分娩助产(2分) 3. 导尿，排空膀胱(2分) 4. 阴道检查：了解宫口开大情况，确定胎头为顶先露，胎头骨质部已达坐骨棘水平及以下(S+3以下)，排除禁忌证，胎膜未破者予以破膜(2分) 5. 会阴较紧者行会阴切开(3分)	10	
手术步骤	1. 放置吸引器 (1)将吸引器大端外面涂以润滑油 (2)左手分开两侧小阴唇，显露外阴口，掌侧向下，以中、示指撑开阴道后壁，右手持吸引器将大端下缘向下压，随左手中、示指伸入阴道后壁 (3)左手掌面向上，以示、中指挑开右侧阴道壁，使大端由该侧滑入阴道内 (4)左手向上提拉前阴道壁，将大端上部送入 (5)同上法将大端左侧送入，使大端完全滑入阴道内，与胎头顶部紧贴	30	
	2. 检查吸引器 (1)用一手扶住吸引器，并稍向内推压，使吸引器始终与胎头紧贴 (2)另一手示、中指伸入阴道，触摸吸引器大端与胎头衔接处，推开周围软组织 (3)调整吸引器小端横柄方向，使其与胎头矢状缝一致，做旋转胎头标记	5	
	3. 形成吸引器内负压 (1)术者左手持吸引器，右手将连接管交给助手，将其与负压吸引机相连 (2)打开吸引机，将负压控制在300mmHg以内(或抽吸120~150ml空气，约40kPa)	5	
	4. 牵引与旋转吸引器 (1)试牵，避免滑脱 (2)牵引，应沿产轴方向在宫缩时进行，宫缩间歇时停止，但应注意吸引器不要随胎头回缩 (3)牵引方向不得突然变换，应始终与吸引器口径呈直角，用力不可太大，牵引力不超过3~4kg (4)胎头不正时应在牵引同时进行旋转，每次阵缩以旋转45°为宜 (5)助手注意保护会阴	10	
	5. 取下吸引器：胎头娩出后，松开连接管，恢复吸引器内正压，取下吸引器	3	
	6. 之后的娩出及处理同正常分娩助产	5	
	7. 吸引时间一般主张10~15分钟，以不超过10分钟为宜，最长不超过20分钟，且宫缩在5次以内为佳。牵引次数≤3次	2	
总分		100	

第七节 产钳术

一、概述

产钳是阴道手术分娩时所使用的最重要的工具,于16世纪末17世纪初开始应用,它帮助产科医生解决了很多阴道难产问题,但是由于多年积累的经验,产钳术指征和使用率也有所改变。根据美国妇产科医师协会2007年的统计,在分娩方式的发生率中,2005年的剖宫产率已达30.3%,而产钳的使用率却有所下降,尽管如此,产钳术至今仍是十分重要的阴道助产手术。

产钳种类很多,目前已达700种以上,常以发明者的名字命名。目前最常用的产钳是辛氏产钳(Simpson产钳),其他尚有凯氏产钳(Kielland产钳)、Tucker-mclane产钳、派珀尔氏产钳(Piper产钳),它们都各有特点。经过多年的临床应用,目前相关医护人员都认为Simpson产钳最为安全、易学、实用。其他的各种产钳虽各有其应用范围,但均因引起母、婴并发症较多已减少使用。

产钳术是使用产钳牵拉胎头、协助胎儿娩出的手术,根据胎头在盆腔内位置的高低,分为高位产钳术、中位产钳术、低位产钳术、出口产钳术4种。中位产钳术、高位产钳术因产钳位置高,难度大,危险性大,现已基本不采用。当胎头双顶径达坐骨棘水平以下或胎头骨质部达盆底,矢状缝在出口前后径上时,可采用低位产钳术。出口产钳术是指胎头露于阴道口施行的产钳术。

产钳由左、右两叶组成,每叶分为钳叶、钳茎、钳锁、钳柄4部分。

1. 适应证

(1)同胎头吸引术。

(2)胎头吸引术失败。

(3)臀位分娩后胎头娩出困难。

(4)剖宫产胎头娩出困难。

2. 使用条件

(1)宫口开全。

(2)胎头双顶径于坐骨棘水平以下,先露已达阴道口。

(3)无头盆不称。

(4)顶先露、活胎、胎膜已破。

3. 操作方法

(1)产妇取膀胱截石位。

(2)消毒外阴,铺消毒巾,同正常分娩助产。

(3)导尿,排空膀胱。

(4)局麻:阴部神经阻滞与局部浸润麻醉。

(5)阴道检查:宫口开大、先露下降(以骨质进展为准)及胎方位、骨盆情况。

（6）切开会阴。

（7）放置产钳：①放置左叶产钳：左手握左钳，使钳叶垂直向下，凹面朝前，右手四指伸入胎头与阴道后壁之间，掌面朝前。将左钳叶沿右手掌伸入掌与胎头之间，右手指徐徐向胎头左侧及向内移行。左钳叶随手掌向左前移，左钳柄向下向逆时针方向旋转，左钳叶达胎头左侧顶颞部。钳叶与钳柄处在同一水平位置。②放置右叶产钳：右手垂直握右钳柄，左手四指伸入胎头与阴道后壁之间，诱导右钳叶（在左产钳上面）徐徐滑向右侧，使其到达与左侧对称位置。

（8）合拢钳柄：两钳位置正确，左右锁扣恰好吻合，钳柄自然对合，若错开，可移动钳柄使锁扣合拢。

（9）检查钳叶位置，伸手入阴道内检查钳叶与胎头之间有无夹持宫颈组织。

（10）牵拉，左手握合拢的钳柄，向外向下牵拉，据不同胎位按分娩机制娩出。

（11）助手保护会阴。

（12）取出产钳：当胎头牵引出后，先取右产钳，后取左产钳。

（13）牵出胎体：按自然分娩法牵拉胎头，使前肩、后肩及躯干娩出。

（14）后续处理，同正常分娩助产。

（15）如新生儿窒息，实施新生儿复苏抢救。

（16）检查软产道，特别是宫颈。

（17）缝合会阴。

4. 注意事项

（1）在放置钳叶时，如遇阻力而不能向深处插入，可能是钳端嵌在阴道穹隆，不可强行插入，应取出检查，重新操作，否则可引起严重的阴道壁损伤。

（2）如扣合有困难，必须注意检查：①胎头方位是否误诊，胎头方向误诊是最常见的原因，应重新检查。如胎头位置较高，应正确估计牵拉的难度，再次评估能否阴道分娩。②胎头是否变形过大，弯形产钳因头弯较深，往往不易扣合，可改用直形产钳。③若两叶产钳不在同一平面上，扣合困难，可用手伸入阴道，轻轻推动位置不正确的产钳叶，切勿在产钳柄上用力强行扣合。

（3）牵引有困难者，可能的原因是：①牵引方向不正确；②骨盆与胎头不称；③不适合的胎头方位。注意切勿强行牵拉，必须查出原因进行纠正，否则易致胎儿及产道损伤。

（4）牵引时产钳滑脱，可能的原因是：①产钳放置位置不正确，钳叶位置较浅或径线不合适；②胎头过大或过小，无论在什么情况下，产钳滑脱对胎儿和产道都可引起严重损伤；③用产钳时必须检查钳叶位置深浅，是否紧贴胎头，并做试牵，如有滑脱可能应立即停止牵引，重新检查及放置。

（5）注意产瘤较大或胎头变形严重者，应做腹部检查，确定胎头是否入盆。

（6）牵引产钳时用力要均匀，一般不需很大力气，按产轴方向向外略向下用力，速度不要过快，不能将钳柄左右摇摆。

（7）当胎头即将牵出时，应立即停止用力，与助手协作，注意保护会阴，再缓慢牵出胎头，否则会造成会阴裂伤。

二、培训考核表

产钳术操作规程和评分标准见表2-7。

表2-7　产钳术操作规程和评分标准

项目	评分标准	分值	得分
适应证	1. 第二产程延长(初产妇3小时,有麻醉阻滞4小时;经产妇2小时,有麻醉阻滞3小时),无明显头盆不称,胎头已较低,双顶径平面已达坐骨棘水平以下 2. 胎头位置不正,只能用于枕先露和臀位后出头困难,如持续性枕横位及枕后位时手法回转有困难者,或臀位徒手分娩后出头困难者 3. 产妇全身情况不宜在分娩时施用腹压者。如心脏疾病患者,急性或慢性肺部疾病或其他疾病导致肺功能减退,妊娠高血压综合征(中、重度),重度的肝脏、肾脏疾病,癫痫,精神分裂症等精神、神经系统疾病,产妇高热,器官衰竭,原发性高血压,动脉硬化以及因妊高征等在产程中血压升高,子痫或先兆子痫 4. 有剖宫产史或子宫有瘢痕者(需要缩短第二产程) 5. 胎儿窘迫	5	
禁忌证	1. 胎膜未破,宫口未开全 2. 胎头未衔接,明显的头盆不称 3. 异常胎位:不适用产钳的胎位有颏先露、额先露、高直前位、高直后位,以及明显的不均倾(包括前不均倾、后不均倾) 4. 胎儿畸形:如脑积水、无脑儿、巨结肠、连体胎儿、胎儿巨大畸胎瘤等严重畸形 5. 死胎:胎儿已死亡,应以保护母体为主,可行毁胎术	5	
先决条件	顶先露、宫颈已经完全扩张、胎膜已破、胎头衔接、未发现头盆不称、排空膀胱、充分麻醉、知情告知、产妇及家属愿接受操作	5	
用物	灭菌产包一个,无菌手套一双;另备灭菌产钳包一个(产钳一副,宫颈钳四把,阴道拉钩一对)	5	
操作	1. 产妇取膀胱截石位 2. 消毒外阴,铺消毒巾,同正常分娩助产 3. 导尿:排空膀胱 4. 局麻:阴部神经阻滞与局部浸润麻醉 5. 阴道检查:宫口开大、先露下降(以骨质进展为准)及胎方位、骨盆情况 6. 切开会阴	5	
	7. 放置左叶产钳,左手握左钳,使钳叶垂直向下,凹面朝前,右手四指伸入胎头与阴道后壁之间,掌面朝前。将左钳叶沿右手掌伸入掌与胎头之间,右手指徐徐向胎头左侧及向内移行。左钳叶随手掌向左前移,左钳柄向下逆时针方向旋转,左钳叶达胎头左侧顶颞部。钳叶与钳柄处于同一水平位置	15	
	8. 放置右叶产钳,右手垂直握右钳柄,左手四指伸入胎头与阴道后壁之间,诱导右钳叶(在左产钳上面)徐徐滑向右侧,使其到达与左侧对称位置	15	

续表

项目	评分标准	分值	得分
操作	9.合拢钳柄:两钳位置正确,左右锁扣恰好吻合,钳柄自然对合,若错开,可移动钳柄使锁扣合拢	10	
	10.检查钳叶位置,伸手入阴道内检查钳叶与胎头之间有无夹持宫颈组织。安全位置:后囟中部位于手柄的中间,手柄平面上1cm处;使中间缝隙不超过1指宽;上部为人字缝,每叶上部平面同等距离,矢状缝位于中间	10	
	11.轻柔牵拉:沿骨盆轴牵拉,开始牵引向下向外,而后垂直上抬手柄呈"J"形	10	
	12.助手保护会阴	5	
	13.取出产钳:当胎头牵引出后,先取右产钳,后取左产钳	5	
	14.牵出胎体:按自然分娩法牵拉胎头,使前肩、后肩及躯干娩出	5	
总分		100	

第八节　子宫下段剖宫产术

一、概述

公元前600多年,古罗马国王努马·庞皮留斯(Numa Pompilius)立法(后称恺撒法律)规定:死亡孕妇埋葬前须将胎儿取出。之后产科医师企图对难产者采用剖宫产术以抢救母儿生命,但由于一开始剖宫取胎后不缝合子宫,产妇死亡率极高。直至19世纪末,英国产科医师默多克·卡梅伦(Murdoch Cameron)采用缝合子宫的方法,才使剖宫产术成为一种处理难产的有效方法。1930年,美国著名产科学家约翰·惠特里奇·威廉姆斯将漫长的近千年剖宫产术发展史归纳为5个阶段。

第1阶段(公元前600多年—1500年):在此期间,孕妇死亡后,医师期望能挽救胎儿而采用剖宫产,但案例很少。虽有对未死孕妇采用剖宫产的传说,但几乎不可相信。据学者费尔金(Felkin)言,在乌干达曾见土著对未死孕妇采用剖宫产。

第2阶段(1500—1875年):虽有一些对未死孕妇采用剖宫产的传言,但可信的资料显示,1610年威丁堡的学者特劳特曼(Trautmann)对未死孕妇所做的剖宫产才是第1例。那时,剖宫产仅为切开子宫、取出胎儿,子宫切口并不予以缝合,大多数患者死于出血或感染,死亡率可达50%以上。1787—1875年,法国巴黎接受剖宫产的孕妇无一例存活。1769年,学者Lebas首次进行子宫切口缝合,但未被普遍认可。

第3阶段(1876—1881年):1876年Porro医生建议,剖宫产后可切除子宫体,将宫颈残端缝于腹壁切口的下端,以便控制出血和预防感染。由于效果较好,此种缝合技术被普遍采用,至1890年,文献中已报道了264例。此后,有学者将腹膜缝于宫颈残端,并将其置于盆腔。若怀疑宫颈癌变,则切除宫颈。

第4阶段(1882—1906年):1882年,桑格(Sanger)坚持剖宫产应缝合子宫切口,并介绍了正确的缝合技术。同年,Sanger发表了划时代的文章,这种子宫切口缝合的方法才被普遍采用。随着剖宫产技术的不断改进,患者的愈后情况也不断改善,同时,也形成了一些剖宫产的指征。

第5阶段(1907—1927年):1907年,面对术前感染的患者,德国科隆的弗兰克(Frank)医生采用了新的方法:于耻骨联合上数厘米处行腹壁横切口、腹膜外子宫下段横切口,用产钳娩出胎头。其后,腹膜外子宫下段横切口剖宫产在德国甚为流行。同时,以Latzo为代表的学者在手术技巧方面也做了一些小的改良,使剖宫产手术更为完善。

剖宫产是产科领域中的重要手术,现在已成为解决难产和某些产科合并症、挽救产妇和产儿生命的有效手段。剖宫产的方式有子宫下段剖宫产、子宫体剖宫产和腹膜外剖宫产,以子宫下段剖宫产最为多见。

1. 剖宫产手术指征 是指不能经阴道分娩或不宜经阴道分娩的病理或生理状态。

(1)胎儿窘迫:指妊娠晚期因合并症或并发症所致的急慢性胎儿窘迫,以及分娩期急性胎儿窘迫,短期内不能经阴道分娩者。

(2)头盆不称:绝对头盆不称或相对头盆不称,经充分阴道试产失败者。

(3)瘢痕子宫:两次及以上剖宫产手术后再次妊娠者;既往子宫肌瘤剔除术穿透宫腔者。

(4)胎位异常:胎儿横位,初产足月单胎臀位(估计胎儿出生体重 >3 500g)及足先露。

(5)前置胎盘及前置血管:胎盘部分或完全覆盖宫颈内口者及前置血管者。

(6)双胎或多胎妊娠:第一个胎儿为非头位;复杂性双胎妊娠;连体双胎;三胎及以上的多胎妊娠。

(7)脐带脱垂:胎儿有存活可能,评估结果认为不能迅速经阴道分娩,应行急诊剖宫产手术以尽快挽救胎儿。

(8)胎盘早剥:胎儿有存活可能,应监测胎心率并尽快施行急诊剖宫产手术娩出胎儿;重度胎盘早剥,胎儿已死亡,也应行急诊剖宫产手术。

(9)孕妇存在严重合并症和并发症:如合并心脏病、呼吸系统疾病、重度子痫前期或子痫、急性妊娠期脂肪肝、血小板减少及重型妊娠期肝内胆汁淤积症等,不能承受阴道分娩者。

(10)妊娠巨大儿者:妊娠期糖尿病孕妇,且估计胎儿出生体重 >4 250g 者。

(11)孕妇要求的剖宫产:美国妇产科医师协会将孕妇要求的剖宫产(cesarean delivery onmaternal request,CDMR)定义为足月单胎、无医学指征,因孕妇要求而施行的剖宫产。

①仅是孕妇个人要求,不作为剖宫产手术指征,如有其他特殊原因须进行讨论并详细记录。

②当孕妇在不了解病情的情况下要求剖宫产手术时,应详细告知剖宫产手术分娩与阴道分娩相比的整体利弊和风险,并记录。

③当孕妇因恐惧阴道分娩的疼痛而要求剖宫产手术时,应提供心理咨询,帮助减轻其恐惧;产程中应用分娩镇痛方法以减轻孕妇的分娩疼痛,并缩短产程。

④临床医师有权拒绝没有明确指征的剖宫产分娩的要求，但孕妇的要求应该得到尊重，并提供次选的建议。

（12）产道畸形：如高位阴道完全性横隔、人工阴道成形术后等。

（13）外阴疾病：如外阴或阴道发生严重静脉曲张者。

（14）生殖道严重的感染性疾病：如严重的淋病、尖锐湿疣等。

（15）妊娠合并肿瘤：如妊娠合并子宫颈癌、巨大的子宫颈肌瘤、子宫下段肌瘤等。

2. 剖宫产手术的时机　选择恰当的剖宫产手术时机十分重要，是影响母儿预后的重要因素。

（1）择期剖宫产手术：是指具有剖宫产手术指征，孕妇及胎儿状态良好，在有计划、有准备的前提下，先于分娩发动的择期手术。

因妊娠39周前的剖宫产手术会使新生儿发生呼吸道感染并发症的风险提高，除双胎或多胎妊娠及前置胎盘等外，择期剖宫产手术不建议在妊娠39周前实施。

（2）急诊剖宫产手术：是指在威胁到母儿生命的紧急状况下进行的剖宫产手术。应争取在最短的时间内结束分娩，并需要产妇与家属配合，以及产科、新生儿科和麻醉科医护人员的沟通与配合。

3. 剖宫产手术的术前准备

（1）术前谈话：

①术前谈话要点：a.术前谈话需结合孕妇及家属的文化背景、受教育程度和对分娩方式的选择意向。产科医师需充分告知孕妇及家属，术中及术后可能出现的不良结局，对CDMR更应解释清楚。b.签署知情同意书：夫妻双方及主管医师签字。

②术前谈话内容：a.剖宫产手术的指征和必要性。向孕妇及家属详细交代病情，解释经阴道分娩的危险性，采取剖宫产手术结束妊娠的必要性，获得孕妇及家属的同意。b.手术对母体的影响。术后切口持续不适感；切口感染、裂开，脂肪液化，皮下血肿，切口延期不愈等；产后出血，休克，弥散性血管内凝血；子宫切除；羊水栓塞；术后血栓栓塞性疾病；输尿管、膀胱等周围脏器损伤；孕产妇死亡。由于孕妇合并症与并发症不同，应有针对性地说明相关疾病的发生风险，如重度子痫前期孕妇在手术中、手术后可能发生子痫、心肝肾功能衰竭等并发症，合并心脏病的孕妇在手术中可能会出现心搏骤停等。

③手术对新生儿的影响：a.新生儿呼吸窘迫综合征；b.新生儿低血糖症、败血症，新生儿住院超过5天的风险增加；c.发生新生儿产伤。

④剖宫产对再次妊娠和生育的影响：a.再次妊娠分娩时，剖宫产手术的可能性增加；b.再次妊娠或分娩时发生子宫破裂的风险；c.再次妊娠时出现前置胎盘、胎盘粘连甚至胎盘植入的风险；d.再次妊娠时子宫瘢痕部位妊娠的风险。

⑤远期并发症：如子宫内膜异位症以及子宫憩室等。

（2）术前准备：术前准备项目及具体内容见表2-8。

表2-8 术前准备项目及具体内容

术前准备项目	具体内容
1. 辅助检查项目	（1）血、尿常规，血型 （2）凝血功能 （3）感染性疾病筛查[乙型肝炎、丙型肝炎、人类免疫缺陷病毒（human immunodeficiency virus，HIV）感染、梅毒等] （4）心电图检查 （5）生化检查（包括电解质、肝肾功能、血糖） （6）胎儿超声检查 （7）其他检查，根据病情需要而定
2. 酌情备皮	手术前日先剃去腹部汗毛及阴部阴毛。注意操作要轻柔，防止损伤皮肤，发现皮肤有感染、疖肿等应先行处理后再行备皮
3. 留置导尿管	按无菌导尿法插入保留导尿管，通常为福莱（Foley）双腔气囊尿管
4. 备血	手术前日为患者抽血进行血交叉检查，通过血库准备适量鲜血，以备手术中应用。如为胎盘早剥、子宫破裂、前置胎盘、多胎妊娠等可能在手术过程中出血超过1000ml者，需在具备充足血源的医疗单位实施手术
5. 预防感染	抗菌药物按照卫健委抗菌药物使用规范使用。剖宫产手术（Ⅱ类切口）使用的抗菌药物为预防性用药，可减少手术后切口感染的发生
6. 术前评估	对重症孕妇做好充分的术前评估，做好术前讨论并记录，决定麻醉方式及手术方式（如合并严重盆腔感染的孕妇是否应该做腹膜外剖宫产等）

4. 麻醉方式的选择及注意事项

（1）概述：应根据孕妇与胎儿的状态、医疗机构的条件以及麻醉技术来作出决定。剖宫产手术的麻醉方式包括椎管内麻醉（蛛网膜下隙麻醉＋硬膜外阻滞的联合麻醉或连续性硬脊膜外阻滞麻醉）、全身麻醉、局部浸润麻醉等。

（2）与孕妇及家属的麻醉前谈话：介绍麻醉的必要性、麻醉方式及可能的并发症，孕妇及家属需签署麻醉知情同意书。

（3）麻醉前患者准备：

①禁食水：麻醉前6~8小时禁食水。

②麻醉前的生命体征监护：监测孕妇的呼吸、血压、脉搏及胎心率等。

5. 子宫下段剖宫产手术中的重要步骤

（1）腹壁切口的选择：

①腹壁横切口：与纵切口相比，横切口手术后产妇切口不适感的发生率更低，切口外观比较美观。腹壁横切口包括：a. 乔尔-科恩（Joel-Cohen）切口——切口位于双侧髂前上棘连线下大约3cm处，呈直线。缺点是位置偏高，外观不太美观。b. 普芬南施蒂尔（Pfannenstiel）切口——切口位于耻骨联合上2横指（3cm）或下腹部皮肤皱褶水平略上，呈浅弧形，弯向两侧髂前上棘。其位置偏低，较为美观。切口张力小，术后反应轻微，更容易愈合。

②腹壁纵切口：位于脐耻之间腹白线处，长10~12cm。其优点为盆腔暴露良好，易掌握

与操作,手术时间短;不足之处为术后疼痛程度较重,切口愈合时间较长,外观不够美观。

（2）膀胱的处理:一般情况下,当子宫下段形成良好时,不推荐剪开膀胱腹膜反折而下推膀胱,除非是子宫下段形成不良或膀胱与子宫下段粘连。

（3）子宫切口的选择:

①多选择子宫下段中上1/3处的横切口。子宫下段形成良好时,建议钝性分离打开子宫,这样可减少失血以及降低产后出血的发生率。

②前置胎盘或胎盘植入的产妇:应避开胎盘附着部位,酌情选择切口位置。

（4）产钳的应用:当胎头娩出困难的时候,可考虑应用产钳助产。

（5）缩宫素的应用:胎儿娩出后给予缩宫素10~20U直接行子宫肌壁注射和（或）缩宫素10U加入500ml晶体液中静脉滴注,可以有效促进子宫收缩和减少产后出血。

（6）胎盘娩出方式:

①建议采取控制性持续牵拉胎盘而不是徒手剥离胎盘,这样可减少出血量和子宫内膜炎的发生风险。

②不建议胎儿娩出后立即徒手剥离胎盘,除非存在较明显的活动性出血或5分钟后胎盘仍无剥离迹象。

③胎盘娩出后仔细检查胎盘、胎膜是否完整。

（7）缝合子宫切口:单层缝合子宫方法的安全性和效果尚不明确,目前,建议采用双层连续缝合子宫切口的方法。注意子宫切口两边侧角的缝合,缝合应于切口侧角外0.5~1.0cm处开始;第一层全层连续缝合,第二层连续或间断褥式缝合包埋切口;要注意针距、缝针距切缘的距离及缝线松紧度。

（8）缝合腹壁:

①要清理腹腔,检查是否有活动性出血,清点纱布和器械。

②酌情缝合脏层和壁腹膜。

③连续或间断缝合筋膜组织。

④酌情缝合皮下组织。

⑤间断或连续皮内缝合皮肤。

（9）新生儿的处理:断脐、保暖、清理呼吸道等常规处理。

6. 剖宫产术后管理

（1）术后常规监测项目:

①生命体征监测:a.术后两小时内每30分钟监测1次心率、呼吸频率以及血压;b.两小时后每小时监测1次,直至产妇情况稳定;c.如果产妇生命体征不平稳,需增加监测次数和时间;d.对于应用硬膜外阻滞镇痛泵的产妇,应每小时监测1次呼吸频率、镇静效果和疼痛评分,直至停止用药后两小时。

②宫缩及出血情况:术后15分钟、30分钟、60分钟、90分钟、120分钟应监测子宫收缩情况及阴道出血量,若出血较多应增加监测次数,必要时监测血常规、尿常规、凝血功能及肝肾功能,直至出血量稳定在正常范围内。

（2）预防血栓形成:预防深静脉血栓形成是必须要重视的,剖宫产术后产妇形成深静脉血栓的风险增加,因此建议采取预防措施。

①鼓励产妇尽早下床活动。

②可根据产妇有无血栓形成的高危因素,个体化选择穿戴弹力袜、预防性应用间歇充气装置、补充水分以及皮下注射低分子肝素等措施。

(3)进食进水的时机:产妇进食进水的时机应根据麻醉方式酌情安排。

(4)尿管拔除时机:剖宫产术后次日酌情拔除留置的导尿管。

(5)术后切口疼痛的管理:术后给予含有阿片类镇痛药物的镇痛泵,可缓解剖宫产术后的切口疼痛。

(6)术后缩宫素的应用:术后常规应用缩宫素。

(7)血、尿常规的复查:常规复查血常规,酌情复查尿常规。

(8)出院标准:

①一般状况良好,体温正常。

②血、尿常规基本正常。

③切口愈合良好。

④子宫复旧良好,恶露正常。

7. 减少剖宫产手术的措施

(1)孕期宣教:了解阴道分娩与剖宫产手术的优缺点、分娩过程及注意事项,产前模拟分娩,增强孕妇自然分娩的信心,可减少剖宫产。

(2)分娩期人性化护理措施:导乐陪伴持续支持可能会降低剖宫产率。

(3)引产时机:无妊娠合并症的孕妇妊娠达41周应给予引产处理,有利于降低围产儿死亡率和剖宫产率。

(4)分娩镇痛:可减轻分娩疼痛,增强产妇阴道分娩的信心。

二、培训考核表

子宫下段剖宫产术操作规程和评分标准见表2-9。

表2-9　子宫下段剖宫产术操作规程和评分标准

项目	评分标准	分值	得分
切开腹壁	切口大小应以充分暴露子宫下段及顺利娩出胎儿为原则	5	
探查腹腔	探查子宫旋转方向及程度、下段形成情况、胎头大小、先露高低,以估计子宫切口的位置及大小、手术的难易,准备做相应措施(探查后分别在宫体两侧与腹壁之间填入盐水纱垫,以推开肠管和防止羊水及血液进入腹腔,此方法不作为常规处理手段)	5	
剪开膀胱反折腹膜	距子宫膀胱腹膜反折约2cm处钳起反折腹膜,横向剪开一小口,向两侧弧形延长至10~12cm,两侧各达圆韧带内侧	5	
分离下推膀胱	用鼠齿钳将子宫下段反折腹膜切口近膀胱侧的游离缘提起,术者以左手示指及中指钝性将膀胱后壁与子宫下段分离并向下推移,使子宫下段充分暴露。如果膀胱后血管明显,可将宫颈前筋膜剪开,在筋膜下推离膀胱,以减少出血	5	

续表

项目	评分标准	分值	得分
切开子宫	切口选择在膀胱反折腹膜下1~2cm处,横向切开一小口,然后用两手示指向左、右两侧钝性撕开延长切口。阻力大时,切不可用暴力,应改用子宫剪刀,在左手示指引导下,用子宫剪刀在直视下以弧形向两侧向上剪开。切口长度10~12cm,尽量避免刺破羊膜囊	5	
娩出胎儿	用血管钳刺破羊膜,吸净羊水后,以右手进入宫内,探查先露的方位及高低。如为头位,将手插至胎头前下方达枕额周径平面,按分娩机转向子宫切口处提捞旋转胎头。当胎先露已达切口处时,以左手向上牵拉子宫切口上缘,右手将胎头以枕前位向子宫切口外上方托出,同时助手在子宫底加压,协助娩出胎头。胎头娩出后立即用手挤出胎儿口、鼻腔中的液体,或用橡皮球及吸管吸出口、鼻腔中的液体,继而将胎儿颈部向一侧倾斜,两手牵拉胎儿下颌。娩出一肩后,改向对侧牵拉,双肩娩出后,立即向外提拉牵出胎体,断脐后,新生儿交台下处理	10	
娩出胎盘	胎儿娩出后,用数把鼠齿钳夹持子宫切口上下缘及两侧壁(宫角),并向宫体注入催产素20U(注意回抽,避免注入血管),清理手术区羊水、血液及胎便,并止血。待子宫收缩、胎盘自然剥离后,牵拉脐带带出胎盘及胎膜。如子宫收缩后胎盘仍不剥离,可徒手剥离胎盘。如有胎盘小叶残留,可用卵圆钳夹取或大刮匙刮取,纱布拭之,并检查胎盘胎膜是否完整。(羊水污染或者考虑存在感染因素)用甲硝唑100ml冲洗宫腔,预防感染	10	
缝合子宫切口	用1-0或1号铬制肠线分两层缝合,缝合前检查切缘,尤其是两侧角部有无撕延	5	
	第一层全层连续缝合,不穿透子宫内膜层	5	
	第二层连续浆肌层缝合,进针深度为切缘的2/3	5	
缝合腹壁	检查子宫及双侧附件有无异常,清洗腹腔。清点器械、敷料,无误后分层缝合腹壁各层	10	
注意事项	切开皮肤及皮下脂肪时不要用力过大,要逐层切开,以防误切子宫,损伤胎儿	2.5	
	打开腹膜时,注意避免损伤肠管和膀胱	2.5	
	切开子宫壁时不可用力下压(不可切得过深),以免伤及胎体	2.5	
	刺破胎膜后要及时吸尽羊水,夹住开放血窦,以防羊水栓塞	2.5	
	臀位或横位自子宫切口牵出胎头时,速度不可过快,以防因外界压力骤减而发生胎儿脑血管突然扩张、破裂、出血	2.5	
	缝合子宫切口时,针距不可过密或过稀,要仔细辨别解剖关系,不要将宫体后壁与下段交界处皱折误认为子宫切缘而错误缝合关闭宫腔	2.5	
术后处理	一般处理:连续硬膜外麻醉者,术后6~8小时去枕平卧,腹部伤口处压沙袋预防伤口渗血	3	
	促进宫缩:对于产后子宫收缩不良者,给予宫缩剂治疗	3	

项目	评分标准	分值	得分
术后处理	预防感染:对有感染的产妇做细菌培养后,选用敏感抗生素和抗厌氧菌抗生素,适当延长使用的天数	3	
	留置尿管:6小时后酌情停尿管	3	
	输液:无异常出血者术后第1天补足手术消耗及禁食的生理需要量,第2、第3天除输注缩宫素,不予额外补液	3	
总分		100	

第九节 穿颅碎胎术

一、概述

碎胎术是经阴道将死胎或畸胎分解后娩出的一类手术,其目标在于缩减胎儿体积,防止对产妇造成损伤。因手术所用器械皆为锐性器械,故操作要做到准确、细致,要特别注意不能造成母体的损伤。较常用的有穿颅术与断头术,现主要以穿颅术为例进行介绍。

穿颅术是用器械穿破胎儿头颅,排出颅内组织及压轧颅骨,使胎头缩小,以利从阴道牵出胎儿的手术。适用于脑积水胎儿,各种头位死胎而胎头不能自娩者,以及臀位死胎,如后出头无法娩出者。

1. 适应证

(1)胎儿颅脑积水。

(2)各种头位的死胎不能自然分娩者,需缩短产程或为避免阴道会阴裂伤者。

(3)臀位或倒转术后胎儿已死亡,后出头困难者。

(4)因明显头盆不称,出现先兆子宫破裂,急需结束分娩,又无剖宫产及转院条件者。以上各项均应宫口开全或近开全,骨盆入口前后径 >8cm。

2. 禁忌证

(1)骨盆入口前后径 <8cm,虽经穿颅亦不能从阴道娩出。

(2)有先兆子宫破裂征象或子宫破裂者。

(3)宫口未开全或未接近开全,手术操作困难。

(4)有不能及时控制的产前流血。

(5)严重的软产道畸形。

(6)严重的连体畸形胎儿。

3. 手术条件 宫口开全或近开全。

4. 手术时机

(1)患者生命体征平稳,确诊胎儿已死亡,或胎儿畸形不能存活。宫口已开全,胎头已固定。

（2）术前准备：

①准备好穿颅器械。

②做好阴道检查，确定宫口开全或近开全。

③消毒、导尿。

5. 手术步骤

（1）剪开头皮：如胎头未固定，助手必须于下腹部骨盆入口处固定胎头，防止因手术操作而使胎头移动，损伤软产道。用单叶宽阴道拉钩扩开阴道，以长组织钳夹囟门或颅缝处的头皮，并向下牵引固定胎头，再剪开钳夹旁的头皮2~3cm。

①穿破胎头：右手握住闭合的穿颅器，关紧钳扣，在左手掌与示、中指护盖下送入阴道，放入头皮切口内，用压力与钻力使穿颅器尖端穿透囟门或颅缝，垂直刺入颅腔，如为面先露颏后位应从眼眶穿入，颏前位时可从口腔上腭穿入。如为脑积水，亦可用长针头刺入囟门或颅缝放水。

②扩大穿孔：当穿颅器的尖端进入颅腔后，松开钳扣，张开穿颅器，向不同方向旋转，并多次地张开和闭合，以扩大穿孔。

③破坏和排出脑组织：将穿颅器刃部全部放入颅腔内，反复开闭并左右转动破坏脑组织，随着穿颅器的转动，脑组织或液体可由切口流出；亦可将负压吸引管放入颅腔内，向不同方向转动吸出脑组织或液体。脑组织排出后，胎头缩小。将穿颅器合拢，在左手示、中指护盖下由阴道取出。如宫缩好，胎儿可在短期内自然娩出。

④碎颅与牵引：脑组织排出后，如胎头未能迅速娩出，可用碎颅器夹住并压轧颅骨，使胎头体积更加缩小，再牵出胎头。先用右手持碎颅器内叶（实心匙），在左手掌和示、中指的护盖下，入穿颅孔直达颅底，该叶凸面朝向面部，由助手固定；再将外叶（空心匙）在左手的护盖下置于阴道壁与胎儿面部之间，外叶的凹面与内叶的凸面对合，将颅骨夹住并压轧胎头。经阴道检查确定无宫颈、阴道壁夹在两叶之间，即将两叶扣合，拧紧柄部的螺旋，然后持碎颅器沿产道轴方向渐渐牵出胎头。牵引过程中，应将左手伸入阴道，护盖穿孔部周围，以防颅骨骨片伤及阴道壁。当胎头牵至阴道口后，先取下外叶碎颅器，再取下内叶，胎儿按正常分娩方式娩出。

术毕应仔细检查宫颈、阴道，如有损伤立即修补。

⑤臀位死胎胎头不能娩出时：可用穿颅器经颞囟或枕骨大孔穿入颅内，并转动破坏脑组织，使胎头缩小后牵出。

（2）娩出躯干，牵出胎体：胎颈断离后，术者缓缓牵拉脱出的胎儿上肢，胎体随之娩出。牵拉前用组织钳夹住胎颈断端皮肤，以防骨骼断端刺伤阴道。

（3）娩出胎头：将手伸入产道，以中指或示、中两指插入胎儿口部，使胎儿枕骨在上方，向下向外牵引胎头，另一手可在腹部下压协助胎头娩出。有困难时，可用数把组织钳或用有齿长钳夹住胎颈断端，协同牵引，牵出时注意勿使碎骨戳伤产道软组织。

6. 术中注意要点

（1）手术操作要轻柔、准确，器械进入阴道时必须在手护盖下进行，防止损伤产道、膀胱和直肠。

（2）碎颅器放入颅内后一定要直达颅底，并将颅骨夹牢，以免滑脱。

（3）如无穿颅器可用长剪刀代替，再用数把有齿长钳钳夹颅骨作为牵引。

7. 术后处理

（1）应用宫缩剂促进宫缩。

（2）给抗生素预防感染。

8. 主要并发症　阴道、宫颈损伤。

二、培训考核表

穿颅碎胎术操作规程和评分标准见表2-10。

表2-10　穿颅碎胎术操作规程和评分标准

项目	评分标准	分值	得分
适应证	1. 胎儿脑积水 2. 明确诊断胎儿严重畸形 3. 各种头位的死胎 4. 臀先露或横位内倒转术后胎儿死亡，胎头娩出受阻	5	
禁忌证	1. 骨盆入口前后径小于8cm；经穿颅亦不能自然分娩者 2. 有先兆子宫破裂征象或子宫破裂者	5	
先决条件	1. 宫口开全或近开全 2. 胎先露部达盆底 3. 排空膀胱 4. 知情告知，产妇及家属愿意接受操作	5	
用物	穿颅器、碎颅器、长剪刀、长组织钳、长针头、单叶宽阴道拉钩、无菌手套、无菌单	5	
操作	1. 产妇取膀胱截石位	5	
	2. 消毒外阴，排空膀胱	5	
	3. 阴道检查：确定胎头囟门及矢状缝的位置、先露部高低等情况，胎膜未破者应先行人工破膜	5	
	4. 固定胎头：助手可于产妇耻骨联合向下推、压胎头并固定	5	
	5. 切开头皮：用单叶宽阴道拉钩扩开阴道，以长组织钳夹囟门及颅缝处皮肤，向下牵引，再剪开钳夹旁的头皮2~3cm	20	
	6. 穿颅：右手握闭合的穿颅器，在左手保护下送入阴道，放入头皮切口内，用压力与钻力使穿颅器尖端穿透囟门或颅缝，垂直刺入颅腔。顶先露时以囟门或颅缝作为穿刺点，颜面先露时则经眼窝，或由口腔经上颚刺入，臀位分娩后出头时由枕骨大孔或颈椎刺入。脑积水可用长针头刺入囟门或颅缝放水，并用示、中指将刃部固定于穿刺点上，避免刺进时滑脱，损伤产道软组织	10	
	7. 扩大穿孔：刺入颅内后，张开穿颅器，旋转并多次张开，以进一步扩大穿孔	10	

续表

项目	评分标准	分值	得分
操作	8.破坏排出脑组织:穿颅器进入颅内后,打开轴锁,使穿颅器顶端张开,并向左右旋转以捣毁脑组织,可见脑组织或液体大量流出,亦可用负压吸引管吸引颅腔内脑组织或液体。胎头缩小后,将穿颅器合拢,在左手保护下由阴道取出	10	
	9.碎颅、牵引:若脑组织排空后,胎头未能迅速娩出,可用碎颅器夹住并压轧颅骨。先将碎颅器的内叶插入穿颅孔直入颅底,该叶凸面指向额骨内面,然后放入外叶,凹面向着额骨外面。经阴道检查确认无宫颈、阴道壁夹在两叶之间,做适当调整,将两叶扣合,拧紧柄部螺旋,然后持碎颅器沿产轴渐渐牵出胎头。左手应始终置于胎头周围,注意防止颅骨片伤及阴道壁。牵引时,应边牵引边将胎儿面部向母体盆腔后方旋转,以利娩出	10	
总分		100	

第三章　止血缝合技术

第一节　人工剥离胎盘术

一、概述

人工剥离胎盘术是指胎儿娩出后,术者用手剥离并取出滞留于产妇宫腔内的胎盘的手术。

1. 适应证

(1)胎儿娩出后,胎盘部分剥离引起子宫出血超过 100ml,经按摩子宫及应用宫缩剂等处理,胎盘仍不能完全剥离排出者。

(2)阴道分娩胎儿娩出后 10~30 分钟、剖宫产胎儿娩出后 5~10 分钟,胎盘仍未剥离者。

2. 手术步骤

(1)产妇取膀胱截石位,排空膀胱,外阴必须重新消毒,术者更换手术衣及手套。

(2)做好输液、输血准备,注意产妇一般情况和血压。

(3)将一手手指并拢呈圆锥状直接伸入宫腔,手掌面向着胎盘母体面,手指并拢以手掌尺侧缘缓慢将胎盘从边缘开始逐渐自子宫壁剥离,另一手在腹部协助按压宫底,确认胎盘已全部剥离方可取出,以免残留(见图 3-1)。

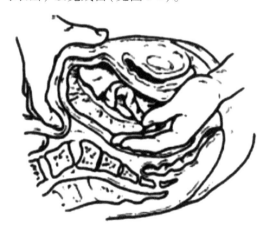

图 3-1　人工剥离胎盘术

(4)如胎盘与子宫壁紧密相连不能分离,应考虑胎盘植入可能,不应强行撕拉胎盘,以免损伤子宫壁或造成不可控制的产后出血。

（5）取出胎盘后必须立即检查其是否完整，如有缺损，再次将手伸入宫腔清除残留的胎盘及胎膜，但应尽量减少宫腔操作次数。

（6）操作必须轻柔，勿损伤子宫。

（7）最好是在麻醉下实施手术。

3. 术后注意

（1）注意宫缩及阴道出血情况，如宫缩不佳，阴道出血多，需用缩宫素，必要时给前列腺素制剂，如欣母沛（卡前列素氨丁三醇）。

（2）应用抗生素预防感染。

4. 并发症防治

（1）出血：注意产妇生命体征，术前备血。操作应轻柔规范。

（2）子宫穿孔：在操作前应用缩宫素使子宫收缩，手法正确轻柔，尤其是宫角和子宫下段处胎盘，处理时要小心。

（3）子宫内翻：动作轻柔，避免暴力强行牵拉。

（4）感染：避免反复进入宫腔，争取一次操作完成，术毕用抗生素预防感染。

二、培训考核表

人工剥离胎盘术操作规程和评分标准见表3-1。

表3-1　人工剥离胎盘术操作规程和评分标准

项目	评分标准	分值	得分
适应证	胎儿娩出后,胎盘部分剥离引起子宫出血,经按摩、应用子宫收缩药物胎盘仍未剥离者,应迅速施行徒手剥离	5	
先决条件	胎儿娩出,排空膀胱,超声排除胎盘植入,胎儿娩出后已达30分钟,按摩子宫、限制性牵拉等操作无效	10	
用物	灭菌产包一个,无菌手套一双,缩宫素注射液10U,麦角新碱0.2mg	5	
操作	1. 产妇取膀胱截石位 2. 更换手套,重新消毒外阴,铺消毒巾	10	
	3. 导尿,排空膀胱 4. 麻醉:如情况紧急,多不用麻醉,个别患者可用哌替啶止痛	10	
	5. 左手固定在腹部并向下按压子宫体	10	
	6. 右手呈圆锥状,沿脐带通过收缩环,到达子宫体胎盘附着部	15	
	7. 右手顺胎盘面向下找到胎盘边缘与胎膜交界处,四指并拢做锯状向上剥离胎盘。如胎盘在子宫角部附着牢固,因该部肌层较薄,胎盘及子宫接触面层次不清,操作时应特别当心,以免用力不当,穿透宫壁。对难以剥离的胎盘,切不可用力强行剥离,要警惕胎盘植入,可将不易剥离的胎盘部分留在宫腔,对部分植入胎盘暂行保守观察。剥离困难者,应考虑胎盘植入或胎盘粘连可能,停止剥离胎盘并行B超检查,在B超引导下进行剥离	25	
	8. 操作完成后,肌内注射缩宫素10U、麦角新碱0.2mg	10	
总分		100	

第二节 会阴阴道裂伤修补术

一、概述

1. 适应证 裂伤程度可分为 4 度。

Ⅰ度：会阴部皮肤及黏膜、阴唇系带、前庭黏膜、阴道黏膜等处有撕裂，但未累及肌层。

Ⅱ度：除上述组织的撕裂外，还累及骨盆底的肌肉和筋膜，如球海绵体肌、会阴深、浅横肌以及肛提肌等，但肛门括约肌是完整的。

Ⅲ度：指肛门括约肌全部或部分撕裂，甚至直肠下段前壁亦被撕裂。

Ⅳ度：肛门内外括约肌及肛门直肠上黏膜受损。

2. 操作程序

（1）会阴Ⅰ度裂伤修补术

①阴道黏膜用 1-0 或 2-0 号肠线连续或间断缝合。

② 1 号丝线间断缝合皮肤，或用 1-0/2-0 号肠线皮内缝合。

③Ⅰ度裂伤皮肤丝线缝合者，可于术后 3 天拆线，拆线时核对缝线针数。

（2）会阴Ⅱ度裂伤修补术

①用带尾纱垫填塞阴道，用手或阴道上下叶拉钩暴露伤口，特别要看清裂伤的顶端。

②从裂伤口顶端上方用 1-0 或 2-0 号肠线连续缝合阴道黏膜。

③用 1-0 或 2-0 号肠线间断缝合肌层，缝合时应注意创面底部勿留无效腔。

④用 2 号丝线间断缝合皮肤，并记录皮肤缝线针数。

⑤取出阴道内填塞的带尾纱垫，查肛。

⑥术后冲洗会阴，每日 2 次。

⑦术后 4 天拆除缝合丝线，核对缝合时记录的针数。

（3）会阴Ⅲ度和Ⅳ度裂伤修补术

①用带尾纱垫填塞阴道，用手或阴道上下叶拉钩暴露伤口，仔细辨清裂伤部位及解剖关系。

②缝合前用消毒液冲洗伤口，直肠壁撕裂时，用细圆针和 3-0 号肠线间断缝合，缝线穿过直肠黏膜（不穿透肠腔），并把线结打在肠腔外。用 3 号丝线间断褥式缝合直肠浆肌层（可用 2-0 号肠线间断 U 形缝合直肠黏膜下层，避免穿透直肠黏膜缝合的不良后果）。

③用鼠齿钳在皮下寻找钳夹与拉拢肛门括约肌的两个断端，以 7 号丝线或 0 号肠线间断缝合 2 针，然后用 0 或 2-0 号肠线间断缝合肛提肌，会阴深、浅横肌及球海绵体肌等组织。

④逐层缝合阴道黏膜、皮下组织及会阴皮肤（同会阴Ⅱ度裂伤修补术）。

⑤取出阴道内填塞的带尾纱垫。手术完毕示指放入肛门内检查肛门括约肌收缩力。

⑥术后进食无渣半流质饮食3天。口服复方樟脑酊2ml，每日3次，或服阿片酊0.5ml，每日3次，共3天，避免患者排大便。

⑦保持局部伤口清洁，每次大、小便后清洁会阴，每日冲洗会阴2次，共5天。术后第4天晚上可服液状石蜡30ml，软化大便。

⑧术后用抗生素预防感染。

⑨术后第5天拆除会阴皮肤缝线，并核对手术记录的缝线针数。

⑩术后严禁灌肠或放置肛管。

3. 注意事项

（1）分娩后阴道壁松弛，术时应仔细检查，按撕裂的大小与深浅将组织对合整齐，分层缝合。

（2）阴道壁裂伤较高，无法暴露，可于顶端下方用肠线先缝合1针做牵引，然后于顶端上方0.5~1cm处缝合，以防撕裂的血管回缩出血形成血肿。在保证有效止血的前提下，缝线不宜过紧、过密，组织间不留空隙。

（3）修补完毕应常规做肛查，如发现有肠线误缝入直肠腔内，立即拆除重缝。

二、培训考核表

会阴阴道裂伤修补术操作规程和评分标准见表3-2。

表3-2　会阴阴道裂伤修补术操作规程和评分标准

项目	评分标准	分值	得分
适应证	分娩过程中产妇出现会阴及阴道裂伤	5	
先决条件	胎儿、胎盘已娩出，排空膀胱，充分麻醉	5	
用物	灭菌产包一个，无菌手套一双，可吸收缝合线	5	
术前评估	1.分娩后行软产道检查：中、示指卷干纱布深入阴道中下段，由会阴向体内压并移动一周，检查会阴及阴道下段有无裂伤，若有裂伤，检查其裂伤深度、广度、部位等 2.会阴裂伤的分度：按轻重程度分为4度 （1）Ⅰ度裂伤：会阴部皮肤、黏膜、阴唇系带、前唇黏膜与阴道黏膜等撕裂，未累及肌层及筋膜 （2）Ⅱ度裂伤：皮肤、黏膜及肌肉（会阴深、浅横肌，肛提肌等）与筋膜撕裂，但肛门括约肌完整 （3）Ⅲ度裂伤：除皮肤、黏膜及会阴体撕裂外，还包括肛门括约肌完全裂伤，甚至阴道直肠隔及部分直肠壁裂伤 （4）Ⅳ度：肛门内外括约肌及肛门直肠上黏膜受损 3.阴道裂伤的分度 （1）完全性阴道裂伤：阴道壁全层裂开（包括盆腔腹膜），可使肠襻拖入阴道 （2）不完全性阴道裂伤：撕裂仅累及阴道黏膜及肌层，盆腔腹膜保持完整	15	

项目	评分标准	分值	得分
操作	1. 产妇取膀胱截石位 2. 消毒外阴,铺消毒巾 3. 导尿,排空膀胱 4. 局麻:阴部神经阻滞与局部浸润	5	
	5. 暴露裂伤部位:用带尾的阴道专用纱布卷填塞阴道上部,用手指暴露裂伤各部位,弄清解剖关系及裂伤深度	10	
	6. 如出现Ⅲ度会阴裂伤至肛门括约肌断裂及直肠前壁撕裂(Ⅳ度),应仔细检查裂伤情况,用圆针和2-0号肠线或可吸收缝线间断缝合直肠前壁肌层,用阿利斯(Allis)钳将两侧肛门括约肌断端提出,用7号丝线缝合1~2针	15	
	7. 用2-0号肠线间断缝合裂伤会阴体肌层。若裂伤顶端较高,用手指压迫后阴道壁不易暴露,可先于裂伤顶端下部易暴露部位做缝合,向下牵引缝线,然后一针一针缝合,直至暴露裂伤顶端	15	
	8. 用2-0号肠线间断缝合阴道后壁黏膜	10	
	9. 用2-0号肠线间断缝合会阴皮下组织	5	
	10. 用2-0号或4-0号肠线连续皮内缝合皮肤	5	
	11. 撤出阴道纱布,用小手指肛诊检查肛门括约肌缝合情况,检查直肠前壁肌侧壁有无缝线穿过,如有,应予拆除	5	
总分		100	

第三节　会阴切开缝合术

一、概述

会阴切开缝合术是产科最常用的手术。阴道分娩时,为了避免会阴严重裂伤,减少会阴阻力,缩短第二产程,多行会阴切开术,以初产妇多见。常用的切开方式有会阴后-侧切开及会阴正中切开两种,临床上前者多用。会阴后-侧切开可充分扩张阴道口,不易出现会阴及盆底严重裂伤,但切开组织较多,对缝合技术要求较高,手术后产妇疼痛感较重;会阴正中切开由于切开组织较少,故易缝合,且手术后产妇疼痛感轻,愈合后瘢痕不明显,但易出现会阴Ⅲ度裂伤,需严格掌握手术指征,并要求术者技术熟练。

1. 适应证

(1)分娩时可能引起会阴严重裂伤者,如会阴过紧、会阴体长、胎儿过大等。

(2)对初产妇行阴道助产术,如产钳术、胎头吸引术、臀位助产术。

(3)第二产程延长或为缩短第二产程,如产妇患妊娠期高血压疾病、妊娠合并心脏病，或胎儿窘迫等。

（4）预防早产儿颅内出血。

2. 麻醉方式

常用阴部神经阻滞和局部浸润麻醉。术者左（右）手示指伸入阴道触及坐骨棘，右（左）手持带长针头的注射器，在肛门与坐骨结节之间做一皮丘，然后在左（右）手示指、中指引导下经皮丘刺入坐骨棘内下方；注射前必须先回抽空针，证明未刺入血管，注入 0.5%~1% 普鲁卡因 10ml，然后将针退至皮下，再向大小阴唇、切口局部及会阴体皮下做扇形浸润麻醉。正中切开时可行局部浸润麻醉。

3. 操作方法

（1）会阴侧切术：

①一般采用会阴左侧斜切开术，将左手示指、中指伸入阴道，放置于胎先露与阴道后侧壁之间，撑起阴道壁，以保护胎儿并指示即将切口的部位。右手持剪刀，剪刀两叶张开置于预定切口处，当宫缩时，自会阴后联合中线向左旁侧 45° 方向剪开，长 4~5cm，注意剪刀刃须紧贴黏膜。切开后，立即用纱布压迫止血。

切开时间不宜过早，估计在切开后 5~10 分钟胎儿即可自然娩出。切口预定侧斜的角度应根据会阴扩张的程度而定，会阴高度膨隆时，角度应大于 45°，切忌角度过小误伤直肠。应注意皮肤切口的长度和切开的阴道黏膜的长度一致，若切口出血较多，可用止血钳钳夹、结扎出血处。

②胎儿及胎盘娩出后，阴道内放入一带尾纱垫，以防止宫腔血液外流影响手术视野，应检查软产道其他部位，若无裂伤，便开始逐层缝合：a. 用 0 或 1 号铬制肠线或其他可吸收的细线自切口顶端连续或间断缝合阴道黏膜，深度应包括部分黏膜下组织，直到处女膜环处；b. 仍用上述缝线间断或连续缝合肌层和皮下组织，达到止血和关闭无效腔的目的；c. 用 1 号丝线间断缝合皮肤，注意缝线不应过紧，若用可吸收的细线皮内缝合，将来不必拆线。缝合时应注意层次清楚，对合整齐，严密止血，不留无效腔，以恢复正常解剖关系。

③缝合完毕取出带尾纱垫，检查阴道切口顶端有无空隙，阴道内有无纱布遗留。然后常规做肛门检查，如果发现有缝线穿过肠壁，必须拆除，重新缝合。

（2）会阴正中切开术：从会阴后联合的中点处向肛门方向垂直切开，长 2~3cm。胎儿、胎盘娩出后逐层缝合，缝合方法基本同上。正中切开术切口距肛门括约肌很近，一旦切口延长造成裂伤，易导致会阴Ⅲ度裂伤，故应严格掌握适应证。凡胎儿偏大、会阴体过短、接生技术不熟练或手术产者（如产钳术等），均不宜采用。

4. 术后处理

保持外阴清洁干燥。用消毒液棉球擦洗外阴，每日 2~3 次，排便后应擦洗外阴。术后 4~5 日拆线。

5. 并发症及处理措施

（1）会阴切开部位出血，应采用保守性的措施或压迫止血。但应注意，切开部位的出血可能进一步形成血肿。

（2）感染：局部清洁护理。极少数病例的感染会发展成脓肿，一旦形成脓肿，应拆除缝线，以利于引流或者使伤口自然裂开。极其少数感染的患者，例如坏死性筋膜炎感染的病例，如果没有有效的评估和治疗，会出现感染中毒性休克等严重后果。

（3）对感染不是很严重的会阴切口裂开的处理可以采用以下几个方法：对未累及直肠或肛门括约肌切口浅表的裂开，采用会阴护理的期待治疗，几周后切口可以自行愈合；对切口广泛裂开或无法进行多次随访的患者应该尝试再次缝合。研究结果显示，针对会阴切口裂开的病例，早期再次缝合可能是恰当的选择。

（4）在极少数病例中，会阴切口缝合不当可能导致直肠阴道瘘的形成。修复直肠阴道瘘是具有挑战性的，取决于瘘的大小以及部位，应当由有修复瘘管经验的医师进行修复。

二、培训考核表

会阴切开缝合术操作规程和评分标准见表 3-3。

表 3-3　会阴切开缝合术操作规程和评分标准

项目	评分标准		分值	得分
适应证	1. 初产妇的会阴部较紧、会阴体长、组织坚韧、发育不良、炎症、水肿、阴道狭小或遇急产时会阴未能充分扩张等情况 2. 经产妇曾做会阴切开缝合，或修补后瘢痕大，影响会阴扩展者 3. 合并有心脏病、妊娠期高血压疾病的产妇分娩时需缩短第二产程 4. 胎儿较大、胎头位置不正或有产妇产力不足等情况，使胎头在产妇的会阴处受阻而无法娩出时 5. 出现胎儿窘迫、羊水浑浊、早产或胎儿宫内发育迟缓，需减轻胎头受压并尽早结束分娩时 6. 需要实施产钳助产、胎头吸引助产时，或初产妇臀位经阴道分娩者		10	
切开时机	1. 正常阴道分娩，应选择在胎头着冠、会阴体变薄时 2. 手术助产，应估计切开后 5~10 分钟胎儿可娩出时		5	
准备物品	灭菌产包、无菌手套、可吸收缝合线		5	
操作	1. 产妇取膀胱截石位 2. 消毒外阴，铺消毒巾 3. 导尿，排空膀胱 4. 局麻：阴部神经阻滞麻醉及局部浸润麻醉 5. 阴道检查：宫口开大，先露下降，胎方位，骨盆情况		10	
	6. 会阴切开	（1）正中切开术：术者于产妇宫缩时沿会阴后联合中线垂直剪开 2~3cm （2）会阴侧切术：术者于宫缩时以左手示、中指伸入阴道，撑起左侧阴道壁，右手用钝头直剪自会阴后联合中线向左侧 45°（会阴高度膨隆时，角度应为 60°~70°）剪开会阴，长 4~5cm	20	
	7. 缝合	检查软产道无其他裂伤后，逐层缝合，进针方向与切面垂直；按解剖对位缝合，分清各层组织，逐层缝合，两侧均匀对合，不留无效腔	10	

续表

项目		评分标准	分值	得分
操作	7.缝合	示、中指置于阴道伤口的两侧,向后下方压迫阴道壁,充分暴露伤口,辨清解剖结构;若阴道撕裂较深,不能暴露裂伤顶端,可在肉眼所见处先缝一针引线,向下牵拉此线暴露顶端,再在此顶端处缝第一针,并逐步向下缝合;撕裂较深时,为避免缝线穿透直肠,术者应将手指插入肛门,向前抵住直肠前壁,以此作为指示配合缝合,注意要使缝针紧贴手指通过,防止刺伤	10	
		用2-0号可吸收线自切口顶端上方0.5cm处连续或间断缝合阴道黏膜,直到处女膜环处	10	
		用2-0号可吸收线间断缝合周状窝及会阴侧切处肌肉与皮下组织	10	
		用4-0或2-0号可吸收线自切口远端开始连续缝合皮内组织,至处女膜环处打结,将线结打在阴道黏膜内	10	
		缝合后常规触摸阴道内有无遗留纱布、未缝合的孔洞及是否形成血肿;肛诊检查有无缝线穿透直肠黏膜	10	
总分			110	

第四节　血肿切开缝合术

一、概述

产道血肿是在分娩过程中产道不同部位的血管破裂,血液不能外流而形成的。血肿可以发生于外阴、阴道、阔韧带,甚至沿腹膜后上延至肾区,轻者形成局部小血肿,重者可致失血性休克,危及生命。其与产道损伤有关,也与血液凝固功能障碍有关。

1. 分型

(1)外阴血肿:发生于阴唇组织内,常是产道裂伤或会阴侧切缝合时技术操作不当,止血不彻底,漏缝,血管回缩所致,当时看不到出血,不久即因出血且血液不能外流而形成血肿。表现为外阴局部隆起,皮肤或黏膜呈紫蓝色,患侧疼痛剧烈。

(2)阴道血肿:也称隐蔽性血肿。发生于阴道旁组织,常由于产程过长或滞产时,软产道血管因长时间受压而坏死、破裂;也可发生于急产,产道未充分扩张,可直接造成深部的血管受损撕裂;还可发生于会阴侧切或侧切伤口上延,缝合时未将顶端血管缝住。表现为起初产妇无明显症状,因此易被忽略,易和侧切伤口疼痛混淆而延误诊断,伴肛门剧烈胀痛,伴急后重感;外表难于发现,检查有明显触疼的包块,使阴道变窄,局部黏膜呈紫蓝色。

（3）阴道旁和直肠旁血肿：发生于阴道旁和直肠旁，由于分娩过程中阴道旁或直肠旁静脉丛破裂，血液积聚。早期多不被发现，而是在产褥早期表现出低热、原因不明的贫血及直肠压迫疼痛，做阴道检查或肛查时可发现张力较大、有波动感、触疼明显、呈紫蓝色的肿物。

（4）阔韧带血肿：出血沿阔韧带内向后腹膜发展，出血量多时向下可达盆膈筋膜，向上可达肾区。常发生子宫侧壁不全破裂、宫颈及阴道侧壁穹隆部深裂伤、子宫穿孔至阔韧带或剖宫产术中切口延裂至宫旁血管而缝扎不当。阔韧带血肿初期症状不明显，易发生休克症状。妇科检查可触及子宫的一侧或前方包块，腹部检查在腹股沟上方及一侧髂窝可触及包块，包块不活动、张力大、有明显触疼。

2. 产道血肿不同部位涉及不同的血管

（1）子宫动脉下行支：与上行支相比较细，分布于宫颈及阴道上部，称宫颈—阴道支。

（2）阴道动脉：髂内动脉前干的分支，许多小分支分布于阴道中下段、膀胱顶与膀胱颈，与子宫动脉下行支相吻合，形成纵形阴道动脉，分别从阴道前壁和后壁下降。

（3）阴部内动脉：髂内动脉前干的终支，从坐骨小孔出来到达会阴及肛门，可分成4支，其中痔下动脉供应直肠及肛门部，各部位的静脉均与同名动脉相伴而行，数量上较动脉多，并在相应器官周围形成静脉丛，且互相吻合，因此损伤机会较动脉多。

①正确处理产程：对产道血肿好发因素，如急产、滞产、第二产程过短或过长、巨大儿、手术产等应高度警惕。按常规处理产程，产程不能过长也不应过度干预，尤其是组织弹性差者，阴道检查时手法要轻柔。第二产程嘱产妇不要用力过猛，控制好胎头娩出速度，避免娩出过快而损伤产道，施加腹压要慎重。

②保护会阴得当：会阴体过高、弹性差、有水肿、瘢痕炎症及胎儿较大者，及时行会阴侧切术。用正确的方法协助胎头以最小径线娩出，出肩时注意保护会阴。会阴保护不宜过紧，否则会出现会阴体完整而阴道壁复杂性损伤。要适时行会阴切开术。

③提高缝合技术：胎儿娩出后认真检查软产道，对有会阴裂伤和会阴侧切者，从暴露宫颈开始，一步步看清有无裂伤、出血。不要忽视阴道表浅裂口，要观察局部皮肤黏膜有无隆起及搏动。对有会阴裂伤和会阴侧切者，及时按解剖层次缝合，第一针要超过顶端0.5cm进针。创面有明显搏动性小动脉出血点者，先给予结扎或单独缝扎止血。如果暴露困难，可先缝一针进行牵引，再向上缝合。应注意对合整齐，松紧适宜，不留无效腔。缝合完毕应常规肛查，了解有无缝线穿过直肠黏膜和有无阴道血肿。裂伤较深及侧切者阴道填带尾纱垫压迫止血6~12小时，可有效预防阴道血肿形成。如因压迫尿道造成排尿困难，可6小时后取出。纱垫压迫止血可明显降低缝合不当所致的阴道血肿。

3. 治疗方案

一旦确诊产道血肿，应及早处理，尤其是有急性出血和继续出血倾向者，力求尽快手术止血及纠正贫血或休克。对于血肿不再继续增大者，应根据血肿大小、部位、有无压迫症状等分别做保守治疗或手术治疗。

（1）外阴、阴道血肿

①对局限或出血已停止的外阴小血肿，应保守治疗，予以局部冷敷及预防性抗生素，待血肿吸收。

②若血肿较大、局部胀痛，应切开血肿，清除血块，缝扎止血，闭合血肿腔。

（2）阴道旁和直肠旁血肿

①对局限、无感染的小血肿，应保守治疗。

②对出现压迫症状或有感染的、较大的血肿，应于阴道侧壁血肿的下沿做切开引流，清除积血，并缝扎出血点或用纱布填塞压迫。

③已感染者不论血肿大小均应做彻底引流。

（3）阔韧带血肿

①对无继续出血和增大、无明显子宫破裂的较小血肿，可让产妇卧床休息，进行严密观察，并应用止血药和抗生素。

②对血肿较大，伴子宫不全破裂或破裂、严重出血和休克者，应立即行剖腹探查术，并根据子宫破裂的简单或复杂情况、感染与否，以及患者年龄、有无生育要求，行单纯修补术或行子宫切除术。

③术后应根据具体情况做腹膜外局部引流，并应用广谱抗生素预防感染。

4．临床经验

（1）注意加强产道损伤的预防：加强围生期保护，对有出血倾向的疾病积极治疗，创造安全分娩的条件，或及早转上级医院。

（2）胎盘娩出后应常规检查产道。

（3）提高缝合技术，认真对待每一个伤口。

（4）第四产程应仔细观察，除询问主诉外还应观察伤口局部情况，必要时在送回病房前做肛诊，以确定有无产道血肿。

（5）在病房应针对不同的产妇观察不同的方面。

二、培训考核表

血肿切开缝合术操作规程和评分标准见表3-4。

表3-4　血肿切开缝合术操作规程和评分标准

项目	评分标准	分值	得分
适应证	产后即刻或数小时后出现会阴剧烈胀痛,局部迅速增大,表面呈紫色肿块状	5	
先决条件	排空膀胱、充分麻醉	5	
用物	灭菌产包一个,无菌手套一双,可吸收缝合线	5	
操作	1.产妇取膀胱截石位	5	
	2.消毒外阴,铺消毒巾	5	
	3.导尿,排空膀胱	5	
	4.局麻:阴部神经阻滞与局部浸润	5	
	5.阴道检查:查看血肿部位、大小	10	
	6.沿血肿内侧缘皮肤与阴道黏膜的交界处弧形切开皮肤,达血肿腔	10	

续表

项目	评分标准	分值	得分
操作	7. 将腔内血块全部清除,仔细检查有无活动出血点,对出血点可用细丝线或2-0号肠线缝扎止血	15	
	8. 生理盐水冲洗血肿腔	10	
	9. 用2-0号肠线由底部开始间断或荷包式缝合腔壁,避免无效腔	10	
	10. 缝合后以丁字带防止渗血	10	
总分		100	

第五节 子宫内翻处理技术

一、概述

子宫内翻是指子宫底部向宫腔内陷入,甚至自子宫颈翻出的病变。这是一种分娩期少见而严重的并发症,多数发生在第三产程,如不及时处理,往往会导致休克、出血,使产妇在3~4小时死亡。

子宫翻出为产后并发症,以预防为主,避免过早用力牵拉脐带,过度挤压宫底。复位术有经阴道徒手复位术和经腹手术复位两种。

1. 经阴道徒手复位术

(1)适应证:子宫不全或完全性内翻,宫颈尚未回缩。

(2)术前准备:

①积极抢救休克,输液,输血。

②全身麻醉。

(3)操作要点:

①产妇取膀胱截石位。

②常规消毒外阴、阴道、导尿。

③术者洗手后,一手轻轻进入阴道,手掌托起翻出的宫底,手指扩张宫颈口。

④以最后翻出的宫腔壁先还纳,先翻出的宫腔壁后还纳的顺序,依次向上推送还纳翻出的宫腔壁,最后还纳宫底,另一手置于耻骨联合上相协助,整个过程轻柔有力。

⑤还纳成功后停止麻醉,手拳在宫腔内保持3~5分钟,并注射宫缩剂,然后视宫缩和下段宫颈缩复情况慢慢退出手拳,若子宫和下段宫颈收缩力差,扩张明显,可以在宫腔内填塞大纱条,防止子宫再次翻出,24小时后可以取出纱条。

(4)术后处理:

①抗感染:应用强有力的抗生素预防产褥感染。

②对症处理:失血者应纠正贫血。

③宫缩剂:最好应用前列腺素制剂,促进宫颈与宫体收缩。

(5)并发症及其防治:子宫内翻在非直视下经阴道徒手复位,可因复位不充分造成子宫周围的韧带伸展不良而引起相应的不良后果。故在复位时一定要充分复位,将子宫体上推至腹腔脐部水平,使子宫各韧带充分伸展。另外,复位动作粗暴或顺序错乱均可导致子宫破裂,因而必须严格按操作规程进行,动作一定要轻柔。此类手术应由有经验的产科医师实施。

2. 经腹手术复位

经腹手术复位包括经腹组织钳牵拉子宫复位术、经腹子宫后壁子宫切开复位术和经腹子宫前壁子宫切开复位术,三者又分别称为 Huntington、Haultain 和 Dobin 手术。

(1)适应证:

①经阴道徒手复位失败者。

②子宫翻出 3 天以上,宫颈缩窄环紧,阴道复位失败者。

(2)术前准备:

①对症治疗及抗感染。

②全麻或硬膜外麻醉。

(3)操作要点:

①患者取仰卧位,常规消毒腹部皮肤。

②取下腹正中切口。

③打开腹腔,暴露盆腔,可发现杯口状凹陷,其内可见输卵管及各对韧带。

④Huntington 手术术式为用 Allis 钳钳住杯口状内两侧,以后翻出者先复位,先翻出者后复位的顺序,向外上慢慢牵拉宫腔壁,类似交替移动钳夹牵拉,可使子宫复位。有时助手在消毒情况下经阴道手推宫底协助复位也可获得成功。

⑤若上述方法复位困难,可在直视下推开腹膜膀胱反折,采用 Haultain 手术式,在前方杯状处做一纵形切口,用手指进入阴道(或助手协助)牵拉宫底,较易复位成功,然后缝合切开的子宫壁。或切开子宫后壁(Dobin 手术式)复位。

(4)术后处理:同徒手复位术。

(5)并发症及其防治:此种方法系直视下操作,除应注意不要损伤子宫和邻近器官外,比较安全。

二、培训考核表

子宫内翻处理技术操作规程和评分标准见表 3-5。

表 3-5 子宫内翻处理技术操作规程和评分标准

项目	评分标准	分值	得分
术前评估与准备	1. 子宫内翻通常引起强烈下腹痛和神经性(创伤性)或失血性休克 2. 阴道-腹部双合诊可明确诊断子宫内翻并确定内翻程度。腹部摸不到子宫底,而在耻骨联合上可触及顶部凹陷松软球体。阴道内可摸到松软球体,周围可摸到环状的子宫颈 3. 必要时结合床旁 B 超检查 4. 发现子宫内翻后,在积极治疗和对休克进行液体复苏的同时,应镇静止痛,合血备用	10	

项目	评分标准	分值	得分
用物	灭菌产包1个、无菌手套1双、手术器械包、无菌单等	10	
手术步骤	1. 经阴道徒手复位 (1)适用于急性子宫翻出,子宫颈尚未回缩紧束之宫体(2分) (2)膀胱截石位,导尿(3分) (3)宫颈口过紧可以采用硫酸镁、静脉注射地西泮、肌内注射阿托品、静脉推注或含服硝酸甘油加以松弛(2分) (4)患者疼痛明显,可以采用全身麻醉,麻醉时间不要太长(3分) (5)一手伸入阴道,手指缓慢扩张子宫颈后,手掌托住翻出的宫底,以最后翻出的宫壁先还纳,先翻出的宫壁后还纳的顺序,依次向上推送还纳翻出的宫壁,缓缓上推,最后还纳宫底(10分) (6)另一只手置于耻骨联合上相助,帮助扩张子宫底部凹陷(2分) (7)当翻出部分完全复位时,停止麻醉,在宫腔内的手变成握拳式,抵住子宫,使内翻子宫完全复位,保持3~5分钟(3分) (8)注射宫缩剂,增加子宫肌壁张力,减少出血,防止再次内翻(5分) (9)待子宫收缩后,视宫缩和下段宫颈缩复情况,慢慢退出手拳(5分) (10)若复位后子宫仍处于乏力状态,可在宫腔内填塞纱布,防止再次翻出(5分)	40	
	2. 如经阴道徒手复位失败,行经腹子宫内翻复位术 (1)打开腹腔,暴露盆腔,探查发现子宫内翻呈杯口状凹陷(5分) (2)松解、扩大子宫翻出后形成的"杯口"狭窄环(全身麻醉、子宫松弛药物、手法松解和手术松解)(10分) (3)手术松解:以输卵管及各对韧带为标志,正中纵行切开子宫壁及"杯口"狭窄环,采用两把组织钳由"杯口"下2cm处开始逐渐上提翻出子宫壁,直到完全复位;切开子宫者,在向上牵拉子宫底的同时,术者左手加戴一只手套,示指从切口伸入阴道内,将宫体向上挑起,使子宫复位(20分) (4)复位后加强子宫收缩,缝合子宫切口(5分)	40	
总分		100	

第六节　宫腔填塞术

一、概述

宫腔填塞术包括宫腔纱条填塞(见图3-2)和宫腔球囊填塞(见图3-3)。阴道分娩后宜使用球囊填塞,剖宫产术中可选用球囊填塞或纱条填塞。宫腔填塞后应密切观察出血量、宫底高度及患者生命体征,动态监测血常规及凝血功能。填塞后24~48小时取出,注意预防感染，同时配合强有力的宫缩剂。取出纱条或球囊时亦应使用麦角新碱、卡前列素氨丁三醇等强有力的宫缩剂。

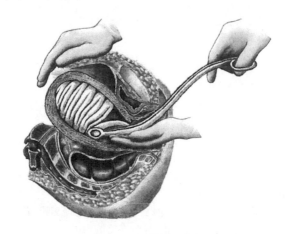

图 3-2　宫腔纱条填塞

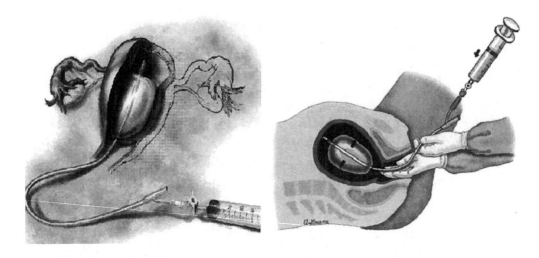

图 3-3　宫腔球囊填塞

1. 机制

增加宫腔内压力（当压力超过动脉压时将阻止动脉出血）；压迫子宫腔表面的静脉血窦；扩张宫腔，反射性引起子宫收缩；暂时压迫止血，等待机体发挥自身凝血功能，达到永久止血。

2. 适应证

（1）强宫缩剂（二联用药：缩宫素加前列腺素）不能有效控制产后出血。

（2）具有产后出血高危因素的产妇。

3. 禁忌证

（1）需要手术探查的出血。

（2）阴道、宫颈、子宫感染。

（3）DIC。

（4）未治疗的子宫畸形。

（5）胎盘残留。

（6）宫颈癌。

（7）乳胶过敏。

4. 各种球囊的制作

（1）Foley 导尿管

①物品：24 号导尿管。

②特点：制作简单，所需物品容易得到；若足月宫腔大可用多个，但容易脱出宫腔。

（2）自制避孕套球囊导管

①物品：避孕套、无菌橡胶导管、丝线。

②特点：制作简单迅速，但须术前消毒准备。

③做法：双层避孕套套住一次性导尿管，顶端预留 1~2cm，在距避孕套顶端 3~5cm 处双层丝线结扎。

（3）自制乳胶手套球囊导管

①物品：乳胶手套、16 号橡胶导尿管、丝线。

②特点：简单安全，较经济。

③做法：无菌乳胶手套，手指部两两打结，翻转，套在一次性导尿管上，在手套尾端向上 4~5cm 处，双层丝线结扎。

（4）Bakri 子宫填塞球囊导管（SOS Bakri Uterine Tamponade Balloon Catheter）

①物品：Bakri 子宫填塞球囊。

②特点：按照产后宫腔形态设计，实时监测出血量，安全有效，但价格昂贵，是美国食品药品监督管理局（Food and Drug Administration，FDA）认证的一款专业产后止血的球囊类产品。

③操作流程：a. 取膀胱截石位，导尿；b. 麻醉状态检查软产道及有无胎盘残留，清理宫腔血凝块，按摩子宫；c. 阴道检查估计宫腔容量；d. 宫颈钳钳夹宫颈，用卵圆钳将球囊插入子宫底，注入生理盐水 300~500ml，适当牵拉球囊并保证其在宫腔内，若可见少量血自导管排孔流出，则有效；e. 阴道填纱，将球囊末端固定于大腿内侧。

5. 临床应用的注意事项

（1）球囊正确的放置状态评估

①超声引导：可"直视"球囊正确的放置状态。

②放置完毕后，阴检时在宫颈处可见到球囊。

③出血减少。

（2）阴道填纱

①用途：稳定球囊位置，防止球囊滑出。

②缺点：掩盖继续出血。

（3）球囊放置后处理

①观察。大量充液时：a. 子宫扩张过度的疼痛；b. 子宫破裂；c. 球囊破裂。

②监测指标:a.阴道或引流管的出血量;b.宫底高度;c.体温;d.血压和心率;e.尿量。

（4）球囊的取出

①球囊取出的时间为术后24~48小时,无活动性出血,生命体征平稳,血容量足够。

②放水速率:20ml/h,250ml/12h。

③条件:空腹,开放静脉通道,持续缩宫素静脉滴注,上级医生在场。

（5）抗生素使用:三代头孢类药物使用2~3天。

二、培训考核表

宫腔填塞纱条法操作规程和评分标准见表3-6,球囊填塞法操作规程和评分标准见表3-7。

表 3-6　宫腔填塞纱条法操作规程和评分标准

项目	评分标准	分值	得分
适应证	宫缩乏力或前置胎盘,产后经宫缩剂无效者	5	
禁忌证	有先兆子宫破裂征象者,有子宫颈裂伤者,有宫腔感染者	5	
先决条件	1.保持静脉通道通畅,监测生命体征,做好输血准备,应用宫缩剂加强宫缩 2.确定宫腔内没有胎盘、胎膜残留,没有产道裂伤 3.排空膀胱 4.知情告知,产妇及家属愿意接受操作	5	
用物	灭菌产包一个、无菌手套一双、宫腔填塞纱条(宽4~6cm,长5~10cm,4层,边缘光整,高压灭菌)、卵圆钳	5	
操作	产妇取膀胱截石位	2	
	消毒外阴,铺消毒巾	3	
	导尿,排空膀胱	5	
	助手在腹壁上固定子宫底	5	
	术者用左手伸入宫腔内引导,右手持卵圆钳夹持纱布条送入宫腔内	10	
	自左侧子宫角开始,自左向右折回,呈"之"字形来回填塞,并用除拇指外的四指指尖把纱布压紧,纱条填塞速度要快	15	
	自上而下、均匀而坚实地填满整个子宫,使宫腔内不留无效腔	15	
	观察有无活动性出血	5	
	术毕留置导尿管	5	
	填塞术中和术后均需配合应用宫缩剂	5	
	术毕监测生命体征,密切观察宫底高度和阴道流血量,定期观察尿量	5	
	术中和术后给予抗生素预防感染	5	
总分		100	

表3-7 球囊填塞法操作规程和评分标准

项目	评分标准	分值	得分
球囊止血优势	1. 尽量保留生育能力 2. 各种抢救措施体现"主动性" 3. 先无创后有创 4. 先简单后复杂	5	
止血原理	1. 产生一种由宫腔内向宫腔外的静水压 2. 该静水压大于子宫动脉压	5	
作用机制	1. 宫腔球囊压迫子宫内壁—子宫螺旋动脉受压—宫腔内压高于子宫动脉压—出血减少 2. 压迫子宫壁—静脉受压—静脉出血减少 3. 膨胀的球囊—扩张子宫腔—反射性子宫收缩—出血减少 4. 机械性压迫子宫胎盘剥离面	5	
Bakri球囊特点	1. 解剖结构上按照产后子宫形态设计 2. 最大容量大约为500ml 3. 双腔管引流,可以及时发现继续出血量并补充液体,用于剖宫产中及顺产后均可 4. 放置时间最长24小时 5. 材料为硅胶	5	
Bakri球囊适应证	1. 具有产后出血高危因素的产妇 2. 产后出血可能危及生命时作为预防性措施使用,也可以单独使用 3. 可以联合其他止血手术方法:球囊 + 子宫捆绑术、球囊 + 子宫动脉结扎术等	5	
Bakri球囊使用时机	1. 早期使用降低产后出血的风险,减少产后出血的并发症 2. 早期使用可以为配血、抢救、启动全院性多学科救治、实施转院救治赢得时间 3. 在使用一线止血治疗方法不能有效控制出血时,应尽早应用 Bakri 球囊止血,当放置 Bakri 球囊后的引流量超过500ml 时,考虑止血失败,应及时采用其他治疗方法。	10	
Bakri球囊临床数据	1. Bakri 球囊扩张体积平均为367ml 2. Bakri 球囊留置宫腔平均时间为12.7小时 3. Bakri 球囊成功率为93% 4. Bakri 球囊止血法具有操作简便快速、无创伤性、无须麻醉、对操作者技术要求不高等优势,对除软产道裂伤外的产后出血都有效,尤其对顽固性子宫收缩乏力以及胎盘因素造成的产后出血更有优势	5	
放置前	1. 确认有无胎盘残留、产道裂伤和子宫血管性出血 2. 必要时超声科会诊 3. 直接探查宫腔深度	5	

续表

项目	评分标准	分值	得分
剖宫产术中放置	1. 放置者将 Bakri 球囊注液口的阀门取下,与引流口持平 2. 从子宫切口将 Bakri 球囊放入,导管经宫颈内口置入,助手经阴道在宫颈外口接住。通过宫颈内外口两边的牵拉将球囊放置到位(球囊底部接触宫颈内口) 3. 将导管固定在患者大腿上,依次关闭切口(注意缝合时不要刺破球囊) 4. 装上阀门,用无菌水充盈球囊 5. 阴道后穹隆填置纱布	5	
剖宫产术中阴道放置	1. 环钳夹住 Bakri 球囊的球囊部穿过宫颈管和子宫内口,直到顶到宫底部 2. 将导管固定在患者大腿上 3. 用无菌水充盈球囊 4. 阴道后穹隆填置纱布	5	
阴道分娩经阴道放置	1. 顺产产妇产后大出血时使用止血球囊,可能避免开腹手术止血 2. 即便不成功,由于能够实时监测出血量,且操作简便,也不会对下一步治疗造成明显的延误 3. 能减少在移送到手术室或术前准备时的出血量,为配血、抢救、通知上级大夫或转诊争取时间 4. 可以挽救子宫	5	
放置后	1. 球囊放置后避免按摩子宫或宫底加压,以防球囊脱落。缩宫素持续静脉滴注24小时,以维持有效宫缩。常规使用抗生素24小时,以预防感染。每小时记录引流管引流血量及宫底高度 2. 充盈液体后阴道检查,确定球囊放置位置正确	5	
撤出时机	1. 医师根据止血效果判断取出 Bakri 球囊的时机,一般留置8~24小时,最长留置时间不超过48小时 2. 取出球囊时,打开阀门令充盈液自然流出,或者用注射器抽出液体。当液体完全排空后,将 Bakri 球囊经子宫颈口从阴道轻轻抽出 3. 拔出球囊后,监测产妇生命体征和阴道出血情况	5	
如何判断球囊充盈合适	1. 根据超声结果或直接探查评估宫腔容积,一般单胎的宫腔容积为450~500ml 2. 建议先充盈350ml,再分次(每次50ml)增加液体量 3. 操作熟练的医生可以通过感觉推液的压力和在腹部用手感觉球囊的充盈压力来判断	5	
观察及护理要点	1. 支持治疗:出血量、尿量、休克指数、血红蛋白水平、患者基本状况等不断改善 2. 静脉滴注催产素:多数文献报道滴注12~24小时,同时注意低钠血症 3. 抗生素使用:最常用的抗生素是头孢类药物,使用的方法一般先单剂量预防性使用,再根据球囊留置时间进行调整	10	

项目	评分标准	分值	得分
产后出血原因分析	1. 记录放置 Bakri 球囊前、后阴道流血量 2. 检测血红蛋白下降水平、凝血功能等相关实验室指标 3. 记录分娩至放置球囊的时间间隔,球囊放置途径及留置时间,引流血量,球囊放置后的并发症	3	
引流血液量	1. 止血成功标志是出血量明显减少(15分钟内) 2. 放置 Bakri 球囊后引流的平均血量为(182±144)ml	5	
B 超监测	可用于球囊定位和检测出血量	2	
取出球囊	12小时放出50% 液体,如无继续出血,12小时后排空并取出球囊	5	
总分		100	

第七节　B-Lynch 缝合术

一、概述

近10年来涌现出多种子宫压迫缝合术,其中 B-Lynch 缝合术报道最多,对宫缩乏力性出血起到良好的止血作用。B-Lynch 缝合术通过纵向压迫使子宫处于持续被动收缩状态,以关闭血窦并使胎盘剥离面积减小,还因两条侧向束带的压迫作用,阻止了部分子宫动脉和卵巢动脉的分支由子宫侧方向子宫中央的血流分布,使子宫体部的血流灌注减少,通过子宫平滑肌的缺血状态刺激肌肉收缩,从而达到迅速止血的目的。

1. 适应证

适用于子宫收缩乏力、弥散性血管内凝血、胎盘植入或前置胎盘引起的原发性或继发性的产后出血。经按摩子宫、应用宫缩剂和止血药、局部缝扎、结扎子宫动脉及髂内动脉等综合措施处理后,仍存在明显的出血倾向时,为避免出血过多,保留生育功能,应当机立断尽快实施该手术。B-Lynch 缝合术应用越早止血效果越好,可避免失血性休克、多脏器功能衰竭、输血并发症,甚至产妇死亡等情况,对于提高产科质量有积极作用。

2. 操作方法(见图3-4)

(1)术者位置:右手操作术者站在产妇右手边。

(2)手术成功可能性的检测:产妇采取膀胱截石位,一名助手站在产妇两腿之间观察阴道出血,以判断产后出血的存在和程度。术者将子宫托出腹腔外,下推膀胱至宫颈水平以下,一手置于子宫后壁,指端达宫颈水平,另一手置于子宫前壁,指端达膀胱下,双手加压,若出血停止,则成功的可能性大,可采用 B-Lynch 缝合术。缝合过程中,子宫置于腹腔外,助手双手始终于子宫前后壁加压。

（3）子宫下段剖宫产术中的缝合：用 1 号可吸收线穿刺子宫距切口右侧 3cm 的右下缘，在距切口缘 3cm 处，穿过宫腔至切口的上缘距侧方 4cm、距上缘切口缘 3cm 处出针，缝线拉至宫底，加压于距宫角 3~4cm 处，垂直绕过宫底，至后壁与前壁相同部位进针至宫腔，水平自宫后壁左侧相对应点从宫内穿出至左侧后壁，再从子宫左侧后壁绕过宫底，从前壁切口上缘上 3cm、距左侧方 4cm 处自子宫前壁穿过达内膜，再自切口下缘下 3cm、距左侧壁 3cm 处的内膜面钻出，子宫切口左侧部位进出针同子宫右侧，于切口下缘小心谨慎、缓慢渐进地拉紧该缝线的首尾部，使子宫呈纵向、前后壁压缩状，宫腔出血明显减少后打结，再缝合子宫下段横切口。观察到子宫质地变硬、色泽由灰暗转为红润、生命体征平稳时关腹。

（4）阴道分娩后的缝合：阴道分娩后因宫缩乏力致产后出血，施行 B-Lynch 缝合术需行子宫切开，因为非直视下缝合有导致宫颈和（或）宫腔闭塞的可能，从而导致宫腔积脓等情况的发生，而且宫腔内的任何残留都会降低 B-Lynch 成功的可能性。子宫切开后探查宫腔，可以清理血块、残留的妊娠物和异常的胎盘组织，从而保证缝合的正确性，使子宫两侧最大限度地获得均衡的压缩。

（5）止血机制：B-Lynch 缝合术在子宫前后壁缝线加压子宫，使子宫呈纵向压缩态势，交织于肌纤维间的子宫壁间血管被有效挤压，血窦被关闭，能明显减少盆腔动脉搏动压，易于使血液凝固成血栓而止血。

（6）与其他抢救产后出血并保留生育功能的手术的比较如下。保留生育功能的其他产后出血抢救手术措施有：子宫动脉结扎术、髂内动脉结扎止血法及选择性动脉造影栓塞术。子宫动脉结扎术操作较简单，但由于子宫供血血管分支多，止血效果欠佳；髂内动脉结扎止血法操作复杂，技术要求高，在子宫大出血的紧急时刻，术野暴露不清，易损伤周围脏器及血管，失败率可高达 52%，并且术后仍有发生大出血的危险；选择性动脉造影栓塞术效果确切，但需要现代化的血管造影技术及设备，在基层医院很难实施。B-Lynch 缝合术与以上治疗方法相比，操作不需要特殊器械和手术技巧，成功率高，能保留患者的子宫，避免子宫切除所致的一系列并发症，且手术操作简单易行、易于掌握，是一种行之有效的产后出血抢救的方法。

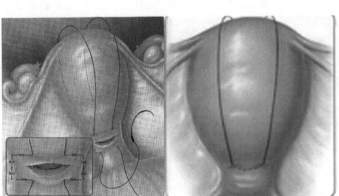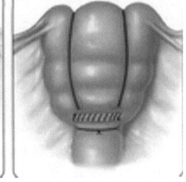

图 3-4　B-Lynch 缝合示意图

3. B-Lynch 缝合术的要点

（1）贯穿子宫切口的缝线一定要距离切缘至少3cm，以免该处组织被缝线切断。

（2）缝线应大致将子宫纵向分为3等份，子宫后壁缝合时的进出针部位要与子宫下段前壁的切口在同一水平位置，而且缝合要穿透全层。这样有利于拉线时用力均匀，子宫前后壁受力均衡，不易滑脱。

（3）缝线垂直跨过宫底部应距离宫角4cm，以免向两侧阔韧带滑脱。

（4）缝合过程中，助手应始终保持双手按压子宫，以保证力量均衡和避免缝线滑脱。

（5）缝线打结在子宫切口缝合前后进行均可，但如果选择前者，打结前应注意识别切口两端角部，以免遗漏可能的出血点。

（6）缝合完毕后，拉线时应用力均匀、适度，打结时的松紧度以打结后缝线可容纳一指为宜。应避免拉线过紧影响血液供应，导致子宫缺血、坏死；而拉线过松则使子宫肌壁血管不能有效压缩，会导致手术失败。

（7）缝合后观察15~30分钟，待子宫质地变硬、色泽由灰暗转红润，宫腔缩小，出血明显减少，生命体征稳定，针眼无渗血后关腹。

（8）缝合时应选择恰当的缝线，以减少子宫切割伤、宫腔积脓、宫腔粘连等情况的发生。最初的 B-Lynch 缝合使用的是铬制肠线，随着该类型缝线逐渐退出临床，目前 Christopher B-Lynch 本人（B-Lynch 缝合术的发明者）推荐使用的缝线为爱惜康1号单乔可吸收线。该缝线原始长度在第7、第14、第21天的吸收剖面依次为60%、20%和0，在90~120天完全吸收，术者接受性良好。

二、培训考核表

B-Lynch 缝合术操作规程和评分标准见表3-8。

表3-8　B-Lynch 缝合术操作规程和评分标准

项目	评分标准	分值	得分
预实验（加压实验）	探查宫腔,将子宫托出腹部切口,先试用两手加压,估计 B-Lynch 缝合潜在的成功机会,若出血明显减少,则可行	10	
操作	1. 穿刺子宫切口距右侧3cm 的右下缘3cm 处,1号可吸收线从此处由外向内垂直进针,穿过宫腔至切口上缘距右侧方4cm 处出针	20	
	2. 将缝线拉向子宫底部右侧中外1/3交接部位,于该处向子宫后面折返至右侧子宫骶骨韧带上方,在相当于子宫下段切口水平,与前壁相同的部位进针至宫腔,水平进针至左侧后壁	20	
	3. 在对应的左侧水平处出针,将可吸收线垂直绕过左侧宫底1/3交接部位至子宫前壁,比照子宫右侧的部位进针于左侧子宫切口的上下缘	10	
	4. 缓慢渐进地拉紧缝线,两端后打结使宫体缩小呈纵向压缩状	20	
	5. 子宫切口贯穿缝合一层。观察10分钟,待子宫收缩变硬,色泽转红润,阴道流血渐止,生命体征平稳,常规关腹	20	
总分		100	

第八节　子宫动脉结扎术

一、概述

供应子宫血液的血管是子宫动脉。

子宫动脉是髂内动脉分支，在阔韧带的基底部，距子宫颈侧缘2cm处，跨越输尿管，到达子宫侧缘后分为上行、下行两支。子宫动脉下行支，沿子宫侧壁下行，供应宫颈和阴道上部，其终末支与阴道动脉相吻合。子宫动脉上行支，沿子宫侧壁上行，其终末支与卵巢动脉相吻合。沿途大约分出15支弓状动脉。弓状动脉相对应地分布于子宫前壁与后壁，即前、后弓状动脉，与子宫中线附近两侧的弓状动脉的终末细支相吻合。弓状动脉又分出若干放射动脉进入子宫肌层，基底动脉进入宫内膜基底层，其终末支呈螺旋状供应内膜功能层，称为螺旋动脉。

位于子宫两侧的卵巢，由卵巢动脉供应血液。卵巢动脉是腹主动脉的分支，经骨盆漏斗韧带、卵巢系膜、卵巢门进入卵巢。卵巢动脉在输卵管系膜中分支，供应输卵管，其终末支与子宫动脉相吻合。因此，若结扎子宫动脉上行支，子宫不会因缺血而坏死，可经吻合支供应血液。

由于子宫血液供应的9/10来自子宫动脉，仅1/10来自卵巢、子宫颈及阴道血管，因此，应用可被吸收的肠线结扎双侧子宫动脉上行支及其伴行静脉，可使子宫肌壁局部暂时缺血，达到止血的目的。

剖宫产术中子宫乏力性出血是常见的并发症。当发生严重的子宫乏力性出血，应用常规的处理(宫缩剂、按摩刺激子宫等)无效时，可考虑行双侧子宫动脉结扎术，以达到止血、保留子宫的目的。

结扎子宫动脉上行支后，毛细血管迅速建立侧支循环。数日后缝扎血管的肠线可脱落，血管可再通，不致影响以后的月经及妊娠分娩。结扎双侧子宫动脉虽然对治疗子宫乏力性出血有一定效果，但临床妇产科医师掌握此技术并应用于临床实践者极少。

1. 适应证

(1)剖宫产术中，胎儿娩出后，发生重度子宫乏力性出血，应用宫缩剂、按摩子宫等刺激宫缩的方法，疗效仍不满意时，可选用结扎双侧子宫动脉的方法止血。

(2)子宫肌瘤患者需保留子宫，仅行子宫肌瘤剔除术时，为减少剔除部位子宫出血，可先行结扎子宫动脉(两侧)，然后行肌瘤剔除术。

2. 禁忌证

(1)腹腔内粘连较重，尤其是子宫动脉与肠管有粘连时，未将粘连的肠管彻底分离，恢复子宫动脉清晰的解剖结构前，不得盲目行子宫动脉结扎术，以免损伤肠管。

(2)由于结扎双侧子宫动脉对治疗中央性前置胎盘引起的子宫出血，胎盘附着于子宫角部引起的子宫出血，或胎盘早剥、子宫卒中所致的子宫出血常效果不佳，因此应首选髂内动脉结扎术，不应选择子宫动脉结扎术而贻误抢救时机。

（3）子宫或卵巢存在恶性病灶、日后需行化疗者，忌行子宫动脉结扎术，以防影响化疗药物达到病灶的剂量。

3. 手术步骤

（1）将子宫提出腹腔，向对侧牵拉，以暴露欲缝扎处。

（2）用大弯圆针、1号肠线在剖宫产子宫下段切口的稍下方（2~3cm），在子宫动、静脉内侧2cm处，从前向后贯穿缝合，然后再在子宫动、静脉外侧的阔韧带无血管区，向前穿过，结扎。

（3）行子宫肌瘤剥除术保留子宫时，应在剥除肌瘤之前，选择子宫动、静脉的适当位置（避开输尿管）缝扎双侧子宫动脉，待子宫肌瘤剥除术结束后，可随即将此缝线拆除，使子宫血供尽快恢复，以利子宫切口的愈合。

4. 注意事项

（1）腹腔内有粘连时，应先彻底分离，以避免误缝周围脏器组织。

（2）缝扎子宫动脉前，一定要看清局部解剖结构，用手触摸确定无输尿管后，方可缝扎。

（3）可能发生的并发症及处理原则：

①腹痛：结扎双侧子宫动、静脉后，产妇子宫收缩剧烈可出现腹痛。腹痛通常持续24~36小时，同时恶露少，色暗。可选用镇痛药治疗，常用的镇痛药为哌替啶100mg，肌内注射。

②误缝：一旦误缝肠管或输尿管，应立即拆除缝线，请普外科或泌尿科有经验的医师协助修补破损脏器，避免术后形成肠瘘或输尿管瘘。

二、培训考核表

子宫动脉结扎术操作规程和评分标准见表3-9。

表3-9 子宫动脉结扎术操作规程和评分标准

内容	评分标准	分值	得分
病情评估	1. 发生产后出血，正确估计出血量，出血量≥500ml，经应用其他措施（如药物、按摩、子宫缝合术等）无效或仍存在出血者 2. 向产妇及家属沟通病情及处理方案	10	
方法	第一步： 1. 缝线选择1号可吸收线（10分） 2. 探查宫腔及切口有无活动性出血，将子宫轻柔提拉至腹部切口外（10分）	20	

续表

内容	评分标准	分值	得分
方法	第二步: 1.将子宫向缝扎子宫动脉上行支的对侧牵拉(10分) 2.摸测子宫峡部两侧跳动的子宫动脉(10分) 3.用1号可吸收线,由子宫动脉上行支内侧从前向后穿过子宫肌层,不穿透子宫内膜(20分) 4.再从子宫动、静脉丛的最外侧无血管区自后向前穿过,打结,结扎子宫动脉上行支(10分) 5.同法处理对侧子宫动脉上行支(10分)	60	
术后评估	观察到子宫收缩变硬,色泽转为红润,阴道出血渐止,生命体征平稳,关腹	5	
注意	1.根据出血量衡量行子宫动脉结扎术的利弊后,再决定是否须行此操作 2.须正确选择进针部位 3.操作过程中动作轻柔	5	
总分		100	

下篇　产科急救模拟演练

序言

　　提高孕产妇危急重症救治能力是母婴安全保障工作的重中之重。产科急救，需要多科室紧密协作，医生和护士熟练配合，共同完成。危重患者的病情好转、合理的抢救流程、熟练的急救分工及演练、正确的指挥协调都是抢救成功的重要因素。而孕妇转运、快速建立静脉通道、控制血压、液体复苏等工作也会提高抢救成功率。

　　突发产科危急事件，可分为红色预警和黄色预警两种情况。一旦预警启动，整个团队的所有医生、护士应当立即进入警戒状态，无条件地协助、配合团队其他成员，以完成孕产妇及新生儿的抢救工作。

　　●红色预警（各种原因导致的孕产妇生命危险）：如产科大出血造成的休克和DIC、羊水栓塞、肺栓塞、颅内出血、镁中毒、子痫、妊娠期高血压疾病或其他原因导致心搏骤停等孕产妇突然呼吸或循环衰竭，需要紧急处理的情况。

　　●黄色预警（各种原因导致的胎儿生命危险）：如脐带脱垂、产前大出血（胎盘早剥、前置胎盘等）、子宫破裂等，胎心率持续小于90次/分，经处理不能缓解。

　　医务人员要掌握与孕产妇发病和死亡相关的知识，早期识别此类情况并给予相应处理，有助于及时控制孕产妇的病情发展，降低母婴致残率和死亡率。产科负责人需确保医务人员具有早期识别、初步处理急性疾病和突发情况的能力，这些可以通过定期开展急性疾病处理能力的培训和考核来实现。无论实施哪种培训模式，能力的提高都是至关重要的。目前已证实，基于病例情景的多学科协同培训的形式是很有价值的，尤其体现在培训抢救危急重症患者的能力方面。

　　此外，参与医院危急重症患者救治的人员，必须具备在一系列应急医疗反应链中实施安全、有效救治所必需的知识、技能和责任心。安全有效的应急医疗反应链见下表。

安全有效的应急医疗反应链

人员	作用
非医疗工作者	发挥预警作用,可以包括家属、陪伴人员或者来访人员
医疗记录者	进行指定医疗检查并记录结果,由护理人员、助理医师或助产士完成
早期识别者	监测患者病情,解读指定检查结果,调整护理级别、监护级别;可由助产士、病房护士或住院医师完成
初级救援者	启动临床治疗计划,如开始氧疗、使用气道辅助用物、静脉使用药物;由具备适当能力的初级医师、专科培训人员或住院医师完成
二级救援者	早期干预失败后需再次评估临床治疗效果、作出诊断、提炼治疗计划,启动二级反应,判断是否需要紧急抢救;由产科或麻醉科专家完成
三级救援者	具备急救能力,如高级气道管理、复苏、对危重症孕产妇能进行临床评估和分析。急救能力是指能够运用关键的临床技术,有效救治危重症孕产妇的能力;由医院医疗专家或外院权威专家完成

※急救的每个级别记录的相关资料与人员所具备的能力具有互为补充的作用,如团队合作、个人技能和临床决策能力。相关人员还要具备快速访问医院信息系统和检索患者信息的能力,包括调取血液检验结果,超声、X线检查结果等。

※救援的同时始终贯穿着充分的医患沟通。

本篇中的急救培训形式突破传统的教授模式,基于临床病例情景,精心编撰、确定了10个抢救危急重症患者的情景,包括子痫、子宫破裂、肩难产、脐带脱垂、胎儿窘迫、胎盘早剥、产后出血、心搏骤停、羊水栓塞、新生儿复苏,根据情景内容明确急救时各级医疗救治人员的分工,保证有效治疗和监护,并制定考核标准。

根据情景剧本,每个医院应该组建快速应急团队,定期进行孕产妇的急救演练,以提高应对突发事件的能力。为此,我们特提出以下几点:①组织快速应急团队;②高危孕产妇在产前必须经麻醉科会诊;③明确快速应急团队成员的职责,包括产科医师、麻醉医师、护士、产房人员、儿科医师、内科医师、超声科医师、放射科医师、药房工作人员、血库工作人员、检验科工作人员,甚至包括救护车急救人员;④制定抢救流程;⑤明确沟通机制;⑥预测、识别危险因素;⑦早期识别临床危急情况;⑧抢救措施及时得当;⑨病情稳定后转运患者;⑩后期治疗和护理;⑪演练,演练,再演练。

"春风尔来为阿谁,蝴蝶忽然满芳草。"希望我们的急救演练,像春风送暖,渐苏杏林。

第四章　紧急剖宫产

第一节　胎心异常处理流程图

胎心异常处理流程见图4-1。

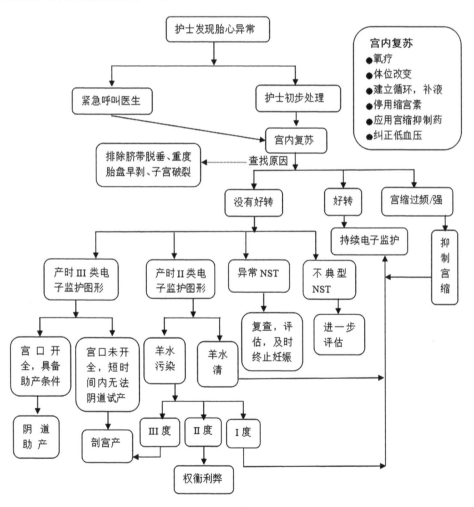

图4-1　胎心异常处理流程图

注：NST 的判读及催产素激惹实验(oxytocin challenge test, OCT)的判读进一步评估不在本流程讨论范畴

第二节　胎儿窘迫紧急剖宫产抢救流程图

胎儿窘迫紧急剖宫产抢救流程见图4-2。

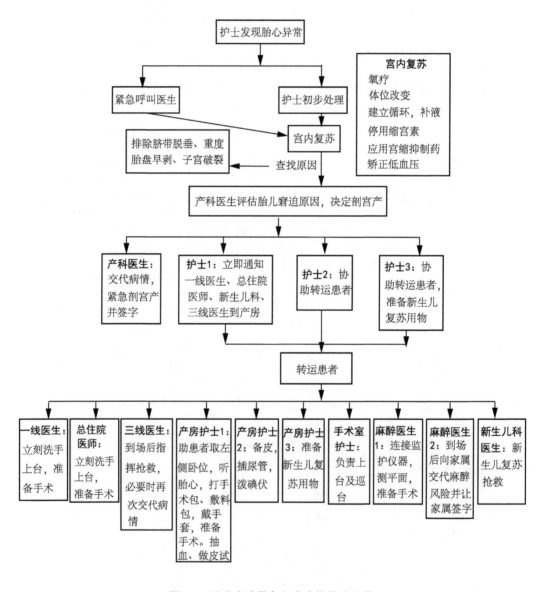

图4-2　胎儿窘迫紧急剖宫产抢救流程图

第三节　胎儿窘迫紧急剖宫产模拟演练剧本

角色扮演：

助产士 A：负责早期识别，协助抢救。

助产士 B：负责早期识别，协助抢救。

助产士 C：负责协助抢救及新生儿复苏。

产房医生：负责启动抢救程序及交代病情。

一线医生：负责紧急剖宫产。

总住院医师：负责紧急剖宫产。

三线医生：负责指挥抢救，交代病情。

麻醉医师：负责麻醉。

儿科医生：负责新生儿复苏。

器械护士：负责配合手术。

病例背景：

旁白：夜间，产房待产室，患者李丽（化名），28 岁，孕 40 周，第一胎，头位，已自然破水，宫缩 30 秒/2~3 分，宫口开大 3cm，胎心 140 次/分，已给予椎管内麻醉镇痛。

（心电监护：血压 120/80mmHg，心率 80 次/分，呼吸 18 次/分，血氧饱和度 100%。有一条静脉开放，心电监护持续监护中。助产士 A 在场。）

场景一：早期识别及呼救

旁白：胎心监护提示，频繁晚期减速，微小变异。心电监护显示血压 110/70mmHg，心率 80 次/分，呼吸 20 次/分，血氧饱和度 100%。

助产士 A：（给予产妇吸氧，指导产妇侧身改变体位，快速补液。到门口呼叫）产房医生，速到待产室，胎儿窘迫。助产士 B，速到待产室，胎儿窘迫。

场景二：应急处理及决定分娩方式

旁白：很快，产房医生到场。

助产士 A：（汇报病情）患者一胎孕足月，现胎心监护可见频繁晚期减速。

产房医生：（听取汇报，指示）停缩宫素液静脉滴注，继续吸氧、补液。

（产房医生查看胎心监护，宫缩 30 秒/3 分，同时消毒外阴行阴道检查，宫口开大 3cm，先露头，未触及脐带搏动，上推胎头，见羊水 II 度污染。）

产房医生：（呼叫三线医生）主任，产房待产室，一胎胎儿窘迫，频繁晚期减速，宫口开大 3cm，羊水 II 度污染，速到产房。

产房医师：患者持续吸氧，侧卧位，监测胎心变化。合血、头孢呋辛钠皮试，备皮，插尿管。

助产士 B:(复述并执行医嘱)合血、头孢呋辛钠皮试,备皮,插尿管。

(三线医生到场了解病情,查看胎心监护,停缩宫素后胎心晚期减速不缓解,短时间内不能经阴道分娩,指示紧急剖宫产,交代病情 。)

助产士 A:一线医生,产房胎儿窘迫,速到产房。总住院医师,产房胎儿窘迫,速到产房。手术室,产房胎儿窘迫,准备转运。儿科医生,产房胎儿窘迫,速到产房。

旁白:产房医生快速向患者及家属交代病情,建议急诊剖宫产。

产房医生:李丽家属,李丽现在宫口开大3cm,羊水Ⅱ度污染,胎心监护提示,频繁晚期减速,变异欠佳,考虑胎儿窘迫,吸氧、改变体位不能缓解,短时间内不能经阴道分娩,建议急诊剖宫产,这是剖宫产手术知情同意书⋯⋯

旁白:产房医生征得患者及家属同意,并使其签署剖宫产手术知情同意书。

总住院医师与一线医生刷手消毒准备手术。

助产士 A、B、C 推产床转运至产房手术室。

助产士 A 打手术包、敷料包,戴手套,准备手术。

助产士 B 泼碘伏。

助产士 C 准备新生儿复苏用物。

手术室人员及时到场,刷手消毒,准备手术。

麻醉医师进行麻醉,监测患者生命体征变化。

场景三:紧急剖宫产及新生儿复苏

旁白:助产士 C 准备好新生儿复苏器械及药品,准备接婴。

手术医师和器械护士快速铺手术巾。

三线医生台下指导。

总住院医师与一线医生再次消毒皮肤,加用切口皮肤局部麻醉。新生儿娩出,交由新生儿复苏团队进行复苏抢救。

手术顺利,术毕,相关人员再次与患者及家属沟通病情,返回病房,完善病历。

第四节 胎儿窘迫紧急剖宫产模拟演练评价标准

胎儿窘迫紧急剖宫产模拟演练评价标准见表4-1。

表4-1 胎儿窘迫紧急剖宫产模拟演练评价标准

组别　　　　　　　　　　　　　　　　　　　　　　　　　　　　　　　　　总得分

编号	分类	总分	检查内容	得分	扣分理由
1	早期识别和呼救	20	1. 胎心异常立即床旁探视（即时）（4分） 2. 阴道检查：宫口开大情况、羊水性状（6分） 3. 呼救，及时通知医师（医师到场时间）（4分） 4. 呼救，及时通知相关科室（相关科室及其到场时间）（4分） 5. 初步处置（输液规范、监护设备完好、吸氧等）（2分）		
2	纠正宫内缺氧	15	1. 体位：侧卧位/膝胸卧位（5分） 2. 氧疗（5分） 3. 停用缩宫素，必要时应用抑制宫缩药物（5分）		
3	循环建立	6	1. 开放静脉通道，快速补液（4分） 2. 抽血化验：合血（2分）		
4	终止妊娠	24	1. 方式是否合适：阴道助产、剖宫产（6分） 2. 孕周和时机（6分） 3. 地点、术前准备（6分） 4. 手术熟练程度及时间限制（6分）		
5	新生儿复苏	10	1. 器械准备（4分） 2. 操作（6分）		
6	医患沟通	10	1. 人员（2分） 2. 时间（2分） 3. 内容（2分） 4. 术前谈话（2分） 5. 沟通艺术（2分）		
7	综合考评	15	1. 医疗废弃物处理规范（1分） 2. 消毒隔离执行到位（2分） 3. 患者隐私保护（1分） 4. 转运及时（4分） 5. 抢救过程有专人记录（1分） 6. 急诊抢救工作主持、组织有序（4分） 7. 手卫生措施到位（2分） 8. 评委根据情况设置一个情节，可倒扣3分 9. 以上情景及检查要点中由评委提醒完成的操作，每项扣1分（倒扣）		

评委签名：　　　　　　　　　　　　　　检查时间：　　　年　　月　　日

第五节　胎儿窘迫紧急剖宫产模拟演练用物清单

一、仪器设备类

可移动床(带枕头、被单)1 张

心电监护仪 1 台

女性成人模型 1 个

新生儿模型 1 个

输液架 2 个

抢救车 1 个

治疗盘 1 个

胎心监护仪 1 台

新生儿辐射台 1 个

负压吸引器,成人、新生儿各 1 个

麻醉机 1 台

二、物品类

口罩、帽子若干

鼻导管(吸氧管)1 个

留置针 3 套

三通管 3 个

3M 敷贴 3 个

医用胶布 1 卷

注射器 5ml、10ml、50ml 规格,各 2~3 个

输液器 3 个

抽血管 2 个

抽血针 2 个

一次性导尿包 1 个

剖腹包 1 个

器械包 1 个

碗盆包 1 个

治疗巾 1 包

镊子罐 1 个

无菌手套 5 双

备皮刀 1 个

电话 1 个

手术标识笔 1 支

碘伏 1 瓶

毛巾 1 条

吸痰管 1 个

成人复苏气囊及面罩 1 个

新生儿复苏气囊及面罩 1 个

听诊器 1 个

计时器 1 个

气管插管用物：喉镜柄、喉镜头、导丝、气管导管各 1 个

病情告知书、手术同意书各 1 份

化验单若干

三、药品类

复方氯化钠注射液 500ml 2 袋

0.9% 氯化钠注射液 10ml 2 支

注射用头孢呋辛钠 1 支

第五章 产后出血

第一节 产后出血抢救流程图

产后出血抢救流程图见图 5-1。

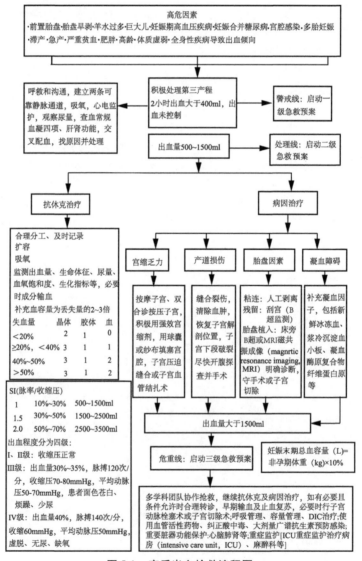

图 5-1 产后出血抢救流程图

第二节　产后出血模拟演练剧本

角色扮演:

助产士 A:负责接产。

助产士 B:负责巡台,协助抢救。

助产士 C:负责协助抢救。

助产士 D:负责送标本及取血。

产房医生:负责初步抢救,记录抢救过程,交代病情。

总住院医师:负责交代病情,指挥协调工作,行宫腔填塞术。

三线医生:负责指挥抢救。

麻醉医师:负责麻醉。

病例背景:

旁白:李丽(化名),30 岁,孕 37^{+6} 周,第一胎,头位,妊娠期糖尿病,巨大儿,已行分娩镇痛,于 2019 年 10 月 22 日 17∶00 顺娩一女婴,女婴体重 4 200g,阿氏评分 10 分。

17∶15 早期发现及处理

助产士 A:胎盘娩出,阴道出血量约 300ml。(呼叫)阴道出血多,速叫医生。

(助产士 A 持续按摩子宫。

助产士 B 给予缩宫素 10U 入液,同时安慰患者。)

助产士 C:(到门口呼叫产房医生)产房医生,速到分娩室 1,出血多。(同时速备卵圆钳,以备检查软产道,备卡孕栓、欣母沛、麦角新碱、米索前列醇片。)

17∶16

产房医生:(速到)胎盘胎膜娩出完整吗? 新生儿体重多少? 出血多少?

助产士 A:胎盘胎膜娩出完整,17∶00 顺娩一女婴,体重 4 200g,子宫软无轮廓,收缩差,出血量约 300ml,现已给予缩宫素 10U 入液,持续按摩子宫。

产房医生:缩宫素 10U 入壶快速,卡前列甲酯栓 1mg 舌下含服,持续按摩子宫,建第二液路,复方氯化钠注射液 500ml 快速静脉滴注。准备卵圆钳,检查软产道。

助产士 B:缩宫素 10U 入壶快速静脉滴注,卡前列甲酯栓 1mg 舌下含服,建第二液路,复方氯化钠注射液 500ml 快速静脉滴注。(复述上述内容,执行医嘱)

(助产士 C 速准备卵圆钳至台上,对光源。呼叫另一助产士 D。)

17∶20 启动二级预警

产房医生:(在助产士 A 协助下检查软产道)患者软产道无活动性出血,探查宫腔无残留,考虑子宫收缩乏力。(持续按摩子宫)阴道继续出血量约 300ml。给予缩宫素 10U

宫颈注射、欣母沛250μg肌内注射。启动二级预警，呼叫总住院医师、麻醉医师。

助产士C：（复述，核对，执行医嘱）缩宫素10U宫颈注射、欣母沛250μg肌内注射。总住院医师，患者产后出血，速到产房。麻醉医师，患者产后出血，速到产房。

旁白：产房医生查看生命体征，血压105/60mmHg，心率98次/分，血氧饱和度100%。

（助产士B使用面罩给氧，摇低床头，为患者保暖，安慰患者。记录出血量、生命体征、补液量、用药、尿量。）

17:40

旁白：患者仍有阴道出血，助产士A持续按摩子宫。助产士B安慰患者，记录出血量、生命体征、补液量、用药、尿量。总住院医师、麻醉医师到场。

产房医生：（汇报）产妇30岁，孕37^{+6}周，第一胎，头位，妊娠期糖尿病，孕期血糖控制良好，新生儿顺娩，4200g，胎盘胎膜娩出完整，子宫收缩差。给予缩宫素30U、卡前列甲酯栓1mg舌下含服、欣母沛250μg肌内注射，估计阴道出血约600ml。患者产前凝血正常，检查软产道无活动性出血，胎盘胎膜完整，子宫收缩较前好转，仍有少量出血。

总住院医师：持续按摩子宫，阴道再次出血约200ml，子宫下段收缩差，给予马来酸麦角新碱0.2mg肌内注射，抽血急查血常规、血凝四项、离子五项、肝肾功能、D-二聚体、合血。快速补液。

助产士C：给予马来酸麦角新碱0.2mg肌内注射，抽血急查血常规、血凝四项、离子五项、肝肾功能、D-二聚体、合血。

麻醉医师：李丽，我是麻醉医师，放松点，如果疼痛明显的话，我给你加点麻药。

（助产士D急送化验）。

17:45

旁白：患者仍有阴道出血，助产士A持续按摩子宫。助产士B安慰患者，记录出血量、生命体征、补液量、用药、尿量。

助产士A：子宫收缩欠佳，阴道出血约200ml。

总住院医师：（评估病情及治疗结果）患者意识清楚，自诉口渴，无头晕、心悸等不适，按压宫底，子宫收缩欠佳，阴道仍有淋漓出血，检查阴道及宫颈无活动性出血，胎盘胎膜完整。再次给予欣母沛250μg肌内注射，给予聚明胶肽500ml快速静脉滴注扩容，持续按摩子宫。向患者及家属交代病情。

助产士C：给予欣母沛250μg肌内注射，聚明胶肽500ml快速静脉滴注。

麻醉医师：（汇报）血压100/55mmHg，心率110次/分，血氧饱和度99%。

产房医生：（向患者家属交代病情，并使其签字）李丽家属，李丽顺娩，新生儿体重4200g，现在产后出血，估计出血量1000ml，考虑与新生儿偏大、子宫收缩乏力有关。我们正在积极对症处理，已经给予宫缩剂治疗，出血较前减少，但现在仍有少量出血，正在密切观察，有可能出现持续出血、失血性休克，可能需要输血抢救，甚至切除子宫，危及生命，必要时需行宫腔填塞术或子宫动脉栓塞术，甚至开腹手术。

17:55 启动三级预警

旁白：观察过程中阴道出血量约 500ml，启动三级预警。

总住院医师：估计产后出血量约 1 500ml，呼叫三线医生，给予 5% 葡萄糖注射液 10ml＋10% 葡萄糖酸钙 10ml 缓慢静脉注射，接复方氯化钠注射液 500ml＋缩宫素 10U 快速静脉滴注，准备宫腔球囊填塞，备 4U 红细胞，追问化验结果。（同时洗手、穿衣，准备宫腔球囊填塞。）

助产士 C：三线医生，产妇产后出血，速到产房。给予 5% 葡萄糖注射液 10ml＋10% 葡萄糖酸钙 10ml 缓慢静脉注射，接复方氯化钠注射液 500ml＋缩宫素 10U 快速静脉滴注，通知血库备 4U 红细胞。（复述、核对、执行医嘱）

（助产士 B 安慰患者，记录出血量、生命体征、补液量、用药、尿量。）

产房医生：检验科吗？我是产房，李丽的化验结果出来了吗？好的，请尽量快点出结果。

产房医生：（再次向患者家属交代病情并使其签字）李丽产后出血，经积极用药保守治疗，现在仍有出血，估计出血量 1 500ml，建议行宫腔球囊填塞术，术中及术后可能出现持续出血、感染、失血性休克，需输血抢救，甚至切除子宫，危及生命，必要时需开腹手术。同时已经备血，输血是为了纠正贫血，防止失血性休克、DIC 等一系列并发症，但输血也有一定风险，这是输血知情同意书和手术知情同意书，您看一看，有不明白的可以问我。

产房医生：（汇报）总住院医师，已经交代病情，患者家属理解，同意行宫腔球囊填塞术和输血。

（助产士 D 血库取血。）

18:00 宫腔球囊填塞术

旁白：患者仍有阴道出血，助产士 A 持续按摩子宫。助产士 B 安慰患者，记录出血量、生命体征、补液量、用药、尿量。三线医生到场。

总住院医师：（向三线医生汇报病情）主任，患者 30 岁，孕 37^{+6} 周，第一胎，头位，妊娠期糖尿病，孕期血糖控制良好，新生儿顺娩，4 200g，胎盘胎膜娩出完整，子宫收缩差。分娩到现在共给予缩宫素 40U、卡前列甲酯栓 1mg 舌下含服、欣母沛 500μg 肌内注射、麦角新碱 0.2mg 肌内注射，估计现在阴道出血量约 1 500ml。患者产前凝血正常，软产道无活动性出血，胎盘胎膜完整，现子宫收缩仍较差。已经完善了相关化验，备红细胞 4U，准备行宫腔球囊填塞术，已经取得家属同意并签字。

三线医生：考虑患者子宫收缩乏力导致产后出血，出血量约 1 500ml，现仍有阴道出血，准备行宫腔球囊填塞术。继续给予缩宫素液快速静脉滴注，给予米索前列醇 400μg 入肛，再催血制品。产房医生负责记录。

助产士 C：给予米索前列醇 400μg 入肛。

（总住院医师行宫腔球囊填塞术。）

助产士 D：主任，血已取回。

三线医生：立即输血。

助产士 B、C：是，主任。核对输血。

产房医生：（汇报化验结果）血红蛋白 62g/L，血小板 149×10^9/L，凝血酶原时间

16.3 秒，活化部分凝血活酶时间 43 秒，略高于正常，纤维蛋白原 1.2g/L，离子五项正常。尿量 50ml。

麻醉医师：（汇报）血压 90/50mmHg，心率 120 次/分，血氧饱和度 98%。

三线医生：订血浆 400ml，快速加压输血，血输完后再次复查血常规、血凝四项、离子五项。行头孢呋辛钠皮试。

助产士 C：（复述、核对，执行医嘱）行头孢呋辛钠皮试。血输完后抽血化验血常规、血凝四项、离子五项。

三线医生：（报告医务科）医务科吗？产房现在产后出血抢救，出血量约 1 500ml，仍有阴道出血，正在行宫腔球囊填塞术和输血治疗。

（助产士 D 送化验，取血）

18:20

旁白：宫腔球囊填塞完毕，阴道无明显出血，按摩子宫，收缩好。继续补液，输血。

麻醉医师：（汇报）血压 90/55mmHg，心率 100 次/分，血氧饱和度 98%。

18:40

总住院医师：主任，化验结果回报，血红蛋白 70g/L，血小板 156×10^9/L，血凝四项正常，离子、肝肾功能均正常。尿量 100ml。

三线医生：患者生命体征平稳，阴道无出血，注意预防感染等。向患者家属交代病情。抢救结束，记录抢救过程。

三线医生：（向患者家属交代病情）李丽家属，李丽产后出血，经过我们积极药物促宫缩治疗，并行宫腔球囊填塞术和输血，现在无明显出血，需要继续观察阴道出血情况，可能出现再次出血、感染。若撤除球囊后再次出血，需继续输血、抢救，甚至行子宫动脉栓塞术或开腹手术。

第三节 产后出血模拟演练评价标准

产后出血模拟演练评价标准见表 5-1。

表 5-1 产后出血模拟演练评价标准

组别　　　　　　　　　　　　　　　　　　　　　　　　　　　　　　　　　总得分

编号	分类	总分	检查内容	得分	扣分理由
1	发现、处理及呼救	10	1.病史、出血高危因素（2分） 2.产后出血预案（2分） 3.呼救，及时通知医师（医师到场时间）（2分） 4.呼救，及时通知相关科室（相关科室及到场时间）（2分） 5.初步处置（输液、肌内注射、监护设备完好、吸氧等）（2分）		

续表

编号	分类	总分	检查内容	得分	扣分理由
2	产后出血评估、原因、处理及止血方式	50	1. 产后出血量估计（4分） 2. 产后出血原因（4分） 3. 开放静脉通道（2分） 4. 临床症状（4分） 5. 抽血化验:血常规、凝血常规、生化、DIC 组合、合血（5分） 6. 促宫缩方法:按摩子宫、促宫缩药物、时机（15分） 7. 检查软产道（2分） 8. 检查胎盘胎膜（2分） 9. 检查血液是否凝固（2分） 10. 病情监测和评估:脉搏、呼吸、血氧、血压、尿量（10分）		
3	手术止血	10	1. 方式选择:填塞、栓塞、剖腹探查（5分） 2. 手术熟练程度及时间限制（5分）		
4	医患沟通	5	1. 人员（1分） 2. 时间（1分） 3. 内容（1分） 4. 术前谈话（1分） 5. 沟通艺术（1分）		
5	容量复苏:输液、输血及用药	17	1. 液体复苏（3分） 2. 输血:备血时机、指征、比例、输血量、核对、方法（12分） 3. 用药（2分）		
6	综合考评	8	1. 医疗废弃物处理规范（1分） 2. 消毒措施执行到位（1分） 3. 化验结果判读（1分） 4. 急诊抢救工作主持、组织有序（2分） 5. 抢救过程有专人记录（1分） 6. 手卫生措施到位（1分） 7. 信息系统完善（1分） 8. 评委根据情况设置一个情节,可倒扣3分 9. 以上情景及检查要点中由评委提醒完成的操作,每项扣1分(倒扣)		

评委签名: 　　　　　　　　　　检查时间: 　　年　　月　　日

第四节 产后出血模拟演练用物清单

一、仪器设备类

产床(可移动床代替，带枕头、被单)1 张

心电监护仪 1 台

女性成人模型 1 个

新生儿模型 1 个

输液架 2 个

接产车 1 台

接产包 1 个

卵圆钳 1 包

鹅颈灯 1 个

抢救车 1 个

治疗盘 1 个

二、物品类

口罩、帽子、无菌手套若干

鼻导管(吸氧管)1 个

留置针 3 套

三通管 3 个

3M 敷贴 3 个

医用胶布 1 卷

注射器 5ml、10ml、50ml 规格，各 2~3 个

输液器 3 个

输血器 2 个

抽血管 2 个

抽血针 2 个

一次性导尿包 1 个

电话 1 个

成人面罩 1 个

宫腔填塞球囊 1 个

加压输血器 1 个

加温输血器 1 个

病情告知书 2 份

化验单若干

三、药品类

复方氯化钠注射液 500ml 2 袋

聚明胶肽 500ml 1 瓶

5% 葡萄糖注射液 10ml 1 支

10% 葡萄糖注射液 10ml 1 支

缩宫素注射液 6 支

卡前列甲酯栓 0.5mg 2 粒

卡前列素氨丁三醇 250μg 2 支

马来酸麦角新碱注射液 0.2mg 1 支

米索前列醇片 200μg 2 片

红细胞 2U(红药水)2 袋

冰冻血浆 200ml(黄药水)2 袋

附1：产后出血预防与处理指南(2014)

产后出血是目前我国孕产妇死亡的首位原因。绝大多数产后出血所导致的孕产妇死亡是可避免或创造条件可避免的，其关键在于早期诊断和正确处理。中华医学会妇产科学分会产科学组已于 2009 年制定并发表了《产后出血预防与处理指南(草案)》，对指导产后出血的临床诊治工作、降低其所导致的孕产妇死亡率发挥了重要作用。近年来，有关防治产后出血的研究取得不少新的进展，因此，有必要对该指南草案进行修订。中华医学会妇产科学分会产科学组组织专家进行了多次讨论，在广泛征求意见的基础上，推出了《产后出血预防与处理指南(2014)》。本指南在《产后出血预防与处理指南(草案)》的基础上进行了修订，主要参考世界卫生组织(World Health Organization，WHO)、国际妇产科联盟(International Federation of Gynecology and Obstetrics，FIGO)、加拿大、美国和英国关于产后出血的诊断与治疗指南以及最新的循证医学证据，并结合国内外有关的临床经验，旨在规范和指导全国妇产科医师对产后出血的预防和处理。

产后出血的原因及其高危因素

产后出血的四大原因是子宫收缩乏力、产道损伤、胎盘因素和凝血功能障碍。四大原因可以合并存在，也可以互为因果；每种原因又包括各种病因和高危因素(见表5-2)。所有孕产妇都有发生产后出血的可能，但有一种或多种高危因素者更易发生，值得注意的是，有些孕产妇，如妊娠期高血压疾病、妊娠合并贫血、脱水或身材矮小的产妇等，即使未达到产后出血的诊断标准，也会出现严重的病理生理改变。

表 5-2 产后出血的原因及对应的高危因素

原因或病因	对应的高危因素
子宫收缩乏力	
全身因素	产妇体质虚弱、合并慢性全身性疾病或精神紧张等
药物	过多使用麻醉剂、镇静药或宫缩抑制药等
产程因素	急产、产程延长或滞产、试产失败等
产科并发症	子痫前期等
羊膜腔内感染	胎膜破裂时间长、发热等
子宫过度膨胀	羊水过多、多胎妊娠、巨大儿等
子宫肌壁损伤	多产、剖宫产史、子宫肌瘤剔除术后等
子宫发育异常	双子宫、双角子宫、残角子宫等
产道损伤	
子宫颈、阴道或会阴裂伤	急产、手术产、软产道弹性差、水肿或瘢痕形成等
剖宫产子宫切口延伸或裂伤	胎位不正、胎头位置过低等
子宫破裂	子宫手术史
子宫体内翻	多产、子宫底部胎盘、第三产程处理不当
胎盘因素	
胎盘异常	多次人工流产或分娩史、子宫手术史、前置胎盘
胎盘、胎膜残留	胎盘早剥、胎盘植入、多产、既往有胎盘粘连史
凝血功能障碍	
血液系统疾病	遗传性凝血功能疾病、血小板减少症
肝脏疾病	重症肝炎、妊娠期急性脂肪肝
产科 DIC	羊水栓塞、Ⅱ~Ⅲ度胎盘早剥、死胎滞留时间长、重度子痫前期及休克晚期

产后出血的定义与诊断

产后出血是指胎儿娩出后 24 小时内，阴道分娩者出血量≥500ml、剖宫产分娩者出血量≥1 000ml；严重产后出血是指胎儿娩出后 24 小时内出血量≥1 000ml；难治性产后出血是指经宫缩剂、持续性子宫按摩或按压等保守措施无法止血，需要外科手术、介入治疗甚至切除子宫的严重产后出血。诊断产后出血的关键在于对出血量有正确的测量和估计，错误低估将会丧失抢救时机。突发大量的产后出血易得到重视和早期诊断，而缓慢、持续的少量出血和血肿容易被忽视。出血量的绝对值对不同体重者临床意义不同，因此，最好能计算出产后出血量占总血容量的百分比，妊娠末期总血容量的简易计算方法为：非孕期体重(kg)×7%×(1+40%)，或非孕期体重(kg)×10%。

常用的估计出血量的方法有：①称重法或容积法；②监测生命体征、尿量和精神状态；③休克指数法，休克指数 = 心率/收缩压(mmHg)，见表 5-3；④血红蛋白水平测定，血红蛋白每下降 10g/L，出血量为 400~500ml。但是在产后出血早期，由于血液浓缩，血红蛋白值常不能准确反映实际出血量。值得注意的是，出血速度也是反映病情轻重的重要指标。重症产后出血情况包括：出血速度 >150ml/min；3 小时内出血量超过总血容量的 50%；24 小时内出血量超过全身总血容量。

表5-3　休克指数与估计出血量

休克指数	估计出血量/ml	占总血容量的百分比/%
<0.9	<500	<20
1.0	1 000	20
1.5	1 500	30
2.0	≥2 500	≥50

产后出血的预防

一、加强产前保健

产前积极治疗基础疾病，充分认识产后出血的高危因素，高危孕妇尤其是凶险性前置胎盘、胎盘植入者应于分娩前转诊到有输血和抢救条件的医院分娩。

二、积极处理第三产程

积极正确地处理第三产程能够有效降低产后出血量和产后出血的危险度，为常规推荐（Ⅰ级证据）。

1. 预防性使用宫缩剂　是预防产后出血最重要的常规推荐措施，首选缩宫素。应用方法：头位胎儿前肩娩出后、胎位异常胎儿全身娩出后、多胎妊娠最后 1 个胎儿娩出后，予缩宫素 10U 加入 500ml 液体中以 100~150ml/h 静脉滴注或缩宫素 10U 肌内注射。预防剖宫产产后出血还可考虑应用卡贝缩宫素，其半衰期长（40~50 分钟），起效快（2 分钟），给药简便，100μg 单剂静脉推注可减少治疗性宫缩剂的应用，其安全性与缩宫素相似。如果缺乏缩宫素，也可选择使用麦角新碱或米索前列醇。

2. 延迟钳夹脐带和控制性牵拉脐带　最新的研究证据表明，胎儿娩出后 1~3 分钟钳夹脐带对胎儿更有利，应常规推荐，仅在怀疑胎儿窒息而需要及时娩出并抢救的情况下才考虑娩出后立即钳夹并切断脐带（Ⅰ级证据）。控制性牵拉脐带以协助胎盘娩出并非预防产后出血的必要手段，仅在接生者熟练牵拉方法且认为确有必要时选择性使用（Ⅰ级证据）。

3. 预防性子宫按摩　预防性使用宫缩剂后，不推荐常规进行预防性子宫按摩来预防产后出血（Ⅰ级证据）。但是，接生者应该在产后常规触摸宫底，了解子宫收缩情况。

产后 2 小时，有高危因素者产后 4 小时是发生产后出血的高危时段，应密切观察子宫收缩情况和出血量变化，产妇并应及时排空膀胱。

产后出血的处理

一、一般处理

在寻找出血原因的同时进行一般处理，包括向有经验的助产士、上级产科医师、麻醉医师等求助，通知血库和检验科做好准备；建立双静脉通道，积极补充血容量；进行呼吸管理，保持气道通畅，必要时给氧；监测出血量和生命体征，留置尿管，记录尿量；交叉配血；进行基础的实验室检查(血常规、凝血功能、肝肾功能等)并行动态监测。

二、针对产后出血原因的处理

病因治疗是最根本的治疗，检查宫缩情况、胎盘、产道及凝血功能，针对出血原因进行积极处理。

(一)子宫收缩乏力的处理

1. 子宫按摩或压迫法 可采用经腹按摩或经腹经阴道联合按压，按摩时间以子宫恢复正常收缩并能保持收缩状态为止，应配合应用宫缩剂。

2. 应用宫缩剂

(1)缩宫素：为预防和治疗产后出血的一线药物。治疗产后出血方法为：缩宫素 10U 肌内注射或子宫肌层或子宫颈注射，以后 10~20U 加入 500ml 晶体液中静脉滴注，给药速度根据患者的反应调整，常规速度 250ml/h，约 80mU/min。静脉滴注能立即起效，但半衰期短(1~6 分钟)，故需持续静脉滴注。缩宫素应用相对安全，但大剂量应用时可引起高血压、水中毒和心血管系统不良反应；快速静脉注射未稀释的缩宫素，可导致低血压、心动过速和(或)心律失常，禁忌使用。因缩宫素有受体饱和现象，无限制加大用量反而效果不佳，并可出现不良反应，故 24 小时总量应控制在 60U 内。

(2)卡贝缩宫素：使用方法同预防剖宫产产后出血。

(3)卡前列素氨丁三醇：为前列腺素 $F_{2\alpha}$ 衍生物(15-甲基 $PGF_{2\alpha}$)，能引起全子宫协调强有力的收缩。用法为 $250\mu g$ 深部肌内注射或子宫肌层注射，3 分钟起作用，30 分钟达作用高峰，可维持 2 小时；必要时重复使用，总量不超过 2 000μg。哮喘、心脏病和青光眼患者禁用，高血压患者慎用；不良反应常见的有暂时性的呕吐、腹泻等。

(4)米索前列醇：系前列腺素 E_1 的衍生物，可引起全子宫有力收缩，在没有缩宫素的情况下也可作为治疗子宫收缩乏力性产后出血的一线药物，应用方法：米索前列醇 $200~600\mu g$ 顿服或舌下给药。但米索前列醇不良反应较大，恶心、呕吐、腹泻、寒战和体温升高较常见；高血压，活动性心、肝、肾疾病及肾上腺皮质功能不全者慎用，青光眼、哮喘及过敏体质者禁用。

(5)其他：治疗产后出血的宫缩剂还包括卡前列甲酯栓(可直肠或阴道给药，偶有一过性胃肠道反应或面部潮红，但会很快消失)以及麦角新碱等。

3. 止血药物 如果宫缩剂止血失败，或者出血可能与创伤相关，可考虑使用止血药物。推荐使用氨甲环酸，其具有抗纤维蛋白溶解的作用，1 次 1.0g 静脉滴注或静脉注射，1 日用量为 0.75~2.0g。

4. 手术治疗 在上述处理效果不佳时，可根据患者情况和医师的熟练程度选用下列手术方法。如合并凝血功能异常，除手术外，需补充凝血因子等。

（1）宫腔填塞术：有宫腔水囊压迫和宫腔纱条填塞两种方法，阴道分娩后宜选用水囊压迫，剖宫产术中可选用水囊或纱条填塞。宫腔填塞术后应密切观察出血量、子宫底高度、生命体征变化等，动态监测血红蛋白、凝血功能状况，以避免宫腔积血，水囊或纱条放置24~48小时后取出，注意预防感染。

（2）子宫压迫缝合术：最常用的是B-Lynch缝合术，适用于子宫收缩乏力、胎盘因素和凝血功能异常性产后出血，子宫按摩和宫缩剂无效并有可能切除子宫的患者。先试用两手加压，观察出血量是否减少，以估计B-Lynch缝合术成功止血的可能性，应用可吸收线缝合。B-Lynch缝合术后并发症的报道较为罕见，但有感染和组织坏死的可能，应掌握手术适应证。除此之外，还有多种改良的子宫缝合技术，如方块缝合等。

（3）盆腔血管结扎术：包括子宫动脉结扎和髂内动脉结扎。子宫血管结扎术适用于难治性产后出血，尤其是剖宫产术中子宫收缩乏力或胎盘因素的出血，经宫缩剂和按摩子宫无效，或子宫切口撕裂而局部止血困难者。推荐实施3步血管结扎术法，即双侧子宫动脉上行支结扎、双侧子宫动脉下行支结扎、双侧卵巢子宫血管吻合支结扎（见图5-2）。髂内动脉结扎术操作困难，需要由对盆底手术熟练的妇产科医师操作。适用于子宫颈或盆底渗血、子宫颈或阔韧带出血、腹膜后血肿、保守治疗无效的产后出血，结扎前后需准确辨认髂外动脉和股动脉，必须小心，勿损伤髂内静脉，否则可导致严重的盆底出血。

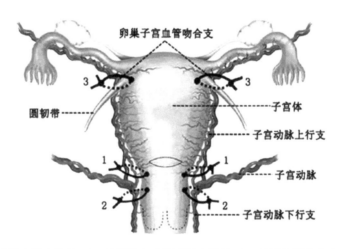

1：双侧子宫动脉上行支结扎；2：双侧子宫动脉下行支结扎；3：双侧卵巢子宫血管吻合支结扎

图5-2 子宫血管结扎术步骤示意图

（4）经导管动脉栓塞术（transcatheter arterial embolization，TAE）：此方法适用于有条件的医院。适应证：经保守治疗无效的各种难治性产后出血（包括子宫收缩乏力、产道损伤和胎盘因素等），孕产妇生命体征稳定。禁忌证：生命体征不稳定、不宜搬动的患者；合并有其他脏器出血的DIC；严重的心、肝、肾和凝血功能障碍；对造影剂过敏者。

（5）子宫切除术：适用于各种保守性治疗方法无效者。一般为子宫次全切除术，如前置胎盘或部分胎盘植入子宫颈时行子宫全切除术。操作注意事项：由于子宫切除时仍有活动性出血，故需以最快的速度"钳夹、切断、下移"，直至钳夹至子宫动脉水平以下，然后缝合打结，注意避免损伤输尿管。对子宫切除术后盆腔广泛渗血者，可用大纱条填塞压迫止血，并积极纠正凝血功能障碍。

（二）产道损伤的处理

充分暴露手术视野，在良好照明下，查明损伤部位，注意有无多处损伤，缝合时注意恢复解剖结构，并应在超过裂伤顶端0.5cm处开始缝合，必要时应用椎管内麻醉。发现血肿尽早处理，可采取切开清除积血、缝扎止血或碘伏纱条填塞血肿压迫止血(24~48小时后取出)。

1. 子宫体内翻　如发生子宫体内翻，产妇无严重休克或出血，子宫颈环尚未缩紧，可立即将内翻子宫体还纳，还纳困难者可在麻醉后还纳。还纳后静脉滴注缩宫素，直至宫缩良好后将手撤出。如经阴道还纳失败，可改为经腹子宫还纳术，如果患者血压不稳定，在抗休克同时行还纳术。

2. 子宫破裂　立即开腹行手术修补或行子宫切除术。

（三）胎盘因素的处理

胎儿娩出后，尽量等待胎盘自然娩出。

1. 胎盘滞留伴出血　对胎盘未娩出伴活动性出血者，可立即行人工剥离胎盘术，并加用强效宫缩剂。对于阴道分娩者，术前可用镇静药，手法要正确、轻柔，勿强行撕拉，以防胎盘残留、子宫损伤或子宫体内翻的发生。

2. 胎盘残留　对胎盘、胎膜残留者，应用手或器械清理，动作要轻柔，避免子宫穿孔。

3. 胎盘植入　胎盘植入伴活动性出血，若为剖宫产，可先采用保守治疗方法，如盆腔血管结扎、子宫局部楔形切除、介入治疗等；若为阴道分娩，应在输液和(或)输血的前提下，进行介入治疗或其他保守性手术治疗。如果保守治疗方法不能有效止血，则应考虑及时行子宫切除术。

4. 凶险性前置胎盘　即附着于子宫下段剖宫产瘢痕处的前置胎盘，常常合并有胎盘植入，出血量大。此处将其单独列出以引起重视。如果保守治疗措施，如局部缝扎或楔形切除、血管结扎、压迫缝合、子宫动脉栓塞等无法有效止血，应早期作出切除子宫的决策，以免发展为失血性休克和多器官功能衰竭而危及产妇生命。对于有条件的医院，也可采用预防性髂内动脉球囊阻断术，以减少术中出血。

（四）凝血功能障碍的处理

一旦确诊为凝血功能障碍，尤其是DIC，应迅速补充相应的凝血因子。

1. 血小板计数　产后出血尚未控制时，若血小板计数低于$(50~75) \times 10^9$/L或血小板计数降低并出现不可控制的渗血时，则需考虑输注血小板，治疗目标是维持血小板计数在50×10^9/L以上。

2. 新鲜冰冻血浆　是新鲜抗凝全血于6~8小时分离血浆并快速冰冻，几乎保存了血液中所有的凝血因子、血浆蛋白、纤维蛋白原。应用剂量为10~15ml/kg。

3. 冷沉淀　输注冷沉淀主要为纠正纤维蛋白原的缺乏，如纤维蛋白原水平高于

1.5g/L 不必输注冷沉淀。冷沉淀常用剂量为 0.10~0.15U/kg。

4. 纤维蛋白原 输入纤维蛋白原 1g 可提升血液中纤维蛋白原 0.25g/L，1 次可输入纤维蛋白原 4~6g（也可根据患者具体情况决定输入剂量）。总之，补充凝血因子的主要目标是维持凝血酶原时间及活化凝血酶原时间均 <1.5 倍平均值，并维持纤维蛋白原水平在 1g/L 以上。

三、产后出血的输血治疗

成分输血在治疗产后出血，尤其是严重产后出血中起着非常重要的作用。产后出血输血的目的在于增加血液的携氧能力和补充丢失的凝血因子。应结合临床实际情况掌握好输血的指征，既要做到输血及时、合理，又要做到尽量减少不必要的输血及其带来的相关不良后果。

1. 红细胞悬液 产后出血何时输注红细胞尚无统一的指征，往往是根据产妇出血量的多少、临床表现，如休克相关的生命体征变化、止血情况和继续出血的风险、血红蛋白水平等综合考虑来决定是否输注。一般情况下，血红蛋白水平 >100g/L 可不考虑输注红细胞，而血红蛋白水平 <60g/L 几乎都需要输血，血红蛋白水平 <70g/L 应考虑输血，如果出血较为凶险且出血尚未完全控制或继续出血的风险较大，可适当放宽输血指征。每个单位红细胞悬液是从 200ml 全血中提取的，每输注两个单位红细胞悬液可使血红蛋白水平提高约 10g/L，应尽量维持血红蛋白水平 >80g/L。另外，在剖宫产术中如果出血量超过 1 500ml，有条件的医院还可考虑自体血过滤后回输。

2. 凝血因子 补充凝血因子的方法同上述，包括输注新鲜冰冻血浆、血小板、冷沉淀、纤维蛋白原等。另外，在药物和手术治疗都无法有效止血且出血量较大并存在凝血功能障碍的情况下，有条件的医院还可考虑使用重组活化Ⅶ因子（rFⅦa）作为辅助治疗的方法，但由于临床研究证据不足不推荐常规应用，应用剂量为 90μg/kg，可在 15~30 分钟重复给药。

3. 止血复苏及产科大量输血 止血复苏（hemostatic resuscitation）强调在大量输注红细胞时，早期、积极地输注血浆及血小板可以纠正凝血功能异常（无须等待凝血功能检查的结果），而限制早期输入过多的液体来扩容（一般晶体液不超过 2 000ml，胶体液不超过 1 500ml），允许在控制性低血压的条件下进行复苏。过早输入大量的液体容易导致血液中凝血因子及血小板的浓度降低而发生"稀释性凝血功能障碍"，甚至发生 DIC 及难以控制的出血；过量的晶体液往往积聚于第 3 间隙中，可能造成脑、心、肺的水肿及腹腔间隔室综合征等并发症。产科大量输血在处理严重产后出血中的作用越来越受到重视，应用也越来越多，但目前并无统一的产科大量输血方案（massive transfusion protocol，MTP），按照国内外常用的推荐方案，建议红细胞∶血浆∶血小板以 1∶1∶1 的比例（如 10U 红细胞悬液 +1 000ml 新鲜冰冻血浆 +1U 机采血小板）输注。如果条件允许，还可以考虑及早应用 rFⅦa。

产后出血的防治流程

产后出血的处理可分为预警期、处理期和危重期，分别启动一级、二级和三级急救方案，见图 5-3。产后 2 小时出血量达到 400ml 且出血尚未控制者为预警线，应迅速启动一级急救处理，包括迅速建立两条畅通的静脉通道、吸氧、监测生命体征和尿量、向上级医护人员求助、交叉配血，同时积极寻找出血原因并进行处理；如果继续出血，应启动相应的二、三级急救措施。病因治疗是产后出血的最重要的治疗，同时应进行抗休克治疗，并请求麻醉科、ICU、血液科医师等协助抢救。在抢救产后大出血时，团体协作十分重要。如果缺乏严重产后出血的抢救条件，应尽早合理转诊。转诊条件包括：①产妇生命体征平稳，能够耐受转诊；②转诊前与接诊单位充分沟通、协调；③接诊单位具有相关的抢救条件。但是，对于已经发生严重产后出血且不宜转诊者，应当就地抢救，可请上级医院会诊。

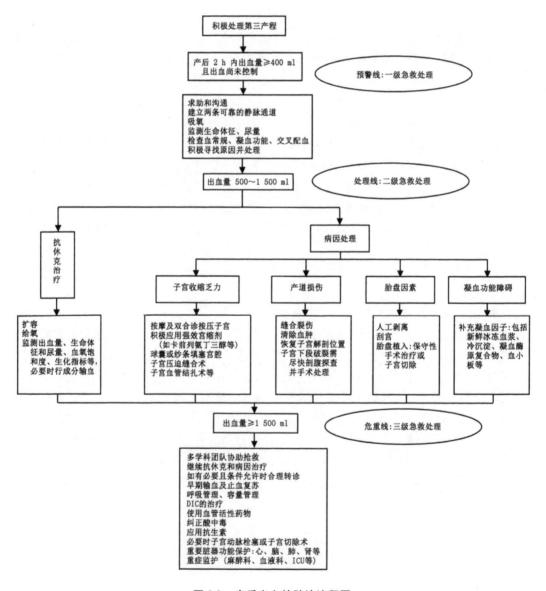

图 5-3 产后出血的防治流程图

附 2:《产后出血预防与处理指南(草案)》(2009)及《产后出血预防与处理指南(2014 年版)》解读

产后出血(postpartum hemorrhage)一直是导致全球孕产妇死亡的首要原因,而绝大多数产后出血所导致的孕产妇死亡,是由于诊断和处理延误所致。2014 年《全国妇幼卫生监测报告》显示:我国孕产妇主要死因构成情况,见表 5-4。虽然十多年来,产科出血(超过 80% 系产后出血)所致孕产妇死亡呈下降趋势,但产科出血仍然一直在孕产妇死因排位中高居榜首。鉴于此,我国产科学界历时 2 年,于 2009 年制定了我国首部产后出血指南,即《产后出血预防与处理指南(草案)》(2009)(以下简称为《2009 草案》),旨在规范和指导妇产科医师对产后出血的预防和处理,从而降低产后出血发生率,并降低产后出血相关的急诊输血、子宫切除等孕产妇发病率和产后出血所导致的孕产妇死亡。

表 5-4　2000—2012 年我国孕产妇主要死因构成比　　　　单位:%

年份 (年)	产科 出血	妊娠期 高血压 疾病	羊水 栓塞	产褥 感染	心脏病	肝病	血栓 栓塞症	其他	不详	合计
2000	40.5	14.9	10.8	5.1	8.5	5.1	0.0	14.8	0.3	100.0
2002	49.0	12.0	9.5	3.7	6.7	2.5	0.5	15.8	0.8	100.0
2004	45.2	11.3	10.0	1.3	9.6	2.2	2.0	17.8	2.6	100.0
2006	37.0	11.0	13.0	0.8	7.5	3.5	1.6	27.2	–	100.0
2008	34.2	8.7	13.2	0.8	10.1	3.8	4.9	24.3	–	100.0
2009	28.1	10.3	14.7	1.5	8.1	4.4	5.1	29.3	–	100.0
2010	27.8	12.3	9.2	1.2	10.9	3.1	3.1	32.4	–	100.0
2011	28.6	11.1	11.4	0.6	10.2	5.1	7.5	25.5	–	100.0
2012	27.0	8.0	12.0	1.4	10.9	3.2	5.2	32.3	0.0	100.0

注:其他是指除前述 7 项原因之外的导致孕产妇死亡原因;不详是指导致孕产妇死亡原因不明;– 表示未统计。本组数据均来源于 2014 年《全国妇幼卫生监测报告》

回顾我国临床对产后出血指南的制定历程如下:2007 年,《现代妇产科进展》详细介绍了当时加拿大产科临床使用的产后出血指南,即《产后出血的预防和处理指南》。该指南对我国产科医师具有很大启发作用,于是我国产科学界开始着手制定有关产后出血指南。2008 年初,中华医学会妇产科学分会产科学组经过集体讨论,将产后出血指南制定执笔的任务交予四川大学华西第二医院产科主任刘兴会教授。2008 年 4~12 月,刘兴会教授等在查阅几百篇关于产后出血文献的基础上,进行了大量前期准备工作,于 2009 年

2月初，参考加拿大、美国和英国等关于产后出血指南及最新循证医学证据，并结合国内外有关诊治产后出血的临床经验，完成我国首部产后出血指南初稿。2009年3月，该指南初稿经由国内资深产科专家董悦教授、黄醒华教授和盖明英教授进行逐字逐句斟酌、修改，并提出相关修改建议；刘兴会教授等根据其建议，对原稿进行再次修改，2009年3月底，完成修订稿；2009年4月初，该修订稿再由杨慧霞教授审阅，并提出相关修改建议，刘兴会教授等对该稿再次进行修订，于2009年4月底，最终完稿。2009年5月初，《中华妇产科杂志》编委会在黄山召开会议，杨慧霞、段涛、刘兴会、胡娅莉、贺晶、陈敦金等专家与《中华妇产科杂志》编辑部主任潘伟、侯存明就此指南进行专题讨论。刘兴会教授等根据讨论结果，再次对该指南内容条款进行完善，于2009年5月底，完成《2009草案》，并发表于《中华妇产科杂志》2009年7期。

2009年制定的《2009草案》，对指导产后出血的临床诊治工作、降低产后出血所导致的孕产妇死亡率发挥了重要作用。该指南发表5年来，虽然产科出血导致的孕产妇死亡率由2007年的13.5/10万降为2013年的6.6/10万，由产后出血导致的孕产妇死亡在西部地区也大幅下降，但产科出血在导致孕产妇死因中的构成比仍约占28%。近年由于临床对产后出血的防治有不少新的研究进展，因此中华医学会妇产科学分会产科学组于2014年再次对《2009草案》进行修订，制定了《产后出血预防与处理指南（2014年版）》（以下简称为《2014指南》）。《2014指南》在《2009草案》基础上，参考世界卫生组织（World Health Organization，WHO），国际妇产科联盟（International Federation of Gynecology and Obstetrics，FIGO）及加拿大、美国和英国关于产后出血的诊断与治疗最新指南与最新循证医学证据，并结合国内外有关临床经验，旨在规范和指导妇产科医师对产后出血的预防和处理。笔者拟就《2009草案》及《2014指南》进行解读，并增加一些成功和失败的案例分析，期望对妇产科临床医师有所帮助，使其对产后出血的诊治有一个更广泛、更深入的理解。

1. 产后出血的定义解读 《2009草案》中描述：产后出血是指胎儿娩出后24小时内出血量>500ml。该指南沿用的是WHO对产后出血的传统定义。根据目前研究，产科界对该传统定义尚存争议，需重新修改。我国产后出血防治组的统计结果表明：对于阴道分娩24小时失血量为（398±238）ml，以及剖宫产24小时失血量为（475.3±263.2）ml应定义为产后出血。因此，按照传统的产后出血定义，产后出血的发生率应该是较高的。2014年发表的一项来自法国的多中心研究表明，从2010年1月1日至2011年1月31日纳入5个医疗中心的4 058例阴道分娩受试者中，产后出血（>500ml）的发生率为10.02%（402/4 058）。国内临床上诊断产后出血的比例较低，这应归咎于目前临床对于失血量存在低估的缘故。《2014指南》中描述：产后出血是指胎儿娩出后24小时内阴道分娩者出血量≥500ml、剖宫产分娩者出血量≥1 000ml；严重产后出血（severe postpartum hemorrhage）是指胎儿娩出后24小时内分娩者出血量>1 000ml；难治性产后出血（intractable postpartum hemorrhage）是指采取子宫收缩药、持续性子宫按摩或按压等保守措施无法止血，需要外科手术、介入治疗，甚至切除子宫处理的严重产后出血。由于阴道分娩和剖宫产分娩导致的出血量存在差异，结合国外文献报道，《2014指南》对产后出血定义，按照阴道分娩和剖宫产进行了划分。人民卫生出版社出版的《妇产科学》（第8版）中也已将产后出血定义为：阴道分娩24小时内失血量>500ml，剖宫产分娩时失血量>1 000ml。此外，笔者对采取常规处理方法(子宫按摩或压迫＋应用宫缩剂)无法有效止血,需要保守性手术或介入治疗,甚至切除子宫的严重产后出血,称为难治性产后出血。这样,更利于引起临床对该类患者的重视,同时利于医师与医师、医师与护士、医师与麻醉医师、医师与患者及其家属之间更好地进行沟通及交流。因此,《2014指南》中增加了对严重产后出血及难治性产后出血的定义。

2. 产后出血的原因与高危因素解读 《2009草案》中描述:导致产后出血的4大原因是宫缩乏力(占70%～90%)、产道损伤(占20%)、胎盘因素(占10%)和凝血功能障碍(占1%)。这4大原因可以合并存在,也可以互为因果;每种原因又包括各种病因和高危因素。该指南详细列举了导致产后出血的4大原因及高危因素。在这4大原因中,宫缩乏力最为常见,但临床切不可仅专注于宫缩乏力,因为宫缩乏力可与胎盘因素和产道损伤并存,因此要特别注意理解"4大原因可以合并存在,也可以互为因果"的含义。该指南将产道损伤列为导致产后出血的第2大原因,但根据最新《全国妇幼卫生信息分析报告》显示,胎盘因素已经由以前导致产后出血原因的第3位上升至现在的第2位,特别是前置胎盘及胎盘植入,更是导致产后出血的高危因素,值得临床重视。《2009草案》中描述:所有产妇均有发生产后出血的可能,但有一种或多种高危因素者更易发生。值得注意的是,有些产妇即使未达到产后出血的诊断标准,也可能会出现严重的病理、生理改变,如合并妊娠期高血压疾病、妊娠合并贫血、脱水或身材矮小等血容量储备不足的产妇。对有产后出血高危因素的产妇临床上一般均高度重视,在其分娩时,严密观察、注意及时应用宫缩剂及充分备血等,因此结局大多良好;但是临床常忽视看似很正常的产妇,忽略其因进入产程后疼痛影响,导致其数小时未进食、未睡眠及无小便等,而导致严重产后出血发生。因此,临床应将所有产妇当作可能发生产后出血的高危产妇对待。合并妊娠期高血压疾病,妊娠合并贫血、脱水或身材矮小等血容量储备不足的产妇,对失血耐受极差,极易发生失血性休克,而且一旦发生大出血,因其不能耐受快速输血、输液,临床处理极为棘手。因此,对产后出血一定要树立预防为主的思想。《2014指南》中对产后出血原因及其高危因素阐述与《2009草案》无显著性差异。

3. 产后出血的诊断解读 《2009草案》中描述:诊断产后出血的关键在于对失血量有正确的测量和估计,错误低估将丧失抢救时机。20世纪60年代,WHO产后出血技术小组提出,产后出血量仅靠临床估计和测量,可能对实际失血量低估30%～50%。由此可见,临床对产后出血量估计非常不足。临床实际中,低估失血量非常常见。笔者所在医院曾遇到1例夜间自然分娩产妇出血较多,医师估计的出血量仅为600ml,但次日复查血常规结果显示,血红蛋白(hemoglobin, Hb)水平仅为76g/L,而分娩前其Hb水平为118g/L,据此推算失血量应为1 600～2 000ml。类似对失血量明显低估的事件,在各家医院均时有发生,值得同行予以重视。《2009草案》中描述:突然大量的产后出血,容易引起临床重视和早期诊断,而缓慢的持续少量出血和血肿却容易被忽视。临床上有不少因缓慢持续少量出血未引起重视,而延误诊断和抢救的例子。要避免此种情况发生,唯有加强监护,尤其是产后2小时内是产后出血高发期,应该密切观察子宫收缩情况,定时按压子宫,避免出血聚集在宫腔内;并且应该对产妇的会阴垫进行定时称重计算失血量,而不是靠目测估计失血量。临床对各类血肿更易忽视,如产道裂伤形成的会阴深部血肿、剖宫产切口撕裂或缝合不良形成的阔韧带血肿等。因是内出血，检查时不易被发现，当产妇出现休克症状时，往往为时已晚。在国内某大医院曾因为对剖宫产分娩切口两端缝合不良，而发生后腹膜血肿导致产妇死亡的事件，临床应引以为戒。《2009 草案》中描述：失血量的绝对值对不同体重者意义不同。因此，对于产后出血的诊断，最好能计算出失血量占总血容量的百分率，妊娠末期总血容量(L)的简易计算方法为：非孕期体重(kg)×7%×(1+40%)，或非孕期体重(kg)×10%。正常非孕期成年女性的血容量约为体重的7%，由于从孕龄为6 孕周起血容量逐渐增加，至32~34 孕周时达到高峰，并且一直持续到分娩，血容量共计增加30%~50%。因此，对血容量增加量取中间值，即血容量增加40%，孕末期个体的总血容量=非孕期体重(kg)×7%×(1+40%)，将该公式化简，即为非孕期体重(kg)×10%。该计算公式仅适用于孕期体重增加正常的孕妇，而有些孕妇孕期体重增加不足，则血容量增加不足30%~50%，故不适合用此公式进行血容量估算。如果不知道个体非孕期体重，可以采用孕末期体重×7%代替。

《2009 草案》中描述：常用估计失血量的估算方法包括以下4 种方法。①称重法或容积法；②监测生命体征、尿量和个体精神状态，见表5-5；③休克指数法：休克指数=心率/收缩压(mmHg)(1mmHg=0.133kPa)；④Hb 水平测定法：Hb 水平每下降10g/L，则失血量为400~500ml。在产后出血早期，由于血液浓缩，Hb 水平常不能准确反映实际出血量，由此提供4 种估算失血量的方法，但临床上过低估计失血量仍然是突出的问题。国外文献报道，全球产后出血发生率为10.8%，若采用客观的出血量测量方法，其发生率将达14.2%。国内妇产科专著引用的我国产后出血发生率仅为1.6%~6.4%。由此可见，我国临床上产后出血量的估计存在严重不足，常导致临床对产后出血诊断和处理延迟，最终造成难治性产后出血的发生，甚至导致孕产妇围生期子宫切除和死亡。因此，准确估算和测量产后出血量，是诊断和治疗产后出血的重要前提。《2009 草案》详细列举通过监测个体生命体征、尿量和精神状态估算失血量的方法。由于孕期个体血容量可增加30%~50%，其好处是有助于孕妇耐受母儿代谢需求量的增加和分娩时的失血，但坏处是与非孕妇相比，孕妇丢失更多的血液才会出现低血容量客观指标改变，这可能导致临床对产后出血延误诊断和处理。由表5-5 可见，当孕产妇出血量在总血容量的20%以内，即1 000ml 以内时，个体生命体征往往并无明显改变，仅当出血量达到总血容量的20%~30%时，才开始出现生命体征窘迫表现，而且往往是脉搏先增快，而血压可能尚在正常范围，很容易被临床忽视；但实际上，此时个体因产后出血已相当危险，一旦出血量超过总血容量的40%，其全身情况将迅速恶化。孕产妇的失血性休克，从代偿到失代偿往往很突然，需要临床予以高度警惕。《2009 草案》中描述：失血速率也是反映个体病情轻重的重要指标。产后出血重症情况包括：失血速率>150ml/min；3 小时内出血量超过总血容量的50%；24 小时内出血量超过全身血容量。以上3 种情况是国外文献中关于大量出血(massive blood loss)的定义(1994 年 Fakhry 与 Shedon，1997 年 Mollison 所推荐)，尤其是第2 种出血情况，非常危急，可谓出血凶猛，"就像打开了消防水龙头"，必须立即有效止血，处理稍有延误，就可威胁产妇生命。《2014 指南》中对产后出血的诊断与《2009 草案》内容阐述无显著性差异。

表 5-5　产后出血的临床表现

失血量占血容量比例/%	脉搏/次	呼吸/次	收缩压	脉压差	毛细血管再充盈速度	尿量/(ml·h)	中枢神经系统症状
<20	正常	14~20	正常	正常	正常	>30	正常
20~30	>100	>20~≤30	稍下降	偏低	延迟	20~30	不安
31~40	>120	>30~≤40	下降	低	延迟	<20	烦躁
>40	>140	>40	显著下降	低	缺少	0	嗜睡或昏迷

4. 产后出血的预防解读　《2009 草案》中描述：加强个体产前保健，产前积极治疗基础疾病，临床充分认识产后出血高危因素。高危孕妇应于分娩前转诊到有输血和抢救条件的医院。基层医院缺乏处理产后出血的药物和熟练掌握止血技能的医务人员，因此应严格执行高危孕妇三级转诊制度。一些基层医院及私立医院，对采取剖宫产分娩患者，并未于术前常规备血，这是非常危险的。建议对所有采取剖宫产手术分娩患者，必须于术前常规预备红细胞悬液 2U，对产后出血高危孕妇，应根据病情增加备血量；对阴道试产患者，如果合并产后出血高危因素，也应备血。《2009 草案》中描述：对分娩患者应积极处理第三产程。循证医学研究表明，第三产程积极干预，可有效降低产后出血和发生产后出血的危险度。积极处理第三产程包含 3 个主要的干预措施：①头位胎儿前肩娩出后，胎位异常胎儿全身娩出后及多胎妊娠最后一个胎儿娩出后，应预防性采用缩宫素（Ⅰa 级证据）处理，使用方法为缩宫素 10U 肌内注射或 5U 稀释后静脉滴注，也可将 10U 缩宫素加入 500ml 5% 葡萄糖液中，以（100~150）ml/h 速率静脉滴注；②胎儿娩出后（45~90 秒），及时钳夹并剪断脐带，有控制地牵拉脐带协助胎盘娩出；③胎盘娩出后按摩子宫。在积极处理第三产程的以上 3 项主要措施干预下，预防性应用缩宫素为Ⅰa 级证据。科克伦（Cochrane）系统评价表明：与应用安慰剂相比，预防性应用缩宫素，可显著降低产后出血的发生率与需要治疗性应用缩宫素的比率，因此强烈建议在第三产程预防性应用缩宫素。2012 年 WHO《产后出血防治指南》也明确指出，对所有产妇应在第三产程预防性使用宫缩剂。短效缩宫素的半衰期短，需持续静脉泵入才能有效促进子宫收缩。因此，《2014 指南》新增预防剖宫产产后出血药物卡贝缩宫素，其半衰期长（40~50 分钟）、起效快（2 分钟）、给药简便，将 100μg（1ml）单剂静脉推注，可减少治疗性子宫收缩药的使用，安全性与短效缩宫素相似。如果缺乏缩宫素，也可选择使用麦角新碱或米索前列醇。现有随机对照试验（randomized controlled trial，RTC）并不支持另外 2 项干预措施。近年循证医学证据表明，及时断脐并不能减少产后出血的发生，反而可能增加新生儿贫血等风险。因此，2007 年后 WHO《产后出血防治指南》中已偏向于延迟钳夹和剪断脐带，但临床对于"延迟"的定义理解，迄今尚不统一，2012 年，WHO 在该项指南中将其界定为胎儿娩出后 1~3 分钟。来自 WHO 孕产妇健康研究协作组（2012 年）和 2013 年 Deneux 等的 2 项多中心 RTC 均显示，控制性牵拉脐带，并不能降低产后出血的发生率。同时，2012 年 WHO《产后出血防治指南》并不推荐常规预防性按摩子宫，因其认为该项措施并不能预防产后出血发生，反而会增加患者的不适。由四川大学华西第二医院

组织的全国多中心前瞻性临床 RTC(作为 I 级证据推荐)亦表明,胎盘娩出后常规子宫按摩 30 分钟并不能减少产后出血量。因此,《2014 指南》推荐:延迟钳夹脐带(胎儿娩出后 1~3 分钟),仅在怀疑胎儿窒息而需要及时娩出并抢救的情况下,才考虑娩出后立即钳夹并切断脐带。控制性牵拉脐带以协助胎盘娩出,并非预防产后出血的必要手段,仅在接生者熟练牵拉方法,并且认为确有必要时才选择性使用。在预防性使用子宫收缩药后,不推荐常规进行预防性的子宫按摩以预防产后出血,但是接生者应在产后常规触摸宫底,了解子宫收缩情况。值得注意的是,当确定胎盘已经剥离后,以正确的手法助娩胎盘非常重要,而且助娩胎盘后,顺势触摸子宫收缩情况也非常重要。一旦子宫收缩欠佳,及时给予按摩非常奏效,而且往往不需太多时间,几分钟即可刺激子宫良好收缩。另外需要提醒的是:剖宫产胎儿娩出后,勿急于徒手剥离胎盘,应待其自行剥离后牵引娩出,这样可减少约 30% 出血量。如超过 5 分钟胎盘尚未剥离,应警惕胎盘粘连。《2009 草案》中描述:产后 2 小时是发生产后出血的高危时期,应密切观察子宫收缩情况和出血量变化,并应及时排空膀胱。在《2014 指南》中,还强调对于有产后出血高危因素者,其产后出血高危时期应扩展至产后 4 小时。在产后出血高危时期,应该密切观察子宫收缩情况,定时按压子宫,避免出血在宫腔内聚积;并且应对产妇会阴垫进行定时称重估算失血量,而不是靠目测估算。

5. 产后出血的处理流程解读 《2009 草案》中描述:对产后出血的处理可分为预警期、处理期和危重期,分别启动一、二和三级急救方案。产后 2 小时出血量 >400ml 为预警线,应迅速启动一级急救方案,包括迅速建立两条畅通的静脉通道、吸氧、监测生命体征和尿量、向上级医护人员求助、交叉配血,同时积极寻找出血原因并进行处理。如果继续出血,应启动相应的二级与三级急救方案。病因治疗是对产后出血最重要的治疗措施,应同时兼顾抗休克治疗,并可请求麻醉科、重症监护室(intensive care unit, ICU)及血液科医师等协助抢救。在抢救产后大出血时,团体协作十分重要。

《2009 草案》中详细列出了产后出血的处理流程,在所有急救处理中,特别强调预警期一级急救处理中的"求助"和二级与三级急救处理中的"团队协作"。因为严重产后出血是产科的危急重症,绝不是产科医师凭一己之力便能处理应对的,需要麻醉科、检验科(血库)、ICU 等医护人员组成的团队,进行紧密有序协作,必要时需要资深妇科肿瘤医师上台协助有效止血。另一方面,临床应及时与患者家属沟通,及时有效的医患沟通是抢救产后出血,特别是严重产后出血的必需环节。在英国皇家妇产科医师协会发布的最新《产后出血诊治指南》中,对产后出血的处理流程将沟通列为第 1 位,包括沟通、复苏、监测和检查及止血 4 步,此处的沟通,包括抢救团队的沟通、协作和及时与家属沟通病情。

6. 产后出血的处理原则解读 《2009 草案》中描述:应在寻找出血原因的同时进行一般处理,包括向有经验的助产士、上级产科医师、麻醉医师和血液科医师求助,通知血库和检验科做好备血准备;建立双静脉通道维持血液循环,积极补充血容量;进行呼吸管理,保持气道通畅,必要时给氧;监测出血量和生命体征,留置尿管,记录尿量;交叉配血;进行基础实验室检查(血常规、凝血功能与肝、肾功能检查等),并进行动态监测。

(1)补充血容量:既往临床上普遍认为,产科失血性休克的液体复苏为尽早、尽快大量补充液体,充分恢复患者的有效血容量,使血压恢复至正常水平,保证组织器官的血液灌注。但近年研究表明：在活动性出血尚未得到有效控制前，大量补液可增加血液丢失，引起稀释性凝血功能障碍，减少组织氧供，从而引起酸中毒。同时，大量快速补液可影响患者血管收缩反应，造成血栓移位，致使出血重新开始，增加出血量。另外，大量液体输入可造成肺水肿，不利于氧弥散，而且血液过度稀释，不利于氧的携带和运送，影响组织血供及氧供，扰乱机体本身代偿机制和内环境稳定。因此，及时有效控制出血及输血（成分输血）是复苏的关键。

综上所述，对产后出血患者补充血容量提出如下建议：①在急性失血初期选用晶体液与胶体液同时输注，两者比例为（2~3）∶1；②注意对患者保温，液体和血液加温后输注。

（2）子宫按摩或压迫法：宫缩乏力的处理原则是：先简单、后复杂；先无创，后有创。其流程如下：子宫按摩（uterine massage）或压迫法＋宫缩剂→宫腔填塞或（和）B-Lynch 缝合或（和）子宫动脉结扎→子宫动脉栓塞→子宫切除。其中"宫缩剂＋子宫按摩或压迫法"是最基本的处理措施，如不能奏效，应当机立断迅速实施宫腔填塞、B-Lynch 缝合和子宫动脉结扎等保守性手术。这三种手术对于宫缩乏力的处理不分优劣，根据患者病情和施术者熟练程度选择，亦可联合应用。如保守性手术仍不能奏效，产妇病情尚稳定，在有条件的医院则可考虑介入治疗，否则应果断、及时切除子宫以挽救患者生命。《2009 草案》中描述：子宫按摩或压迫法：可采用经腹按摩或经腹、经阴道联合按压，按摩时间以子宫恢复正常收缩并能保持收缩状态为止，应配合应用宫缩剂。子宫按摩或压迫法是处理产后出血最简单的应急方法，无须任何器械，只需产科医师的一双手，可分为经腹部按摩法和经腹、经阴道联合压迫法。这两种方法适用于产后子宫收缩乏力或前置胎盘产后子宫下段不收缩所致产后出血者。①经腹部按摩法：一手在耻骨联合上方上推子宫，另一手拇指在子宫底部前方，其余 4 指在子宫底部后方，均匀有力地按摩子宫底刺激宫缩，并压迫宫体迫使宫腔内积血排出（见图 5-4）。若是子宫下段收缩乏力出血，则采用一手拇指和 4 指放在子宫下段两侧，抓住子宫下段进行按摩（见图 5-5）。经腹部按摩法对腹壁肥胖的产妇效果较差；②经腹、经阴道联合压迫法：一手戴消毒手套并涂抹聚维酮碘（碘伏）后，伸进阴道并向上挤压子宫，另一只手放在腹部宫底部，与阴道内的手相对应压迫子宫，可分为下述两种手法。经腹、经阴道联合压迫法方法 a：将一手伸入阴道内握紧子宫颈部，或置于后穹隆，另一手在腹壁将宫底向下推压，使宫颈和宫体重叠压紧（见图 5-6）。该法对子宫下段的压迫作用明显，更适用于前置胎盘所致的产后出血。经腹、经阴道联合压迫法方法 b：一手伸入阴道，做握拳状置于前穹隆顶住子宫前壁，另一手自腹壁推压宫体后壁并使宫底前屈，两只手相对紧压宫体（见图 5-7）。该法主要着力点在子宫体，更适用于宫缩乏力所致产后出血；③子宫按摩或联合压迫法止血。

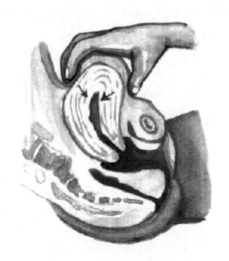

图 5-4　经腹按摩子宫法

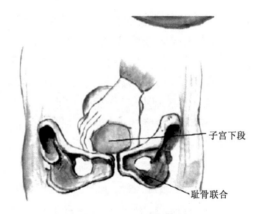

子宫下段

耻骨联合

图 5-5　经腹按摩子宫法

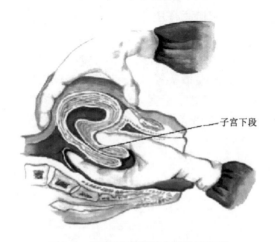

子宫下段

图 5-6　经腹经阴道联合压迫子宫法

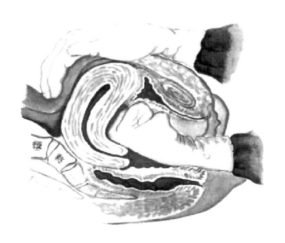

图 5-7　经腹经阴道联合压迫子宫法

注意事项：医师的责任心非常重要，按摩或压迫止血一定要有效，过轻的压力会导致宫腔积血而掩盖病情。笔者长期的临床经验表明，一个人用力按压最多可坚持5~10分钟，因此需多人轮换；经腹、经阴道联合压迫法如果一个人操作困难，可两个人配合，一人负责经阴道内压迫，另一人负责经腹壁压迫。国外最新研究也支持上述观点，认为一个人能有效按压的时间上限为 150 秒，两个人组合的有效按压上限为 5 分钟，并认为最好是组成一个抢救小组。经腹部按摩法和经腹、经阴道联合压迫法止血可以配合序贯应用，出血紧急汹涌时，可迅速实施经腹、经阴道联合压迫法止血，出血控制后改为经腹部按摩法。按摩或压迫中要反复评价患者情况，定时测量阴道出血量。按摩或压迫时间以子宫恢复正常收缩，并能保持收缩状态为止，有时可长达数小时。按摩或压迫时要配合应用宫缩剂以达到止血目的。

（3）宫缩剂：《2009 草案》中描述，缩宫素为预防和治疗产后出血的一线药物。治疗产后出血方法为：采用缩宫素 10U 肌内注射、子宫肌层或宫颈注射，此后将 10~20U 缩宫素加入 500ml 晶体液中静脉滴注，给药速率根据患者的反应调整，常规速率为 250ml/h，约为 80mU/min。静脉滴注缩宫素可立即起效，但半衰期短（1~6 分钟），故需持续静脉滴注。缩宫素应用相对安全，大剂量应用时可引起高血压，水、钠潴留和心血管系统不良反应。快速静脉注射未稀释的缩宫素，可导致低血压、心动过速和（或）心律失常。因缩宫素存在受体饱和现象，无限制加大用量反而效果不佳，并可出现不良反应，故 24 小时总量应控制在 60~80U。缩宫素是最常用的子宫收缩药物，是预防和治疗产后出血的一线药物（一线药物还有麦角新碱，但目前国内已停产）。缩宫素作用机制是选择性促进子宫平滑肌及乳腺管平滑肌收缩，具有引发及加强宫缩的作用。缩宫素通过与缩宫素受体结合而发挥作用，随着孕周增大，缩宫素受体增多，子宫对缩宫素越敏感；受体浓度按照宫体、子宫下段、宫颈递减，故缩宫素主要对宫体起作用。小剂量缩宫素可使子宫平滑肌张力增高、收缩力加强、收缩频率增加，但仍然保持节律性、对称性和极性，临床上主要用于引产；缩宫素剂量增大，将引起子宫肌张力持续增高，乃至舒张不完全，最后发生强直性收缩，临床上用于产后止血。但总体而言，缩宫素的作用比较温和。缩宫素用于预防和治疗产后出血时，可肌内注射，也可静脉给药。缩宫素静脉滴注可立即起效，但半衰期很短，滴注完毕后其效应逐渐减退，故需持续静脉滴注；肌内注射开始起作用比较慢，但是维持时间比较长。

缩宫素在应用过程中的注意事项包括：冷藏保存；24 小时总剂量控制在 60~80U。缩宫素应用相对安全，无明显禁忌证，不良反应较少。要特别注意的是：快速静脉注射未经稀释的缩宫素，可导致产妇显著短暂低血压、心动过速或心律失常。这种影响对多数产妇不会导致严重后果，但对于高位椎管内阻滞、低血压或心动过缓及伴大出血的剖宫产患者，可能造成严重低血压，甚至心搏骤停。缩宫素的心血管不良反应与剂量有关。多数学者认为，每次该药以 <5U 缓慢静脉滴注，或稀释后静脉滴注，对血流动力学影响较小。临床上还有相当数量产科医师习惯于一次性大剂量应用缩宫素，如 20U 宫壁注射，再加 20U 静脉注射，这种用法完全不符合用药原则。对于治疗宫缩乏力应用缩宫素的最低有效剂量尚在探索中，目前仍无定论。《2009 草案》中建议治疗宫缩乏力时，将缩宫素 10~20U 加入 500ml 晶体液中静脉滴注，常规给药速率为 250ml/h。按照该速率静脉输注，液体用量较多，一般患者可耐受，但合并心脏病、重度子痫前期者不能耐受。笔者的经验是，可采用 40U 缩宫素加入 500ml 晶体液中，采用静脉泵以 50~100ml/h 泵入，这样液体用量少、维持时间长，效果理想。《2014 指南》中推荐的用于治疗宫缩乏力的新型药物为缩宫素的长效制剂卡贝缩宫素。该药半衰期为 40 分钟，临床和药理特性与缩宫素类似，也是通过与子宫平滑肌的缩宫素受体结合发挥作用。国内外多中心 RTC 均表明：该药在控制择期剖宫产术后个体出血时与缩宫素同样有效。与应用传统缩宫素相比，应用长效缩宫素可使需要后续宫缩剂治疗和子宫按摩的患者比例降低。卡贝缩宫素的优势是单次给药、维持时间长、使用便捷；缺点是价格较昂贵。应用卡贝缩宫素的指征是：用于硬膜外麻醉或腰椎麻醉下的选择性剖宫产术后，以预防子宫收缩乏力和产后出血。其用法是：剖宫产胎儿娩出后，在 1 分钟内单剂量缓慢静脉注射 100μg（1 支 × 1ml）。应用该药的注意事项包括：需在 2~8℃冷藏保存。对于急诊剖宫产、全身麻醉下剖宫产或产妇有明显心脏病、高血压、凝血疾病或肝、肾和内分泌疾病，经阴道分娩后采用卡贝缩宫素治疗宫缩乏力，均尚无相关研究文献报道，剂量亦尚未确定。单剂量注射卡贝缩宫素后，对于未产生足够子宫收缩的患者不能重复给予卡贝缩宫素，但可以考虑给予其他子宫收缩药物，如缩宫素、前列腺素制剂等。

（4）卡前列素氨丁三醇：《2009 草案》中描述，卡前列素氨丁三醇（欣母沛）为前列腺素 $F_{2\alpha}$ 衍生物（15-甲基 $FGF_{2\alpha}$），可引起全子宫协调有力收缩；用法为 250μg（1 支）深部肌内注射或子宫肌层注射，3 分钟起作用，30 分钟达作用高峰，可维持宫缩 2 小时；必要时可重复使用，总剂量不得超过 2 000μg（8 支）。该药对于哮喘、心脏病和青光眼患者禁用，高血压患者慎用；不良反应较轻微，偶尔有暂时性恶心、呕吐等。该药作为治疗宫缩乏力的二线药物，适用于常规处理方法无效的子宫收缩乏力引起的产后出血（常规处理方法包括静脉滴注缩宫素和子宫按摩）。

该药在国外于 20 世纪 80 年代用于临床，2002 年引进中国。Oleen 报道迄今最大的产后出血多中心 RTC（12 个医疗机构，纳入 237 例产后出血患者），使用该药后，患者总有效率为 94.9%，绝大多数患者的用量为 250~500μg，最大剂量为 1 250μg（5 支）。笔者认为，卡前列素氨丁三醇能有效控制产后出血，若该药无效，则通常存在其他原因，如凝血功能障碍、绒毛膜羊膜炎及胎盘残留和产道损伤等。

临床经验表明，卡前列素氨丁三醇治疗产后出血，用药越早效果才越好。Mercier 等建议若应用缩宫素 15~30 分钟无效后，应立即换用该药。Biswas 等的 RTC 比较了阴道分娩者第三产程预防性静脉输注卡前列腺素（125μg）和静脉输注麦角新碱（0.2mg）的效果，数据显示，两组胎盘排出时间分别为 4 分钟和 16.5 分钟，两组产后出血量分别为95.6ml 和 249.6ml。由北京协和医院组织全国 16 家医院进行的有关该药的多中心前瞻性 RTC 发现，择期剖宫产患者应用该药的术后出血量，较单纯使用缩宫素者显著减少，分别为（499 ± 292）ml 与（622 ± 319）ml。因此，《2014 指南》建议针对产后出血高危患者，该药可直接作为第三产程的预防性应用。综上所述，对于具有明显高危因素的产妇（前置胎盘、多胎妊娠、羊水过多及中重度贫血等），一旦发现治疗产后出血的一线药物效果欠佳，应尽快、尽早启用卡前列素氨丁三醇，若用药过晚，患者已经休克，包括子宫也已经缺血休克，则使用再强的宫缩剂也无济于事。部分临床医师对于启用卡前列素氨丁三醇等二线药物较为保守，易于造成延误治疗时机，而导致难治性产后出血发生，应引以为戒。与米索前列醇相比，卡前列素氨丁三醇的不良反应较轻微，多与其他系统平滑肌收缩有关，如暂时性的恶心、呕吐及腹泻等。该药最大的缺点是价格贵。经过近 10 年的临床应用发现，对前置胎盘患者预防性应用卡前列素氨丁三醇，不但效果较好，而且可减少后续治疗，如持续子宫按压等。目前该药在四川省是县级及以上医院的必备产后出血抢救药品。

（5）米索前列醇：《2009 草案》中描述，米索前列醇系前列腺素 E_1 衍生物，可引起全子宫有力收缩。该药应用方法为 200~600μg 单次顿服或舌下给药。但该药不良反应较大，导致的恶心、呕吐、腹泻、寒战和体温升高较常见；高血压及活动性心、肝、肾脏病与肾上腺皮质功能不全者慎用，青光眼、哮喘及过敏体质者禁用。WHO 投入大量经费对米索前列醇进行研究，原因为很多非洲国家根本不能生产缩宫素，因缩宫素是针剂，而应用受限。米索前列醇具有不需冷藏、口服用药方便、吸收迅速、半衰期较长及费用低廉等优点，适合产后出血和孕产妇死亡发生率最高而且卫生条件较差的非洲和南亚国家。

循证医学的系统评价表明，与安慰剂相比，米索前列醇 600μg 口服（RR = 0.31，95% CI：0.10~0.94）或舌下含化（RR = 0.66，95% CI：0.45~0.98）对减少严重产后出血的发生可能有益，但不推荐重复使用。与注射缩宫素者相比，口服米索前列醇者发生严重产后出血的风险增加（RR = 1.32，95% CI：1.16~1.51），且应用米索前列醇可显著增加患者发生寒战和体温升高（38℃）的风险。

综合目前文献对该药的研究结果，《2014 指南》建议应用米索前列醇的指征为：当缺乏缩宫素，或应用缩宫素效果不佳而又缺乏卡前列素氨丁三醇时，可以考虑应用米索前列醇预防和治疗产后出血。该指南中，米索前列醇的用法为 200~600μg 单次顿服或舌下给药，对于处于麻醉下的患者，可以采用直肠给药途径。需要特别注意的是：国内药物说明书上米索前列醇的适应证仅为与米非司酮序贯合并使用，用于终止停经 49 天内的早期妊娠。在美国，米索前列醇用于产后出血一直未通过美国食品药品监督管理局

(Food and Drugs Administration, FDA)认证。

(6)其他药物:《2009草案》中描述,其他治疗产后出血的宫缩剂还包括卡前列甲酯栓及麦角新碱等。在治疗宫缩乏力所引起的产后出血时,可将卡前列甲酯栓2枚(1mg)置入阴道内,贴附于阴道前壁下1/3处,约2分钟。该药可引起腹泻、恶心、呕吐、腹痛及面部潮红等不良反应,停药后上述反应均可消失。卡前列甲酯栓对合并心血管疾病、哮喘及严重过敏体质、青光眼孕产妇禁用。我国目前暂无麦角新碱生产。

(7)止血药物:《2014指南》中描述,如果宫缩剂止血失败,或者出血可能与创伤相关,可考虑使用止血药物,推荐使用氨甲环酸。该药具有抗纤维蛋白溶解作用,1g/次静脉滴注或静脉注射,0.75~2.00g/d。如果患者发生产后出血,临床检查发现其子宫质硬,收缩佳,但仍有阴道大量出血,在排除胎盘因素及软产道损伤后,可考虑静脉滴注氨甲环酸治疗产后出血。杨慧霞等曾在10多年前进行有关该药的多中心前瞻性RTC研究,结果表明,该药治疗产后出血有效;国外产后出血相关指南也推荐对产后出血患者使用氨甲环酸。该药的常用方法是将1g氨甲环酸(1支)加入500ml平衡液中静脉滴注。

(8)手术治疗

①宫腔填塞:《2009草案》中描述,宫腔填塞有宫腔水囊压迫和宫腔纱条填塞术两种方法。阴道分娩后宜选用水囊压迫,剖宫产术中宜选用纱条填塞。宫腔填塞后,应密切观察患者出血量、子宫底高度及生命体征变化等,动态监测Hb水平、凝血功能,以避免宫腔积血;水囊或纱条放置24~48小时后取出,注意预防感染。

宫腔纱条填塞术是一种古老的止血方法,对技术要求较高,必须压紧宫腔,并不留空隙。有学者认为,纱条填塞术掩盖了出血真相,不符合子宫复旧生理,担心填塞后宫腔隐匿出血或并发严重感染。近年国内外产科医师经过长期临床实践后,对该法进行重新评价表明,只要该法应用得当,仍然是一种快速、安全、有效及可行的急救措施。宫腔纱条填塞术前出血量与填塞效果有关,填塞前出血量越少,填塞效果越好。因此,当产后出血经常规处理(子宫按摩或按压加宫缩剂)无效时,应果断采取保守性手术止血。宫腔纱条填塞术适用于宫缩乏力或前置胎盘所致产后出血,经宫缩剂无效者。此法在剖宫产术中(尤其宫口未开者)应用成功率高,因直视下操作方便,容易填满宫腔,效果明显;而经阴道分娩者,因操作不便而效果较差。填塞前应先确定宫腔内无胎盘胎膜残留和无产道裂伤。需要几条纱条填塞时,应在纱条间行牢固的端端缝合。剖宫产术中填塞纱条,在缝合子宫切口时,应避免缝到纱条导致取出困难。因纱条有很强的吸血作用,可能发生隐匿性积血,因此纱条填塞速度要快,填塞应紧而均匀,不留空隙,才能达到有效止血的目的。填塞术中和术后均需配合应用宫缩剂,术毕监测生命体征,密切观察宫底高度和阴道流血量,定期观察尿量,应用抗菌药物预防感染。子宫腔内填塞纱条后,若仍存在宫腔内出血,常表现为实际出血量与阴道流血量不一致,需根据阴道出血量、宫底高度改变及低血容量表现等综合分析,必要时行超声检查以观察有无宫腔内隐匿性积血;一旦确定出血继续存在,需要再次手术或采取其他处理产后出血的措施。纱条放置24~48小时取出;取出纱条前要备血和准备宫缩剂,建立静脉通道。抽取纱条要在手术室进行,动作缓慢、轻柔,同时,应用使用宫缩剂或按摩宫底等方法促进宫缩。若取出纱条后应用各种方法仍有活动性出血,需再次手术或采取其他处理产后出血的措施。

宫腔球囊填塞术是近年用于处理产后出血的新方法，较纱条填塞更简单而快速。其推广应用可减少介入治疗及其他保守性手术的实施必要。宫腔球囊填塞术适用于阴道分娩后，由于宫缩乏力引起的产后出血应用宫缩剂无效，并且在放射介入或者手术干预，如 B-Lynch 缝合、髂内动脉结扎或者子宫切除术之前；剖宫产术中、术后或者既往有剖宫产者阴道分娩后出现产后出血也适用。《2014 指南》中，剖宫产术中也可选用宫腔球囊填塞术。可供填塞的球囊有专为宫腔填塞而设计的 Bakri 紧急填塞球囊和原用于其他部位止血的球囊术，如 Rusch 泌尿外科静压球囊导管和三腔带囊胃管，以及 Foley 导尿管；当无其他合适物品可用时，甚至可采用尿管和避孕套自制。在球囊填充期间，需要预防性使用抗菌药物和应用宫缩剂。球囊在放置 24~48 小时后移去，取出球囊前要备血和准备宫缩剂，建立静脉通道，在手术室进行。首先缓慢放出球囊内液体，每 15 分钟放 100ml，待完全放空后缓慢牵出球囊，切忌强行牵扯。对于宫颈口非常松弛者，填塞球囊容易滑脱，可以配合施行宫颈环扎术以加强球囊填塞效果。即使应用了 B-Lynch 缝合术，也可以再联合应用球囊填塞术治疗难治性产后出血。

②B-Lynch 缝合：《2009 草案》中描述，B-Lynch 缝合适用于宫缩乏力、胎盘因素和凝血功能异常性产后出血，子宫按摩和宫缩剂无效并有可能切除子宫的患者。先试用两手加压观察出血量是否减少，以估计 B-Lynch 缝合成功止血的可能性，应用可吸收线缝合。B-Lynch 缝合术后并发症较少，但有感染和组织坏死可能，应掌握手术适应证。若合并凝血功能异常，除手术外，尚需补充凝血因子等。

最新文献报道，各种子宫压迫缝合法用于治疗产后出血的总止血成功率高达 97%，后续妊娠率为 32%，且操作较简单。其中，最经典的是 B-Lynch 缝合法（B-Lynch surgical technique），也被称为背带式子宫缝合法（brace suture）或子宫捆绑术，由英国医生 B-Lynch 于 1997 年首次报道，并用于控制难治性产后出血。B-Lynch 缝合目的是对子宫血管和肌肉施加连续的垂直压力，除通过纵向压迫使子宫处于被动收缩状态下以关闭血窦外，还由于两条侧向绑带的压迫作用，阻止部分子宫动脉、卵巢动脉的分支由子宫侧缘向子宫中央的血流分布，所以可以达到迅速止血效果。在缝合过程中，很重要的一点是始终由助手维持双手压迫子宫，这样既可减少操作过程中的失血，也可防止单纯牵拉缝线压迫子宫所造成的子宫表面切割和拉断缝线，同时还可防止侧向滑脱。该法并非由缝线拽拉后压迫子宫止血，而是手法压迫子宫止血后由缝线固定其体积和位置，也只有靠手法压迫才能达到最佳止血效果。B-Lynch 操作方法简便易学，初学者通过图示和模型即可充分理解和掌握，与髂内血管结扎术及子宫切除术相比，该技术要求非常低，对医疗器械和材料亦无特殊要求，即使该方法治疗失败，也可迅速改行其他手术治疗，不会延误抢救时间，所以便于在各级医院，尤其是基层医院进行推广。

其他各种垂直和水平子宫压迫缝合法，未行子宫下段切口时可替代 B-Lynch 缝合法，无须打开子宫腔，如海曼氏（Haymen）改良缝合法（Haymen modification of the B-Lynch suture technique）、Cho 四边形缝合法（cho square suture）（补丁缝合法、多方块压力缝合法）、Hwu 缝合术（子宫下段平行垂直压迫缝合术）。这些方法各有其优点，应根据具体出血情况，选择最佳缝合方法。以上方法的共同缺陷是前、后壁对缝可能导致局部缺血，干预子宫复旧的生理过程及导致宫腔内形成积血池，增加宫腔粘连和引流不畅及感染的潜在威胁。这些衍生术式相对较新，关于其安全性、有效性和对生育影响的研究资料迄今尚有限，仍需更多实践研究证实。

③盆腔血管结扎：《2009草案》中描述，盆腔血管结扎包括子宫动脉结扎和髂内动脉结扎。子宫血管结扎适用于难治性产后出血，尤其适用于剖宫产术中宫缩乏力或胎盘因素的出血，经宫缩剂和按摩子宫无效，或子宫切口撕裂而局部止血困难者。其推荐5步血管结扎法：单侧子宫动脉上行支结扎，双侧子宫动脉上行支结扎，子宫动脉下行支结扎，单侧卵巢子宫血管吻合支结扎，双侧卵巢子宫血管吻合支结扎。髂内动脉结扎术操作困难，需由对盆底手术熟练的妇产科医师操作，适用于宫颈或盆底渗血、宫颈或阔韧带出血、腹膜后血肿及保守治疗无效的产后出血，结扎前、后需准确辨认髂外动脉和股动脉，切勿损伤髂内静脉，否则可导致严重的盆底出血。

处理大多数难治性产后出血时，应先尝试子宫血管结扎，因其简单易行。子宫动脉上行支结扎适用于宫体部出血，在子宫下段的上部处进行结扎，结扎为动、静脉整体结扎，采用可吸收缝线，直接从前壁缝到后壁，将2~3cm子宫肌层结扎在内非常重要；若已行剖宫产术，则应下推膀胱，在切口下2~3cm处进行结扎。若上述操作效果不佳，可以缝第2针，即子宫动脉下行支结扎，选择在第1针下3~5cm处，这次结扎包括大部分供给子宫下段的子宫动脉支。若仍然有持续出血，可进行单侧或双侧卵巢血管结扎。AbdRabbo报道采用《2009草案》推荐的5步血管阻断法，对103例难治性产后出血的治疗成功率为100%，未发现严重不良反应。

髂内动脉结扎止血的原理，是将盆腔动脉血循环转变为类似静脉的系统，由于动脉内压降低，血流明显减缓，局部加压后，易使血液凝成血栓而止血。因此，不是因结扎后动脉血供完全中止而止血，事实上侧支循环45分钟即可建立。进行髂内动脉结扎时，需确认髂总动脉的分叉处，输尿管由此穿过，首先与输尿管平行，纵行切开后腹膜5~8cm，然后在距髂内外分叉2.5cm处，采用直角钳轻轻从髂内动脉后侧穿过，钳夹2根10#丝线，间隔为1.5~2.0cm分别结扎，不剪断血管。结扎前、后，必须准确辨认髂外动脉和股动脉搏动，切勿损伤髂内静脉。髂内动脉结扎，尤其是妊娠期盆腔充血时，难度远大于子宫动脉结扎术，而且美国妇产科医师学会在其产后出血的临床治疗指南中指出，髂内动脉结扎术的止血效果并没有想象中好。《2014指南》中的盆腔血管结扎术推荐3步血管结扎术法，即双侧子宫动脉上行支结扎，双侧子宫动脉下行支结扎，双侧卵巢子宫血管吻合支结扎。此种方法较5步法更简单易记，止血效果相近。

④经导管动脉栓塞术：《2009草案》中描述，经导管动脉栓塞术的适应证为，经保守治疗无效的各种难治性产后出血（包括宫缩乏力、产道损伤和胎盘因素等），患者生命体征稳定；禁忌证为，生命体征不稳定、不宜搬动，合并有其他脏器出血的弥散性血管内凝血，严重的心、肝、肾和凝血功能障碍及对造影剂过敏者。经导管动脉栓塞术（介入治疗）近年应用越来越广泛，治疗难治性产后出血已取得不错疗效，文献报道，该法总的止血成功率超过90%。笔者回顾性分析四川大学华西第二医院2007~2011年使用动脉栓塞术治疗的9例难治性产后出血患者的结果显示，止血成功率为100%，所有患者均成功保留子宫，且无严重并发症发生。

行经导管动脉栓塞术前需确定患者病情稳定，可耐受搬动和手术，由于施行介入需要启动设备等，较为费时，故需及早考虑。临床上若对病情不稳定患者采用经导管动脉栓塞术，可能导致产妇死亡的事件发生，应引以为戒。

施行该术时，操作者需具备丰富的插管经验和娴熟的技能。该法采用经股动脉穿刺插管，由于治疗原则是尽快止血，在紧急情况下以栓塞双侧髂内动脉前干为好，在患者情况允许的条件下，可超选择栓塞双侧子宫动脉。动脉插管到位后，需推注抗菌药物预防感染。

⑤子宫切除术：《2009草案》中描述，子宫切除术适用于各种保守性治疗方法无效者，一般为次全子宫切除术；如前置胎盘或部分胎盘植入宫颈时，则行子宫全切除术。子宫切除术的注意事项：由于子宫切除时仍有活动性出血，故需以最快的速率"钳夹、切断、下移"，直至钳夹至子宫动脉水平以下，然后缝合打结，注意避免损伤输尿管。保守性手术和介入治疗可以治疗大部分难治性产后出血，但仍有极少数患者需及时行子宫切除术以挽救生命。围生期急症子宫切除术的发生率为(2.3~50.9)/10 000，常见原因为胎盘因素(前置胎盘、胎盘植入、严重胎盘早剥)，顽固性子宫收缩乏力，其他包括子宫破裂、剖宫产术中子宫切口严重延裂、阴道助产后严重的产道撕裂及绒毛膜羊膜炎等。围生期急症子宫切除术导致患者的死亡率为0.6%~4.2%，远高于非产科相关的子宫切除术(0.04%)，其主要并发症还包括术后出血、膀胱或输尿管损伤、生殖道瘘及需再次手术等。

围生期急症子宫切除术不失为一种行之有效的抢救严重产后出血的重要手段，但切除子宫会给产妇带来生理和心理上的许多问题，使产妇永远丧失生育能力，因此不能滥用。临床上也有因犹豫未抓住最佳子宫切除时机，而未能挽救产妇生命的事件发生，因为一旦错失良机，很可能遇到解剖关系不清、组织水肿及创面弥散性渗血等困难，增加手术难度，延长手术时间，增加DIC、感染及多器官功能衰竭等的发生率。因此，正确掌握子宫切除的手术时机，对成功抢救产后出血患者至关重要。目前对出血量达到多少应考虑切除子宫尚无指南规范，也尚无统一标准。北京协和医院报道1969~1998年26例产科急症子宫切除术，术中平均出血量为(2 150±1 929)ml，输血病例为23例(88.4%)，但未描述子宫切除前的出血量。笔者研究四川大学华西第二医院18例急症子宫切除者，行子宫切除术前的平均出血量为(2 969.7±1 644.9)ml，因该院系西南地区最大的妇女儿童专科医院及危急重症救治中心，术前血源准备充足，子宫切除组平均输注红细胞悬液达14.5U，这在很多基层医院是很难达到的。因此，子宫切除的时机应根据实际情况决定，既不要滥用子宫切除术，使产妇永远丧失生育能力，也不可因犹豫未抓住最佳子宫切除时机，而未能挽救产妇生命。目前多数学者认为，子宫切除的时机应根据具体情况综合考虑，当保守治疗可能无效或已经失败，在无充足血源或不能行急症子宫动脉栓塞术时，应当机立断实施子宫切除，任何延误均可能导致失血量增加，手术时间延长，DIC发病率升高及术后需要重症监护的可能。

虽然子宫切除术是一个妇产科常规手术，但孕期子宫切除与非孕期是不同的。由于妊娠后子宫及盆腔内相邻脏器的组织结构和解剖形态均发生了变化，使围生期急症子宫切除术较妇科子宫切除术更复杂，且由于正在出血，操作也更困难。因此，多数学者认为，凡可行子宫次全切除术解决产后出血，而留下宫颈不会有危险者，宜选择子宫次全切除术。因为子宫全切术可因妊娠使子宫颈和子宫下段肥大增宽，输尿管紧贴子宫颈，如果处理主韧带时不能紧贴宫颈，易致输尿管损伤。子宫次全切除术不必位置较低，可在子宫下段横切口水平或横切口水平以上，可保留小部分子宫内膜，产后尚有少量月经来潮。但子宫下段或宫颈有明显异常者，如前置胎盘或胎盘植入宫颈时，宜行子宫全切术。《2009 草案》指出，应以最快的速率"钳夹、切断、下移"直至钳夹至子宫动脉水平以下，然后缝合打结。临床上尚可采用血浆管捆绑子宫下段，以暂时阻断子宫动脉，这样在处理圆韧带、附件等时较从容，直到处理子宫动脉时再放开血浆管；同时为避免损伤输尿管，钳夹子宫动脉时应紧贴子宫，连续地少量钳夹组织。临床需要子宫切除的患者多为凶险型前置胎盘，其膀胱与子宫下段往往粘连严重，且血管极度怒张，在下推膀胱及处理主、骶韧带时，常出血汹涌、止血困难，此时若有手术技巧娴熟的妇科肿瘤医师的协助，对于减少出血量和缩短手术时间非常重要。

7. 产道损伤的处理 《2009 草案》中描述：应在良好的照明下，查明损伤部位，注意有无多处损伤，缝合时尽量恢复原解剖关系，并应在超过裂伤顶端 0.5 cm 处缝合。血肿应切开清除积血，缝扎止血或聚维酮碘纱条填塞血肿压迫止血，24~48 小时后取出。小血肿可密切观察，采用冷敷、压迫等保守治疗。发生子宫内翻，若产妇无严重休克或出血，子宫颈环尚未缩紧，则可立即将内翻子宫体还纳（必要时可在麻醉后还纳）。子宫体还纳后静脉滴注缩宫素，直至宫缩良好。若经阴道还纳失败，则可改为经腹子宫还纳术，若患者血压不稳定，则可在抗休克治疗的同时行子宫体还纳术。对于子宫破裂者，应立即开腹行手术修补或子宫切除术。

对已局限或出血已停止的外阴阴道小血肿，应保守治疗，予以局部冷敷、预防性使用抗菌药物，待血肿自行吸收。若外阴阴道血肿较大，保守治疗困难，局部胀痛明显，系会阴切开伤口，可拆除伤口缝线，清除血块，暴露出血部位，找到出血点，缝扎止血，闭合血肿腔，缝合宜用可吸收线。若无会阴伤口，则于血肿侧，阴道与皮肤交界处切开至血肿，清除血肿后闭合血肿腔。若血肿腔暴露后找不到出血部位，则应用 2-0 号可吸收线间断缝合血肿腔后加压止血，或在血肿腔内填塞止血纱布压迫止血，24~48 小时后取出纱布，并在外阴部冷敷。

子宫内翻是指分娩后子宫底部向宫腔内陷入，使子宫内膜面向外翻出，是产科罕见且最严重的并发症，严重威胁产妇生命。其发生率与第三产程的处理方法有关，为 1/5 000~1/2 000。20 世纪上半叶，因临床对子宫内翻的诊治不及时，休克、出血和感染等导致的患者死亡率高达 12%~40%。规范处理第三产程，子宫内翻是可以避免的。第三产程中胎儿前肩娩出后，及时使用缩宫素维持子宫张力，避免过度牵拉脐带、用力宫底加压或强行分离滞留胎盘；对于有合并胎盘植入、脐带过短、孕妇咳嗽或呕吐导致腹腔内压骤增者，应警惕子宫内翻的发生。第三产程中产妇出现重度持续性下腹痛、阴道大量出血、休克相关症状（苍白、大汗、心率加快及重度低血压，甚至心搏骤停等）应考虑子宫内翻可能，并积极查体及超声检查。一旦发生子宫内翻，应在积极防治感染和休克及液体复苏的同时，采取镇静止痛、合血备用治疗措施，必要时使用宫缩抑制药，通知麻醉医师及手术经验丰富的手术分级授权高年资医师合作处理，评估产妇一般状况及休克程度、产道及内翻子宫局部情况，积极准备进行经阴道子宫内翻徒手复位术，必要时开腹手术复位，对于严重感染或组织坏死者、复位困难失败者可行子宫切除术，并应用抗菌药物防治感染。结合病史、查体(腹部触诊或阴道检查)及辅助检查(超声检查)，及时识别不典型先兆子宫破裂。一旦疑诊为子宫破裂，应立即启动应急预案，抑制宫缩，合血备用，通知超声科医师、麻醉医师及手术经验丰富的手术分级授权高年资医师合作处理，立即采取剖腹探查手术，迅速娩出胎儿，有效止血，并根据患者的生命体征、子宫破裂类型及程度、设备条件、施术者的经验及患者保留子宫和生育能力意愿选择最终手术方式。

8. 胎盘因素的处理 《2009 草案》中描述：对胎盘未娩出伴活动性出血时，可立即行人工剥离胎盘术。术前可使用镇静药，手法要正确轻柔，勿强行撕拉，防止胎盘残留、子宫损伤或子宫内翻。对胎盘、胎膜残留者应用手或器械清理，动作要轻柔，避免子宫穿孔。胎盘植入伴活动性出血者，采用子宫局部楔形切除或子宫全切除术。

胎盘植入是指胎盘绒毛穿透底蜕膜侵入子宫肌层，根据胎盘植入深度分为 3 类：绒毛附着于子宫肌层的粘连性胎盘(accreta)、绒毛侵入子宫肌层的植入性胎盘(increta)和绒毛穿透子宫肌壁达浆膜面的穿透性胎盘(percreta)。胎盘植入是产科较少见但很严重的情况，发现胎盘植入时，可采取保守性治疗，也可以采取子宫切除术。切除子宫对患者身体和心理的影响较大，故在条件允许的情况下，首选保留子宫的保守性治疗。

胎盘植入保守治疗包括药物保守治疗和保守性手术，适用于阴道出血不多、生命体征平稳的植入性胎盘患者。

对胎盘植入的药物保守治疗主要采用甲氨蝶呤(methotrexate，MTX)与米非司酮，氟尿嘧啶和天花粉结晶蛋白及中药生化汤等，相对而言，MTX 配伍米非司酮应用较为广泛。该法特别适用于尚未开展血管栓塞技术的地区和医院。

对胎盘植入的保守治疗指征包括：①超声检查及查体证实为植入性胎盘，且非穿透性植入性胎盘；②经处理出血得到控制；③生命体征平稳；④肝、肾功能及血、尿常规正常；⑤产妇拒绝切除子宫或产妇及家属同意保守治疗；⑥无应用 MTX 和米非司酮禁忌证；⑦需在医院的严格监测下施行保守治疗。

MTX 是抗叶酸类抗代谢药物，与二氢叶酸还原酶结合，抑制二氢叶酸还原酶活性，阻断二氢叶酸转化为具有生物活性的四氢叶酸，抑制嘌呤和嘧啶的合成，干扰 DNA、核糖核酸(ribonucleic acid，RNA)及蛋白质的合成，使滋养细胞分裂受阻，抑制滋养细胞增生、破坏绒毛，使胎盘组织坏死、脱落、吸收。目前对胎盘植入采用 MTX 治疗尚无统一标准，常采用肌内注射或静脉滴注。在给予 MTX 后，可予以四氢叶酸解毒。

米非司酮为孕激素受体拮抗药，能阻断黄体酮的生理活性，使底蜕膜失去孕激素支持而变性坏死，能抑制滋养细胞增生，诱导和促进其凋亡，从而使绒毛组织变性坏死，还能作用于子宫螺旋动脉上的孕激素受体，影响子宫螺旋动脉血供，导致植入胎盘血供不足，并能刺激子宫蜕膜细胞和间质细胞合成前列腺素和提高子宫对前列腺素的敏感性，加强宫缩，有利于残留胎盘尽早排出，减少阴道出血和感染的机会。米非司酮用法为口服。

临床上 MTX 和米非司酮多配伍使用，两者具有协同作用，也可应用 MTX 后再应用米非司酮。对胎盘植入采用药物保守治疗时需注意：①与患者及其家属充分沟通，告知保守治疗失败、发生大出血及急诊手术必要时切除子宫的可能性；②保守治疗需在有条件输血及手术的医院进行；③保守治疗过程中需密切监护生命体征、阴道流血情况，并定期复查超声及测定血 β-人绒毛膜促性腺激素（human chorionic gonadotrophin，HCG）水平，以判断治疗效果。

对胎盘植入采用药物保守治疗的结局有以下 4 种：①残留组织吸收或自行排出；②清宫术；③钳夹术；④保守治疗失败，改为手术治疗，如子宫切除术。相对于等待胎盘组织自行吸收或排除，清宫术可以缩短病程，减少感染或大出血的风险。根据血 β-HCG 下降水平和超声检查结果显示胎盘内及周边血流情况选择清宫术时机，一般选择胎盘内及周边血流消失，血 β-HCG 水平达到或接近正常水平时。清宫时应备好血源，在超声监测下由经验丰富的医师操作，避免子宫穿孔。《2014 指南》新增对凶险性前置胎盘的定义。凶险性前置胎盘即附着于子宫下段剖宫产瘢痕处的前置胎盘，常合并胎盘植入，出血量较大，甚至凶猛。此定义单独列出，主要是为强调该类患者发生产后大出血的极高危风险，以引起医护人员及患者的高度警惕及重视，积极做好术前准备、果断采取应对措施，以抢救母儿生命。如果保守治疗措施，如局部缝扎或楔形切除、血管结扎、压迫缝合、子宫动脉栓塞等无法有效止血（根据医师自身的术式熟练程度及患者当时具体病情，决定所采取的保守治疗措施），必要时应尽早做出子宫切除的决策，以免发展为失血性休克和多器官功能衰竭而危及产妇生命。对于有条件的医院，亦可采用预防性髂内动脉球囊阻断技术，以减少术中出血量。

9. 凝血功能障碍的处理 《2009 草案》中描述：一旦产后出血患者被确诊为凝血功能障碍，应迅速补充相应凝血因子。①血小板计数低于（20~50）×10^9/L 或血小板计数降低出现不可控制的渗血时应使用；②新鲜冰冻血浆（fresh frozen plasma，FFP）是新鲜抗凝全血，于 6~8 小时分离血浆并快速冰冻，几乎可保存血液中所有凝血因子、血浆蛋白及纤维蛋白原（fibrinogen，Fib），使用剂量为 10~15ml/kg；③静脉输注冷沉淀，主要为纠正 Fib 缺乏，若 Fib 高于 150g/L，则不必输注冷沉淀，常用剂量为 1.0~1.5U/10kg；④静脉输注 1g Fib 可提升血液中 Fib 为 25g/L，1 次可输注 2~4g Fib。凝血功能障碍可以是产后出血的原因，也可由严重产后出血导致，无论属于哪种情况，均需要积极输注血液制品纠正凝血功能障碍。产后大出血患者常需大量输血（massive transfusion），国外学者从输血抢救角度对外科大量输血的相关定义为：患者在 24 小时内输注 ≥10U 红细胞悬液（欧美国家 1U 红细胞悬液由 400~450ml 全血制备）。2012 年，我国大量输血现状调研协作组通过调研将大量输血定义为：成年人患者在 24 小时内输注红细胞悬液 ≥18U（我国 1U 红细胞悬液由 200ml 全血制备）或 24 小时内输注红细胞悬液 ≥0.3U/kg（体重）。为提高创伤性大出血患者的抢救成功率，国内外学者研究制定了大量输血标准化方案。我国也于 2013 年在《中国输血杂志》发表"大量输血指导方案（推荐稿）"，以指导临床医师规范用血。可供大量输血的血液制品包括红细胞悬液、FFP、血小板悬液及冷沉淀等。

（1）红细胞悬液：大量失血后，补液扩容只能恢复心排血量和组织血流灌注，必须输注红细胞，提高血液携氧能力，才能纠正组织缺氧。输注红细胞悬液的目的是运氧到组织细胞而非扩容。我国 1U 红细胞悬液是由 200ml 全血制备，理论上 2U 红细胞悬液可提升 Hb 水平 10g/L。输注红细胞悬液指征是：①Hb 水平 <70g/L 时应考虑输注，Hb 水平为 70~100g/L 时应根据是否继续出血及心、肺功能等情况决定，Hb 水平 >100g/L 时不考虑输注；②失血量达到血容量30%～40%时考虑输注，＞40%时应立即输注，否则会威胁生命。《2014指南》中推荐，如果出血较为凶险且出血尚未完全控制或继续出血风险较大时，可适当放宽输血指征，尽量维持Hb水平＞80g/L。在剖宫产术中若出血量超过1 500ml，有条件的医院可考虑自体血过滤后回输。

（2）新鲜冰冻血浆：FFP是由新鲜抗凝全血于6～8小时分离血浆并快速冰冻而成，几乎保存血液中所有凝血因子、血浆蛋白、Fib。200ml全血可制备100ml FFP。静脉输注FFP的作用是补充凝血因子和扩充血容量。FFP应用指征为：①凝血功能障碍：发生凝血功能障碍时，Fib首先降低，凝血酶原时间（prothrombin time，PT）和活化部分凝血活酶时间（activated partial thromboplastin time，APTT）延长至正常值的1.5倍时，凝血障碍风险增加。应用FFP时剂量要足，达到10～15ml/kg才能有效。②大量输血患者（输血量＞18U红细胞悬液），应早期输注FFP：估计静脉输注红细胞悬液＞10U，在输注4U后，应输注FFP，且输注比例为FFP：红细胞悬液＝1∶（1～2）。

（3）血小板悬液：输注血小板的作用是止血。血小板输注指征为：急性出血者将血小板计数为75×10^9/L作为安全阈值，＜50×10^9/L必须输注。建议输注机器单采血小板，1袋为1U（1个治疗剂量，含血小板超过250×10^9），输注1U可提升血小板计数（20～30）×10^9/L。

（4）冷沉淀：系FFP置于4℃融化、重离心后的白色沉淀物即刻冷冻而成。由200ml FFP（400ml全血）制备的冷沉淀为1U，约为25ml，含Fib为150～250mg，血浆凝血因子Ⅷ（factorⅧ，FⅧ）为80～100U。冷沉淀作用为纠正Fib和FⅧ缺乏、治疗严重出血，常用剂量为1.0～1.5U/10kg。冷沉淀应用时机为：DIC且Fib＜80～100mg/dl，或大量输血发生DIC患者；如Fib＞150mg/dl不必输注。与FFP相比，冷沉淀无扩容作用，尤其适合心脏病等不适合扩容的凝血功能障碍患者。

（5）大输血方案：2005年美国军队外科学院举办的包括外科医师、麻醉医师、血液学专家、输血专家及流行病学专家在内的多学科专家参与的学术报告会提出，按照治疗单位计算，临床应采用红细胞悬液∶血浆∶血小板大致为1∶1∶1的大输血方案。此后，国外对比不同比例成分输血对大出血患者生存率影响的研究发现，早期输注高比例FFP和血小板，可减少出血量和凝血功能障碍的发生率，从而减少红细胞悬液输注量，并改善患者的预后。就我国血液制品规格而言，200ml全血可以同时制备1U红细胞悬液（作为1U红细胞治疗单位）、100ml FFP（作为1U血浆治疗单位）、1U手工分离浓缩血小板悬液（作为1U血小板治疗单位，而1U机器单采血小板相当于10U手工分离浓缩血小板悬液），因此红细胞悬液∶血浆∶血小板为1∶1∶1的大输血方案相当于输注10U红细胞悬液，应同时输注1 000ml FFP和1U机采血小板，这个比例即是全血中各种成分的近似比例。因此，《2014指南》中强调，在大量输注红细胞时早期、积极输注血浆及血小板，以纠正凝血功能异常（无须等待凝血功能检查结果），而限制早期输入过多的液体扩容（晶体液不超过2.0L，胶体液不超过1.5L），允许在控制性低压的条件下进行复苏。产科大量输血在处理严重产后出血中的作用越来越受到重视，应用也越来越多，但目前并无统一的产科大量输血方案（massive transfusion protocol，MTP），按照国内外常用的推荐方案，建议红细胞、血浆、血小板以1∶1∶1的比例（如10U红细胞悬液＋1 000ml FFP＋1U机采血小板)输注。有条件者,也可以考虑及早使用重组活化凝血因子Ⅶa(recombinant activated factor Ⅶa, rFⅦa)。

与创伤性大出血相比,产后大出血的发生往往很突然而无法预料。产后大出血虽然有很多比较明确的危险因素,但是否发生大出血通常无法预知,而且一些产妇发生产后大出血时并无危险因素,这些均增加了合理输注血液制品的难度。国外学者提出采用MTP解决产科出血问题,即在血库准备好MTP血液包,包括6U红细胞悬液、4U FFP和1袋机采血小板,当预计产妇将输注红细胞悬液≥10U时,启用MTP,整体输注红细胞悬液、血浆和血小板可明显纠正患者稀释性凝血功能障碍和DIC,有效改善患者预后。

总之,在我国,产后出血是导致孕产妇死亡的首要原因,所有产科医护人员必须具备及时识别和妥善处理这一危急重症的基本能力,并通过不断学习和培训,逐渐提高对产后出血的诊治水平。我国对产后出血的诊断和治疗,仍然存在不少问题,如对出血量估计严重不足,可直接导致治疗延迟而造成严重后果,这方面尚需进行相关培训,以尽量避免围生期子宫切除和孕产妇死亡。建议各级医疗机构以《2014指南》为基础,并结合自身条件设施,制定和规范产后出血的诊治流程(包括转诊流程),使我国产后出血的诊治水平进一步提升,使孕产妇死亡率水平接近或达到发达国家的水平。

第六章　肩难产

第一节　肩难产抢救流程图

肩难产抢救流程见图 6-1。

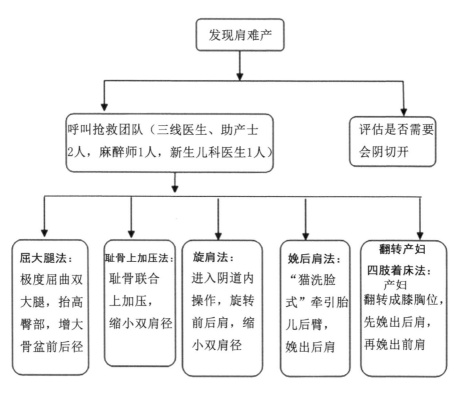

图 6-1　肩难产抢救流程图

第二节　肩难产模拟演练剧本

病例背景:

患者李丽(化名),34岁,经产妇,G3P1A1(G代表怀孕次数,P代表生产次数,A代表流产次数)。既往身体健康,孕期未做正规产前检查,自诉血糖偏高,未行正规治疗。因足月妊娠,下腹痛5小时后入院。查体:体形肥胖,血压130/90mmHg,心肺听诊正常。宫高39cm,腹围112cm,宫口开全,头先露,S+1。产妇频繁用力。

分娩前评估与家属交流

产房医生:该患者34岁,未规范产检,血糖偏高,未正规诊治,体形肥胖,宫高39cm,腹围112cm,宫高加腹围>140cm,巨大儿可能性大,产妇可能有的诊断,妊娠期糖尿病(gestational diabetes mellitus, GDM)、巨大儿、足月妊娠。

与家属谈话内容:可能发生难产及肩难产、新生儿窒息、产伤、软产道裂伤、产后出血等并发症。

接产前准备(医师口诉,护士、助产士操作):给予患者开通静脉通道、吸氧、导尿排空膀胱、持续心电监护、持续胎心监护、拟行较大的会阴侧切,做好肩难产、新生儿窒息复苏、产后出血抢救准备。

发现肩难产后产道外处理

旁白:产妇入院后立即上产床准备接生,与孕妇谈话,9:00胎头娩出,随即胎颈回缩,颏部紧压会阴。

产房医生:胎头娩出后,胎儿前肩被嵌顿在耻骨联合上,胎头回缩呈"乌龟征",轻轻牵拉不能娩出,考虑发生肩难产。

立即呼救(HELP)

助产士B:呼救帮助,呼叫产房主任、助产士、麻醉医师、儿科医师到产房。

产房医生:李丽,现在胎儿肩难产,不要慌张,积极配合我们操作,尽量安全娩出胎儿。

产房主任:(与患者家属沟通)目前发生了肩难产,我们正在采取相应的助产方法,但是有新生儿窒息、产伤、锁骨骨折、臂丛神经损伤、颅内出血、神经系统异常,甚至新生儿死亡等风险;产妇有产后出血、产道裂伤、子宫破裂等风险,必要时需要手术。请签署知情同意书。

(助产士加大会阴侧切口,以增加阴道内操作空间。)

1. 屈大腿法(McRoberts 手法)

(护士操作:帮助产妇屈大腿、记录操作时间。

口述屈大腿法的方法及意义,令产妇双腿极度屈曲,贴近腹部,双手抱膝:可减少骨盆入口倾斜度,腰骶部前凸变直,骶骨位置相对后移,骶尾关节增宽;可能使嵌顿的前肩松动。

助产士边说边操作,适当用力向下牵引胎头。)

护士:30秒到。

旁白:屈大腿后牵拉胎头仍困难。

2. 耻骨联合上加压法

护士：目前胎心 140 次/分。

麻醉医师：李丽，不要紧张，我是麻醉医师，您有心慌、胸闷等不适及时告诉我。现在血压 120/80mmHg，心率 98 次/分，血氧 99%。

产房医生：采用耻骨联合上加压法。

产房医生：（在耻骨联合上压前肩，同时口述方法）在产妇耻骨联合上触到胎儿前肩部位，并向后下加压，使胎儿双肩径缩小，同时助产者牵拉胎儿，两者相互配合，持续加压与牵引，需注意不能用暴力。

（助产士操作：胎头牵引操作，适当用力向下牵引胎头，配合耻骨上加压法。）

护士：30 秒到。

产道外操作无效的进一步处理：产道内处理

旁白：耻骨联合上加压前肩，胎儿仍不能娩出。

3. 旋肩法（旋前肩法）

护士：目前胎心 138 次/分。

产房主任：李丽，放松，目前胎心很好，不要太紧张。（指示）进行产道内处理。

（产房医生采用产道内操作帮助胎儿肩娩出，采用旋肩法。）

助产士：（口述旋肩法操作要点和机制）接产者手伸入阴道，放在胎儿肩峰与肩胛间，另一手置于胎儿前肩部，双手加压旋转胎肩达骨盆斜径上，使前肩入盆，嵌顿的前肩得以松动娩出；也可将后肩旋转 180°（旋转后肩娩出时注意勿旋转胎头和胎颈，以免发生臂丛神经损伤）。

护士：30 秒到。

旁白：旋肩法胎儿仍不能娩出。

4. 娩后肩法（牵后臂法）

护士：目前胎心 138 次/分。

产房医生：采用娩后肩法。

助产士：（口述娩后肩法操作要点和机制）手沿骶骨伸入阴道，将示指、中指放入胎儿后肘窝，然后以手压后肘窝，使胎儿后肘窝和前臂屈曲，以洗脸方式娩出后上肢。

护士：30 秒到。

5. 四肢着床法

护士：目前胎心 132 次/分。

产房医生：采用四肢着床法。

（协助产妇翻转体位，双手双膝着床，呈跪式，以解除胎肩嵌顿状态。使骨盆入口矢状径增加 1~2cm，通过重力作用在骶岬下推动后肩向前移位，使前肩入盆或双肩径转至斜径。同时指导产妇向下屏气用力。）

（助产士操作：结合旋肩法娩出上肢。）

护士：30 秒到。

（注意：每项操作所用时间为 30~60 秒，虽有先后顺序，但不一定严格按照先后顺序完成，可同时采取多项操作，有效、合理使用，力争尽早娩出胎肩。）

6. 其他法：断锁骨法、胎头复位转剖法等

产后处理应注意

旁白：胎儿娩出后一分钟评 9 分，肌张力可，四肢活动良好，十分钟后胎盘胎膜娩出完整。

产房医生：予以缩宫素 20U 入液静脉滴注，持续按摩子宫。李丽，现在胎儿已娩出，放松，儿科医师会进一步检查新生儿。

护士：缩宫素 20U 入液静脉滴注。记录胎儿娩出时间、胎盘娩出时间。

（儿科医师处理：新生儿为高危儿，全面查体，尤其注意检查新生儿锁骨有无骨折、有无臂丛神经损伤，测新生儿血糖、血氧，血气分析等。）

护士：母婴皮肤接触。

麻醉医师：关注产妇生命体征变化。现产妇生命体征平稳，无不适。

助产士：检查软产道裂伤，宫颈钳检查宫颈，切口有无延长。

产科医师：监测母儿血糖变化，促进产后子宫收缩，抗生素预防感染，密切观察产妇及新生儿状况。

产房主任：（再次对产妇家属交代病情）现在胎儿已娩出，新生儿状态尚可，但仍需进一步观察，产妇一般情况也可以，但是需要在产房继续观察阴道出血等情况至少 2 小时，请在产房外耐心等待，有什么情况我会及时告知您。

［重点——HELPERR（屈、压、转、牵、翻）：Help——寻求帮助，Episiotomy——评估是否需要加大会阴侧切，Leg——屈大腿法，Pressure——耻骨上加压法，Enter——进入阴道内操作（旋肩法），Remove——牵后臂法（娩后肩法），Roll——翻转产妇四肢着床法。］

第三节　肩难产模拟演练评价标准

肩难产模拟演练评价标准见表 6-1。

表 6-1　肩难产模拟演练评价标准

组别　　　　　　　　　　　　　　　　　　　　　　　　　　　总得分

编号	分类	总分	检查内容	得分	扣分理由
1	发现、处理、评估及呼救	14	1. 病史、高危因素（2分） 2. 肩难产预案（2分） 3. 呼救，及时通知医师（医师到场时间）（2分） 4. 呼救，及时通知相关人员（相关科室及到场时间）（2分） 5. 初步处置（体位：膀胱截石位、胎心监护等）（2分） 6. 膀胱：导尿（2分） 7. 会阴切开（2分）		

续表

编号	分类	总分	检查内容	得分	扣分理由
2	屈大腿法	12	1.产妇自抱大腿（2分） 2.两名助产士协助产妇屈大腿（2分） 3.产妇骶部离开产床（2分） 4.原理（6分）		
3	耻骨上加压法	12	1.位置（2分） 2.手法:持续加压、间断加压（4分） 3.原理（6分）		
4	旋肩法	14	1.Rubin法（逆时针）（4分） 2.Woods法（顺时针旋转）（4分） 3.原理（6分）		
5	娩后肩法	10	1.手法（4分） 2.原理（6分）		
6	四肢着床法	12	1.保护胎头（2分） 2.姿势（4分） 3.原理（6分）		
7	新生儿复苏	10	1.器械准备（4分） 2.操作（6分）		
8	医患沟通	8	1.人员（2分） 2.时间:肩难产处理前后（2分） 3.内容（2分） 4.沟通艺术（2分）		
9	综合考评	8	1.医疗废弃物处理规范（1分） 2.消毒措施执行到位（1分） 3.急诊抢救工作主持、组织有序（4分） 4.抢救过程有专人记录（1分） 5.手卫生措施到位（1分） 6.评委根据情况设置一个情节,可倒扣3分 7.以上情景及检查要点中由评委提醒完成的操作,每项扣1分（倒扣）		

评委签名： 检查时间： 年 月 日

第四节　肩难产模拟演练用物清单

一、仪器设备类

产床(可移动床代替,带枕头、被单)1 张

心电监护仪 1 台

女性成人模型 1 个

新生儿模型 1 个

输液架 2 个

接产车 1 台

接产包 1 个

卵圆钳 1 包

鹅颈灯 1 个

抢救车 1 个

治疗盘 1 个

二、物品类

口罩、帽子、无菌手套若干

鼻导管(吸氧管)1 个

留置针 3 套

三通管 3 个

3M 敷贴 3 个

医用胶布 1 卷

注射器 5ml、10ml、50ml 规格,各 2~3 个

输液器 3 个

输血器 2 个

抽血管 2 个

抽血针 2 个

一次性导尿包 1 个

电话 1 个

成人面罩 1 个

宫腔填塞球囊 1 个

加压输血器 1 个

加温输血器 1 个

病情告知书 2 份

化验单若干

三、药品类

复方氯化钠注射液 500ml 2 袋

聚明胶肽 500ml 1 瓶

5% 葡萄糖注射液 10ml 1 支

10% 葡萄糖注射液 10ml 1 支

缩宫素注射液 6 支

卡前列甲酯栓 0.5mg 2 粒

卡前列素氨丁三醇 250μg 2 支

马来酸麦角新碱注射液 0.2mg 1 支

米索前列醇片 200μg 2 片

红细胞 2U(红药水) 2 袋

冰冻血浆 200ml(黄药水)2 袋

第七章 子 痫

第一节 子痫抢救流程图

子痫抢救流程见图 7-1。

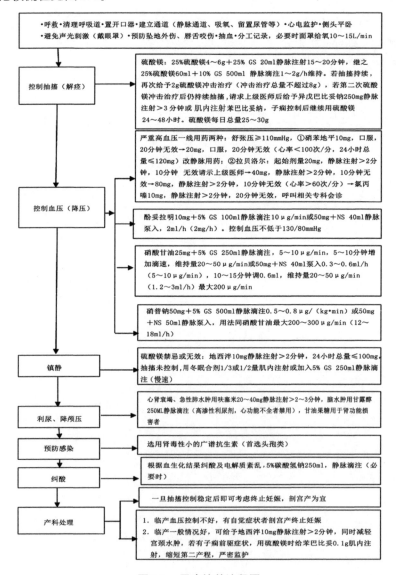

图 7-1 子痫抢救流程图

第二节　子痫模拟演练剧本

角色扮演：

护士 A：负责早期识别及呼救。

护士 B：负责协助抢救。

护士 C：负责协助抢救、协助新生儿复苏。

一线医生：负责初步处理，记录抢救过程，协助手术。

总住院医师：负责交代病情及紧急剖宫产手术。

三线医生：负责指挥抢救。

麻醉医师：负责麻醉。

儿科医生：负责新生儿复苏。

内科、眼科、超声科医生：协助抢救及评估。

病例背景：

旁白：李丽（化名），女性，35 岁，孕 2 产 1，孕 32^{+2} 周。重度子痫前期，胎儿生长受限。住院治疗期间无腹痛，未见红，未破水。既往无癫痫、高血压病史。突然子痫发作。

场景一：早期识别及呼救

旁白：患者突发抽搐，牙关紧咬，双手紧握，呼之不应。

家属立即呼救：医生、护士，快来呀，我老婆抽起来了，你们快来救救她呀……

护士 A：（立即推抢救车去病房，并记录时间，同时呼救）护士 B 立即通知医生，护士 C 推治疗车。

护士 B：（立即去通知医生）一线医生，4 床李丽抽搐，速来。（迅速赶到病房参与抢救。）

（护士 A 到病房后安慰患者，立即上床档，让患者侧头平卧。清理患者呼吸道，迅速置舌垫，置压舌板、开口器。）

护士 A：先生，您爱人现正在抢救，请您在病房外等候。

（护士 B 上心电监护。）

场景二：控制抽搐、控制血压

（一线医生到场。）

一线医生：患者什么情况？

护士 A：患者孕 32^{+2} 周，重度子痫前期，突发抽搐。

一线医生：（查看患者，患者意识模糊，精神烦躁，不能配合。查看监护，患者心率 120 次/分，呼吸 22 次/分，血压 170/110mmHg，血氧饱和度 90%）考虑子痫，启动应急预案。马上呼叫总住院医师、三线医生。立即给予 5% 葡萄糖注射液 100ml + 硫酸镁 5g

快速静脉滴注，15~20分钟滴完。建立两条液路，面罩吸氧10L/min。

护士B：是。5%葡萄糖注射液100ml＋硫酸镁5g快速静脉滴注，15~20分钟滴完。

（护士A迅速建立两条静脉通道，让患者面罩吸氧。

护士B从抢救车内取药，与护士A核对。）

旁白：硫酸镁是治疗子痫及预防子痫复发的首选药物，效果优于地西泮、苯巴比妥和冬眠合剂等镇静药物。

护士C：三线医生，产二科4床子痫发作，速来抢救。总住院医师，产二科4床子痫发作，速来抢救。

一线医生：给予5%葡萄糖注射液40ml＋硝酸甘油50mg泵滴，0.6ml/h起，依据血压调整滴速。留置导尿。

护士B：是。5%葡萄糖注射液40ml＋硝酸甘油50mg泵滴，0.6ml/h起，依据血压调整滴速。留置导尿。

（护士A插尿管。

护士C拿胎心监护仪进入，听胎心。）

护士C：胎心140次/分，规律。

一线医生：胎心正常。

旁白：很快，总住院医师、三线医生到场。心电监护显示，血压165/108mmHg，心率110次/分，血氧饱和度97%。

三线医生：患者什么情况？

一线医生：患者35岁，重度子痫前期，孕2产1，孕32^{+2}周，突发子痫一次，持续1分钟，现肌张力高，患者仍有烦躁，血压最高170/110mmHg，已给予硫酸镁5g快速静脉滴注，现硝酸甘油0.6ml/h泵入。

旁白：三线医生进行体格检查，查体双侧瞳孔对光反射灵敏，瞳孔正大等圆，并听诊心肺。

三线医生：患者肌张力高，烦躁，给予地西泮注射液10mg缓慢静注（>2分钟），继续硫酸镁冲击解痉。

总住院医师：急查血常规、血凝四项、生化、B型尿钠肽（BNP）、心肌酶、血型、合血、不规则抗体。

护士B：是。给予地西泮注射液10mg缓慢静注（>2分钟）。

护士C：是。急查血常规、血凝四项、生化、B型尿钠肽、心肌酶、血型、合血、不规则抗体。

总住院医师：（交代病情）先生，您爱人发生了子痫抽搐，她的病情比较严重，可能引起心、脑、肾各脏器损害，甚至衰竭，危及母儿生命，现在我们正在全力抢救，请您配合。

患者家属：好，医生，我配合，请你们一定要救我爱人。

总住院医师：我们一定会尽力的。

旁白：心电监护显示，血压158/100mmHg，心率105次/分，血氧饱和度97%。

三线医生：冲击量完毕，更换5%葡萄糖注射液500ml＋25%硫酸镁注射液15g静脉滴注，1.5~2.0g/h，监测胎心。

护士B：5%葡萄糖注射液500ml＋25%硫酸镁注射液15g静脉滴注，1.5~2.0g/h。

护士 A：胎心 135 次/分，规律。

一线医生：主任，胎心正常。

三线医生：继续目前治疗，观察病情变化。

场景三：抽搐后处理

旁白：患者抽搐控制后，神志转清。心电监护显示，血压 155/92mmHg，心率 95 次/分，血氧饱和度 98%。现硝酸甘油 1.8ml/h，硫酸镁 15g 维持，面罩吸氧 10L/min，病情基本平稳。

（三线医生取下开口器，记录尿量 100ml，同时消毒行阴道检查：宫口未开。）

三线医生：请内科、眼科、超声科会诊。

护士 A：内科，产二科 4 床子痫抢救，速来。眼科，产二科 4 床子痫抢救，速来。超声科，产二科 4 床子痫抢救，速来。

旁白：很快，各科室人员陆续到达现场。内科医生及眼科医生查体，超声科行床旁 B 超。

内科医生：现抽搐缓解，患者神志清楚，心肺呼吸音清，血压稳定，但随时可能再次子痫发作，宜尽早终止妊娠。

眼科医生：患者双侧视网膜水肿，考虑颅内高压，可给予甘露醇快速静脉滴注降颅压。

三线医生：给予甘露醇 125ml 快速静脉滴注，15~30 分钟滴完。

护士 B：是。甘露醇 125ml 快速静脉滴注，15~30 分钟滴完。

超声科医生：单活胎头位，没有发现胎盘早剥。

总住院医师：主任，化验回报，血常规中血小板 99×10^9/L，血凝四项、肝肾功能正常。血型为 O 型 Rh 阳性。

三线医生：患者宫颈条件不成熟，宫口未开，现病情基本平稳，患者孕 32 周，准备剖宫产终止妊娠，注意预防术后子痫、心脑血管意外等，通知新生儿科准备抢救早产儿。向患者及家属交代病情。

总住院医师：（向家属交代病情）先生，您爱人突发子痫，我们已经迅速给予紧急处理，目前病情得到控制，但是随时可能子痫再次发作，病情进一步恶化，出现心、脑、肝、肾功能损伤及多脏器衰竭，凝血功能障碍，HELLP 综合征等，甚至危及生命，且子痫对胎儿危害较大，容易出现急慢性宫内缺氧，甚至胎死宫内。现在宫颈条件不成熟，不宜阴道分娩，建议尽早剖宫产终止妊娠。患儿系早产儿，各脏器发育不成熟，近远期并发症多，需在儿科进一步治疗，花费高。目前对于患者的病情我们非常重视，已成立抢救小组正全力抢救。这是剖宫产手术同意书……

家属：好，医生，我同意手术。

三线医生：行剖宫术前准备，行头孢呋辛钠皮试。通知手术室、儿科。

（护士 A 备皮。

护士 B 行头孢呋辛钠皮试。）

护士 C：手术室，急诊剖宫产，产二科 4 床李丽，孕 32^{+2} 周，子痫。

儿科，手术室急诊剖宫产，孕 32^{+2} 周，子痫。

场景四：紧急剖宫产及新生儿复苏

旁白：很快，患者被转运至手术室。测血压 158/100mmHg，心率 85 次／分。儿科医师到场，备好复苏设备及抢救药品。

（一线医生与总住院医师刷手消毒准备手术。三线医生台下指挥。

麻醉医师进行全身麻醉，监测患者生命体征变化。

手术室巡回、器械护士各司其职。

开始手术。新生儿断脐后交由儿科医师复苏抢救，行气管插管后迅速转新生儿科。

术中麻醉医师与三线医生共同负责气道管理、循环管理及器官功能评估。手术顺利。

术后心电监护显示：血压 133/93mmHg，心率 84 次／分，呼吸 19 次／分，血氧饱和度 98%。术后患者于手术室苏醒后返回病房。单间，加床档，避免声光刺激，密切观察患者生命体征、神志情况。同时护士做好患者及家属的心理护理，做好各项抢救记录。）

第三节　子痫模拟演练评价标准

子痫模拟演练评价标准见表 7-1。

表 7-1　子痫模拟演练评价标准

组别　　　　　　　　　　　　　　　　　　　　　　　　　　　　总得分

编号	分类	总分	检查内容	得分	扣分理由
1	早期识别和呼救	16	1. 发现病情立即床旁探视（即时）（4分） 2. 症状、阴道检查：宫口开大情况、羊水性状（4分） 3. 呼救，及时通知医师（医师到场时间）（2分） 4. 呼救，及时通知相关科室（相关科室及到场时间）（4分） 5. 初步处置（输液规范、监护设备完好、吸氧等）（2分）		
2	气道管理	12	1. 体位（2分） 2. 清理呼吸道（1分） 3. 面罩吸氧：面罩佩戴方法、氧流量（3分） 4. 开口器、压舌板/舌钳,功能状态、使用方法（6分）		
3	循环管理	14	1. 开放静脉通道两条（4分） 2. 抽血化验：血常规、血凝四项、生化、合血等（2分） 3. 降压药物：药物选择、用法、降压策略及目标血压（8分）		
4	控制抽搐	14	解痉药物：药物选择、用法、策略及效果（14分）		
5	终止妊娠	12	1. 宫底画线（胎盘早剥提示）（2分） 2. 时机（2分） 3. 术前准备（2分） 4. 超声、胎心监护（2分） 5. 手术熟练程度及时间限制（4分）		

续表

编号	分类	总分	检查内容	得分	扣分理由
6	新生儿复苏	10	1. 器械准备（4分） 2. 操作（6分）		
7	医患沟通	10	1. 人员（2分） 2. 时间（2分） 3. 内容（2分） 4. 术前谈话（2分） 5. 沟通艺术（2分）		
8	综合考评	12	1. 医疗废弃物处理规范（1分） 2. 消毒隔离执行到位（1分） 3. 患者隐私保护（1分） 4. 评估和转运（2分） 5. 抢救过程有专人记录（2分） 6. 急诊抢救工作主持、组织有序（4分） 7. 手卫生措施到位（1分） 8. 评委根据情况设置一个情节,可倒扣3分 9. 以上情景及检查要点中由评委提醒完成的操作,每项扣1分（倒扣）		

评委签名：　　　　　　　　　　　检查时间：　　　年　　月　　日

第四节　子痫模拟演练用物清单

一、仪器设备类

可移动床(带枕头、被单)1 张

心电监护仪 1 台

女性成人模型 1 个

新生儿模型 1 个

输液架 2 个

抢救车 1 个

治疗盘 1 个

胎心监护仪 1 台

新生儿辐射台 1 个

负压吸引器,成人、新生儿各 1 个

麻醉机 1 台

压舌板 1 个

开口器 1 个

输液泵 1 个

二、物品类

口罩、帽子若干

鼻导管(吸氧管)1 个

留置针 3 套

三通管 3 个

3M 敷贴 3 个

医用胶布 1 卷

注射器 5ml、10ml、50ml 规格,各 2~3 个

输液器 3 个

抽血管 2 个

抽血针 2 个

一次性导尿包 1 个

剖腹包 1 个

器械包 1 个

碗盆包 1 个

治疗巾 1 包

大纱布垫 1 条

镊子罐 1 个

无菌手套 5 双

备皮刀 1 个

电话 1 个

手术标识笔 1 支

碘伏 1 瓶

毛巾 1 条

吸痰管 1 个

成人复苏气囊、面罩各 1 个

新生儿复苏气囊、面罩各 1 个

听诊器 1 个

计时器 1 个

手电筒 1 个

气管插管用物:喉镜柄、喉镜头、导丝、气管导管各 1 个

病情告知书、手术同意书各 1 份

化验单若干

三、药品类

5%葡萄糖注射液 100ml 2 袋

5%葡萄糖注射液 500ml 1 袋

硫酸镁注射液 2.5g 8 支

硝酸甘油注射液 50mg

地西泮注射液 10mg 1 支

甘露醇注射液 125ml 1 瓶

0.9%氯化钠注射液 10ml 2 支

注射用头孢呋辛钠 1 支

附：妊娠期高血压疾病诊治指南(2020)

中华医学会妇产科学分会妊娠期高血压疾病学组在《妊娠期高血压疾病诊治指南(2015)》的基础上，更新发布"妊娠期高血压疾病诊治指南(2020)"版本。本指南根据对妊娠期高血压疾病的新的认识，参考了美国、加拿大、英国、澳大利亚、国际妇产科联盟、WHO 等最新的相关指南，并结合我国国情、临床研究及实践经验，遵循循证医学理念，对有关的治疗方案给出了证据评价。本指南更加强调对妊娠期高血压疾病的临床预警和早期识别能力，强调早预警、早发现和早干预，进一步规范和指导我国妊娠期高血压疾病的临床处理。

本指南的循证证据等级及推荐建议：

证据等级：

①Ⅰ：证据来自至少 1 个高质量的随机对照试验。②Ⅱ-1：证据来自设计良好的非随机对照试验。③Ⅱ-2：证据来自设计良好的队列(前瞻性或回顾性)研究或者病例对照研究。④Ⅱ-3：证据来自不同时间或地点干预措施效果的差异研究。⑤Ⅲ：基于临床经验、描述性研究或者专家委员会报告等的专家意见。

推荐建议：

①A：证据适合推荐应用于临床预防。②B：证据较适合推荐应用于临床预防。③C：现有的证据间不一致。④D：有一定的证据不推荐用于临床预防。⑤E：有相当证据不推荐用于临床预防。⑥L：没有足够的证据(数量或质量)可以提出建议，但是，其他因素可能会影响决策。

一、概述

妊娠期高血压疾病严重威胁母儿健康和安全，是产科常见的并发症，也是孕产妇死亡的重要原因之一，尤其是子痫前期-子痫是导致孕产妇及围生儿病死率升高的主要原因之一。目前将妊娠相关高血压疾病概括为 4 类，包括：妊娠期高血压(gestational hypertension)、子痫前期-子痫(pre-eclampsia-eclampsia)、妊娠合并慢性高血压(chronic hypertension)、慢性高血压伴发子痫前期(chronic hypertension with superimposed pre-eclampsia)。

妊娠期高血压疾病的孕妇发病背景复杂，尤其是子痫前期-子痫存在多因素发病异源性、多机制发病异质性、病理改变和临床表现的多通路不平行性，存在多因素、多机制、多通路发病综合征性质。妊娠期高血压疾病的病理生理改变包括：慢性子宫胎盘缺血、免疫不耐受、脂蛋白毒性、遗传印记、滋养细胞凋亡和坏死增多及孕妇过度耐受滋养细胞炎性反应等。目前，妊娠期高血压疾病存在的普遍临床问题是，因未能及早识别和及早发现，使其在被发现时已经成为重症，或孕妇已经有严重的靶器官的并发症，需要转诊到三级医疗救治中心，并需要多学科联合救治。发生在各级医疗助产机构的妊娠期高血压疾病相关的孕产妇死亡约有一半是可以避免的。如何早期排查和筛选风险因素，如何做好早期预防和预警，如何早诊断、早干预、早处理，是诊治妊娠期高血压疾病的重要临床措施。

二、妊娠期高血压疾病的分类

妊娠期高血压疾病为多因素发病，可基于孕妇的各种基础病理状况，也受妊娠期间环境因素的影响，在妊娠期间病情的缓急不同，可呈现进展性变化，也可迅速恶化。

1. 妊娠期高血压　妊娠 20 周后首次出现高血压，收缩压≥140mmHg（1mmHg = 0.133kPa）和（或）舒张压≥90mmHg；尿蛋白检测阴性。收缩压≥160mmHg 和（或）舒张压≥110mmHg 为重度妊娠期高血压。

妊娠期各类高血压疾病的诊断之间存在转换性和进展性：当高血压伴有子痫前期的其他临床表现时则诊断为子痫前期；重度妊娠期高血压应与严重子痫前期一样对待；妊娠 20 周后发生的高血压，可能是妊娠期高血压，但要注意也可以是子痫前期的首发症状之一。妊娠期高血压于产后 12 周内恢复正常。

2. 子痫前期-子痫

（1）子痫前期：妊娠 20 周后孕妇出现收缩压≥140mmHg 和（或）舒张压≥90mmHg，伴有下列任意 1 项：尿蛋白定量≥0.3g/24h，或尿蛋白/肌酐比值≥0.3，或随机尿蛋白≥（＋）（无条件进行蛋白定量时的检查方法）；无蛋白尿但伴有以下任何 1 种器官或系统受累：心、肺、肝、肾等重要器官，或血液系统、消化系统、神经系统的异常改变，胎盘-胎儿受到累及等。子痫前期也可发生在产后。

血压和（或）尿蛋白水平持续升高，或孕妇器官功能受累或出现胎盘-胎儿并发症，是子痫前期病情进展的表现。子痫前期孕妇出现下述任一表现为重度子痫前期（severe pre-eclampsia）：①血压持续升高不可控制，收缩压≥160mmHg 和（或）舒张压≥110mmHg；②持续性头痛、视觉障碍或其他中枢神经系统异常表现；③持续性上腹部疼痛及肝包膜下血肿或肝破裂表现；④转氨酶水平异常，血丙氨酸转氨酶（ALT）或天冬氨酸转氨酶（AST）水平升高；⑤肾功能受损，尿蛋白定量＞2.0g/24h；少尿（24 小时尿量＜400ml，或每小时尿量＜17ml），或血肌酐水平＞106μmol/L；⑥低蛋白血症伴腹腔积液、胸腔积液或心包积液；⑦血液系统异常，血小板计数呈持续性下降并低于 $100 \times 10^9/L$；微血管内溶血，表现有贫血、血乳酸脱氢酶（LDH）水平升高或黄疸；⑧心力衰竭；⑨肺水肿；⑩胎儿生长受限或羊水过少、胎死宫内、胎盘早剥等。

需在妊娠 34 周前因子痫前期终止妊娠者定义为早发子痫前期。

（2）子痫：子痫前期基础上发生不能用其他原因解释的强直性抽搐，可以发生在产前、产时或产后,也可以发生在无临床子痫前期表现时。

3. 妊娠合并慢性高血压 孕妇存在各种原因的继发性或原发性高血压,各种慢性高血压的病因、病程和病情表现不一,如:孕妇既往存在高血压或在妊娠20周前发现收缩压≥140mmHg和(或)舒张压≥90mmHg,妊娠期无明显加重或表现为急性严重高血压;或妊娠20周后首次发现高血压但持续到产后12周以后。

4. 慢性高血压伴发子痫前期 慢性高血压孕妇妊娠20周前无蛋白尿,妊娠20周后出现尿蛋白定量≥0.3g/24h或随机尿蛋白≥(+),留取清洁中段尿并排除尿少、尿比重增高时的混淆问题;或妊娠20周前有蛋白尿,妊娠20周后尿蛋白量明显增加;或出现血压进一步升高等上述重度子痫前期的任何1项表现。慢性高血压并发重度子痫前期的靶器官受累及临床表现时,临床上均应按重度子痫前期处理。

三、影响子痫前期发病的风险因素

不是每例子痫前期孕妇都存在所有的风险因素,而且,多数子痫前期见于无明显风险因素的所谓"健康"孕妇。子痫前期发病的风险因素见表7-2。

表7-2 孕妇发生子痫前期的风险因素

类别	风险因素
病史及家族遗传史	既往子痫前期史、子痫前期家族史(母亲或姐妹)、高血压遗传因素等
一般情况	年龄≥35岁,妊娠前BMI≥28kg/m²
有内科疾病史或隐匿存在(潜在)的基础病理因素或疾病	高血压病、肾脏疾病、糖尿病或自身免疫性疾病如系统性红斑狼疮、抗磷脂综合征等
	存在高血压危险因素,如阻塞性睡眠呼吸暂停
本次妊娠的情况	初次妊娠、妊娠间隔时间≥10年;收缩压≥130mmHg或舒张压≥80mmHg(首次产前检查时、妊娠早期或妊娠任何时期检查时)、妊娠早期尿蛋白定量≥0.3g/24h,或持续存在随机尿蛋白≥(+)、多胎妊娠
本次妊娠的产前检查情况	不规律的产前检查或产前检查不适当(包括产前检查质量的问题),饮食、环境等因素

注:1mmHg=0.133kPa;BMI表示体质指数

其中,孕妇存在的或潜在的基础内科疾病及病理状况,包括高血压病、肾脏疾病、糖尿病、自身免疫性疾病如系统性红斑狼疮、抗磷脂综合征等为高度风险因素,既往子痫前期史、多胎妊娠和肥胖也为高度风险因素,此次妊娠孕妇存在的风险因素被认为是中度风险,低度风险是指经历过成功妊娠且无并发症者。风险人群的妊娠前检查和产前检查非常重要。

四、诊断

1. 病史 注意排查各种风险因素,询问孕妇显现或隐匿的基础疾病,如妊娠前有无高血压、肾脏疾病、糖尿病及自身免疫性疾病等病史或表现,有无妊娠期高血压疾病史及家族史或遗传史;了解孕妇的既往病理妊娠史;了解此次妊娠后孕妇的高血压、蛋白尿等症状出现的时间和严重程度,了解产前检查状况;了解孕妇的一般情况,包括体重、此次妊娠的情况和饮食、生活环境。对于过低体重者要加以重视。

2. 高血压

（1）血压的测量方法：测量血压前，被测者至少安静休息 5 分钟。测量取坐位或卧位。注意肢体放松，袖带大小合适。通常测量右上肢血压，袖带应与心脏处于同一水平（Ⅱ-2A），必要时测量两臂了解血压的增高情况。

（2）高血压的定义：妊娠期的高血压定义为，同一手臂至少两次测量的收缩压≥140mmHg 和（或）舒张压≥90mmHg。对首次发现血压升高者，应间隔 4 小时或以上复测血压，如两次测量均为收缩压≥140mmHg 和（或）舒张压≥90mmHg，诊断为高血压。对严重高血压孕妇，即收缩压≥160mmHg 和（或）舒张压≥110mmHg 者，间隔数分钟重复测定后即可以诊断。收缩压≥160mmHg 和（或）舒张压≥110mmHg，为重度高血压，如急性发作、持续时间大于 15 分钟为持续性重度高血压，也称为高血压急症。对于"白大衣高血压"、隐匿性高血压及短暂性或一过性高血压等各种表现形式的高血压，都需要进行动态监测、评估及管理；若血压较基础血压升高 30/15mmHg，但＜140/90mmHg 时，虽不作为高血压的诊断依据但需要密切随访，还要注意血压升高幅度的变化，即相对性高血压的问题。要了解血压的整体变化，对于"白大衣高血压"、隐匿性高血压及短暂性或一过性高血压，还有相对性高血压这几类人群注意动态血压变化，提倡家庭血压监测和有条件者行 24 小时动态血压监测。

3. 蛋白尿　所有孕妇每次产前检查时均应检测尿蛋白或尿常规。尿常规检查应选用清洁中段尿。可疑子痫前期孕妇应检测 24 小时尿蛋白定量，尿蛋白≥0.3g/24h 或尿蛋白/肌酐比值≥0.3，或随机尿蛋白≥（＋）定义为蛋白尿。注意留取清洁中段尿，及排除尿少导致的尿比重增高时的混淆问题。应注意蛋白尿的进展变化，注意排查蛋白尿与孕妇肾脏疾病和自身免疫性疾病的关系。

4. 鉴别诊断　当出现早发子痫前期或妊娠 20 周前出现了类似子痫前期的临床表现，需要及时与自身免疫性疾病、血栓性血小板减少性紫癜（thrombotic thrombocytopenic purpura，TTP）、肾脏疾病、滋养细胞疾病、溶血性尿毒症综合征鉴别；不伴有蛋白尿的妊娠期高血压更易表现为血小板减少和肝功能受损；伴有蛋白尿的妊娠期高血压注意与肾脏疾病、自身免疫性疾病鉴别；如产后病情不缓解，应注意是否有溶血性尿毒症综合征；注意子痫及可逆性后部脑病综合征（posterior reversible encephalopathy syndrome，PRES）与癫痫、其他原因的脑动脉缺血或梗死、颅内出血等情况的鉴别。

5. 早期识别　子痫前期-子痫存在多因素发病，也使临床表现呈现多样性和复杂性，个体的首发症状表现不一。需注意单项血压升高或单项蛋白尿、胎儿生长受限及血小板下降，都可能是子痫前期的首发症状，也有部分孕妇发病时并无高血压或蛋白尿。子痫发作前期，有以头痛或视力障碍为首发表现者，也有仅表现为上腹部疼痛者，有反射亢进表现者，有头痛或视力障碍与上腹部疼痛都存在者，也有部分孕妇仅存在实验室检查指标异常，如血小板计数＜$100×10^9$/L、转氨酶水平异常（如 ALT≥70U/L）、血肌酐水平＞106μmol/L、低蛋白血症等。注意临床表现存在渐进性或迅速发展性，甚至可在 2~3 天迅速恶化。

6. 实验室检查

（1）妊娠期出现高血压时，应注意进行以下常规检查和必要的复查：①血常规；②

尿常规；③肝功能、血脂；④肾功能；⑤凝血功能；⑥心电图；⑦产科超声检查。尤其是对于妊娠20周后才开始进行产前检查的孕妇，应注意了解和排除孕妇的基础疾病和慢性高血压，注意血脂、血糖水平，甲状腺功能、凝血功能等的检查或复查，注意动态血压监测，注意眼底改变或超声心动图检查。

（2）出现子痫前期及子痫时，视病情发展和诊治，需要在上述基础上酌情增加以下检查，并注意依据病情动态检查：①排查自身免疫性疾病；②高凝状况检查；③血电解质；④眼底检查；⑤超声等影像学检查肝、肾等器官及胸腹腔积液情况；⑥动脉血气分析；⑦心脏彩超及心功能检测；⑧超声检查和监测胎儿生长发育指标；⑨头颅 CT 或 MRI检查。

五、处理

妊娠期高血压疾病的治疗目的是预防重度子痫前期和子痫的发生，降低母儿围生期并发症发生率和死亡率，改善围产结局。及时终止妊娠是治疗子痫前期-子痫的重要手段。治疗基本原则概括为：正确评估整体母儿情况；孕妇休息镇静，积极降压，预防抽搐及抽搐复发，有指征地利尿，有指征地纠正低蛋白血症；密切监测母儿情况以预防和及时治疗严重并发症，适时终止妊娠，治疗基础疾病，做好产后处置和管理。

治疗手段应根据病情的轻重缓急和分类进行个体化治疗，尽可能发现子痫前期-子痫的诱发病因（如自身免疫性疾病、甲状腺功能亢进、肾脏疾病或糖尿病等）并对症处理。对不同妊娠期高血压疾病孕妇分层、分类管理，如，①妊娠期高血压者：休息、镇静，监测母儿情况，酌情降压治疗，重度妊娠期高血压按重度子痫前期处理。②子痫前期者：有指征地降压、利尿和纠正低蛋白血症，预防抽搐，镇静，密切监测母儿情况，预防和治疗严重并发症，适时终止妊娠。③子痫者：治疗抽搐，预防抽搐复发和并发症，病情稳定后终止妊娠。④妊娠合并慢性高血压者：动态监测血压变化，以降压治疗为主，注意预防子痫前期的发生。⑤慢性高血压伴发子痫前期者：兼顾慢性高血压和子痫前期的治疗，伴发重度子痫前期临床征象者按重度子痫前期处理。

1. 评估和监测　妊娠期高血压疾病的病情复杂、变化快，分娩和产后的生理变化及各种不良刺激等均可导致病情加重。对产前、产时和产后的病情进行密切监测和评估十分重要，目的在于了解病情轻重和进展情况，及时合理干预，早防早治，避免不良妊娠结局。

（1）基本监测：注意孕妇是否有头痛、眼花、胸闷、上腹部不适或疼痛及其他消化系统症状，下肢和（或）外阴是否有明显水肿，检查血压的动态变化、体重、尿量变化和血尿常规，注意胎动、胎心和胎儿生长趋势等。

（2）孕妇的特殊检查：包括眼底、重要器官的功能、凝血功能，血脂、血尿酸水平，尿蛋白定量和电解质水平等的检查，有条件的医疗机构应检查自身免疫性疾病的相关指标，如果为早发子痫前期或重度子痫前期或存在 HELLP 综合征表现，更要及时排查自身免疫性疾病的相关指标，有条件时做 TTP、溶血性尿毒症综合征等鉴别指标的检查，注意与妊娠期急性脂肪肝区别开来。

（3）胎儿的特殊检查：包括胎儿电子监护、超声监测胎儿生长发育、羊水量，如可疑胎儿生长受限或存在胎儿生长受限趋势，严密动态监测；有条件的机构应注意检测脐动脉和胎儿大脑中动脉血流阻力等。

（4）检查项目和频度：根据病情决定，注意个体化，以便于掌握病情变化。诊断为子痫前期者，需要每周一次甚至每周两次的产前检查。

2. 一般治疗

（1）治疗地点：注意结合医疗水平和医疗情况行个体化处理，轻度妊娠期高血压孕妇可在门诊或住院监测与治疗；非重度子痫前期孕妇应评估后决定是否住院治疗；重度妊娠期高血压、重度子痫前期及子痫孕妇均应急诊收住院监测和治疗。

（2）休息和饮食：应注意休息，以侧卧位为宜，保证充足的睡眠，保证摄入充足的蛋白质和热量，适度限制食盐摄入。为保证充足睡眠，必要时可睡前口服地西泮 2.5~5.0mg。

3. 降压治疗　其目的是预防心脑血管意外和胎盘早剥等严重母儿并发症。收缩压 ≥160mmHg 和（或）舒张压 ≥110mmHg 的高血压孕妇应进行降压治疗；收缩压 ≥140mmHg 和（或）舒张压 ≥90mmHg 的高血压孕妇建议降压治疗。

目标血压为：当孕妇未并发器官功能损伤，酌情将收缩压控制在 130~155mmHg，舒张压控制在 80~105mmHg；孕妇并发器官功能损伤，则收缩压应控制在 130~139mmHg，舒张压应控制在 80~89mmHg；血压不可低于 130/80mmHg，以保证子宫胎盘血流灌注（Ⅲ-B）。

降压注意事项：降压注意个体化情况，降压过程力求平稳，控制血压不可波动过大，力求维持较稳定的目标血压；且在出现严重高血压，或发生器官损害如急性左心室功能衰竭时，需要紧急降压到目标血压范围，注意降压幅度不能太大，以平均动脉压（MAP）的 10%~25% 为宜，24~48 小时达到稳定。降压手段包括生活干预和药物降压。

常用的降压药物有肾上腺素能受体阻滞药、钙离子通道阻滞药及中枢性肾上腺素能神经阻滞药等类药物。常用的口服降压药物有拉贝洛尔（Ⅰ-A）、硝苯地平（Ⅰ-A）或硝苯地平缓释片（Ⅱ-B）等。如口服药物血压控制不理想，可使用静脉用药（有条件者使用静脉泵入方法），常用有：拉贝洛尔（Ⅰ-A）、酚妥拉明（Ⅱ-3B）。妊娠期一般不使用利尿药降压，以防血液浓缩、有效循环血量减少和高凝倾向（Ⅲ-B）。不推荐使用阿替洛尔和哌唑嗪（Ⅰ-D）。硫酸镁不作为降压药使用（Ⅱ-2D）。妊娠期禁止使用血管紧张素转换酶抑制药（ACEI）和血管紧张素Ⅱ受体拮抗药（ARB）（Ⅱ-2E）。

（1）拉贝洛尔：为 α、β 肾上腺素能受体阻滞药。

①口服用法：50~150mg，3~4 次/天。静脉注射：初始剂量为 20mg，10 分钟后如未有效降压则剂量加倍，最大单次剂量 80mg，直至血压被控制，每日最大总剂量 220mg。

②静脉滴注：50~100mg 加入 5% 葡萄糖溶液 250~500ml，根据血压调整滴速，血压稳定后改口服。

（2）硝苯地平：为二氢吡啶类钙离子通道阻滞药（国内为片剂）。口服用法为，5~10mg，3~4 次/天，24 小时总量不超过 60mg。缓释片 30mg 口服，1~2 次/天。

（3）尼莫地平：为二氢吡啶类钙离子通道阻滞药，可选择性扩张脑血管。

①口服用法：20~60mg，2~3 次/天。

②静脉滴注：20~40mg 加入 5% 葡萄糖溶液 250ml，每天总量不超过 360mg。

（4）尼卡地平：为二氢吡啶类钙离子通道阻滞药。

①口服用法：初始剂量 20~40mg，3 次/天。

②静脉滴注：每小时 1mg 为起始剂量，根据血压变化每 10 分钟调整 1 次用量；高血压急症，用生理盐水或 5% 葡萄糖溶液稀释后，以盐酸尼卡地平计，0.01%~0.02%（1ml 中的含量为 0.1~0.2mg）的溶液进行静脉滴注，以每分钟 0.5~6μg/kg 的滴注速度给予。从每分钟 0.5μg/kg 开始，将血压降到目标值后，边监测血压边调节滴注速度。

（5）酚妥拉明：为 α 肾上腺素能受体阻滞药。静脉滴注用法为，10~20mg 溶于 5% 葡萄糖溶液 100~200ml，以 10μg/min 的速度开始静脉滴注，应根据降压效果调整滴注速度。

（6）硝酸甘油：作用于氧化亚氮合酶，可同时扩张静脉和动脉，降低心脏前、后负荷，主要用于合并急性心力衰竭和急性冠状动脉综合征时的高血压急症的降压治疗。起始剂量 5~10μg/min 静脉滴注，每 5~10 分钟增加滴速至维持剂量 20~50μg/min。

（7）硝普钠：为强效血管扩张剂。用法为：50mg 加入 5% 葡萄糖溶液 500ml 按 0.5~0.8μg/（kg·min）缓慢静脉滴注。妊娠期仅适用于其他降压药物无效的高血压危象孕妇。产前应用时间不宜超过 4 小时。

（8）重度高血压和急性重度高血压的紧急降压处理：妊娠期、分娩期及产后任何时期出现重度高血压和急性重度高血压都需要给予降压药物治疗。抗高血压药物的选择和给药途径应优先于其他药物，药物选择主要是以临床医师对药物的经验、用药成本和药物的可获得性为依据。对于出现的急性重度或持续性重度高血压的几种临床情形：①若为未使用过降压药物者，可以首选口服，每 10~20 分钟监测血压，血压仍高则重复给药，2~3 次后效果不明显立即改用静脉给药。例如口服速效硝苯地平 10mg，但注意每 10~20 分钟监测血压，如血压仍 >160/110mmHg，再口服 20mg；20 分钟复测血压未下降，可再口服 20mg；20 分钟复测血压仍未下降，应改用静脉降压药物。②若是在使用口服降压药物过程中出现了持续性重度高血压，应该考虑使用静脉降压方法。③降压达标后，仍需要严密监测血压变化（如 1 小时内每 10 分钟测量 1 次，以后每 15 分钟测量 1 次维持 1 小时，再每 30 分钟测量 1 次维持 1 小时，接着每 1 小时测量 1 次维持 4 小时），有条件的机构应予持续心电监护监测血压，依据病情注意个体化处理。

4. 硫酸镁防治子痫　硫酸镁是治疗子痫和预防抽搐复发的一线药物（Ⅰ-A），也是重度子痫前期预防子痫发作的药物（Ⅰ-A）；硫酸镁控制子痫再次发作的效果优于地西泮、苯巴比妥和冬眠合剂等镇静药物（Ⅰ-A）；除非存在硫酸镁应用禁忌证或者硫酸镁治疗效果不佳，否则不推荐使用苯巴比妥和苯二氮䓬类药物（如地西泮）用于子痫的预防或治疗；非重度子痫前期孕妇也可酌情考虑应用硫酸镁（Ⅰ-C）。

（1）用法。①子痫抽搐：静脉用药负荷剂量为 4~6g，溶于 10% 葡萄糖溶液 20ml 静脉推注 15~20 分钟，或溶于 5% 葡萄糖溶液 100ml 快速静脉滴注，继而 1~2g/h 静脉滴注维持。或者夜间睡眠前停用静脉给药，改用肌内注射，用法为 25% 硫酸镁 20ml + 2% 利多卡因 2ml 臀部深部肌内注射。24 小时硫酸镁总量为 25~30g（Ⅰ-A）。②预防子痫发作：适用于重度子痫前期和子痫发作后，负荷剂量 2.5~5.0g，维持剂量与控制子痫处理相同。用药时间根据病情需要调整，一般每天静脉滴注 6~12 小时，24 小时总量不超过 25g。③子痫复发抽搐：可以追加静脉负荷剂量用药 2~4g，静脉推注 2~3 分钟，继而 1~

2g/h 静脉滴注维持。④若为产后新发现高血压合并头痛或视力模糊，建议启用硫酸镁预防产后子痫前期-子痫。⑤控制子痫抽搐 24 小时后需要再评估病情，病情不稳定者需要继续使用硫酸镁预防复发抽搐。用药期间应每天评估病情变化，决定是否继续用药；引产和产时可以持续使用硫酸镁，尤其对于重度子痫前期；若剖宫产术中应用，要注意孕产妇的心脏功能；产后继续使用 24~48 小时，注意再评估病情。硫酸镁用于重度子痫前期预防子痫发作以及重度子痫前期的期待治疗时，为避免长期应用对胎儿（或新生儿）的血钙水平和骨质造成影响，建议及时评估病情，如孕妇病情稳定，应在使用 5~7 天后停用硫酸镁；在重度子痫前期的期待治疗中，必要时可间歇性应用。

（2）注意事项。血清镁离子的有效治疗浓度为 1.8~3.0mmol/L，>3.5mmol/L 即可出现中毒症状。使用硫酸镁的必备条件为：①膝腱反射存在；②呼吸≥16 次/分；③尿量≥25ml/h（即≥600ml/d）；④备有 10% 葡萄糖酸钙。镁离子中毒时停用硫酸镁并缓慢（5~10分钟）静脉推注 10% 葡萄糖酸钙 10ml。如孕妇同时合并肾功能障碍、心功能受损或心肌病、重症肌无力等，或体重较轻者，则应慎用或减量使用硫酸镁。条件许可，用药期间可监测孕妇的血清镁离子浓度。

5. 扩容治疗　子痫前期孕妇需要限制补液量以避免肺水肿（Ⅱ-1B）。除非有严重的液体丢失（如呕吐、腹泻、分娩失血）使血液明显浓缩、血容量相对不足或高凝状态者，否则通常不推荐扩容治疗（Ⅰ-E）。扩容疗法可增加血管外液体量，导致一些严重并发症的发生，如心力衰竭、肺水肿等。子痫前期孕妇出现少尿时，如果无血肌酐水平升高不建议常规补液，持续性少尿不推荐应用多巴胺或呋塞米（Ⅰ-D）。

6. 镇静药物的应用　应用镇静药物的目的是缓解孕产妇的精神紧张、焦虑症状、改善睡眠、预防并控制子痫（Ⅲ-B），应个体化酌情应用。

（1）地西泮：2.5~5.0mg 口服，2~3 次/天，或者睡前服用；必要时地西泮 10mg 肌内注射或静脉注射（>2 分钟）。

（2）苯巴比妥：镇静时口服剂量为 30mg，3 次/天。控制子痫时肌内注射 0.1g。

（3）冬眠合剂：由氯丙嗪（50mg）、哌替啶（100mg）和异丙嗪（50mg）3 种药物组成，通常以 1/3~1/2 量肌内注射，或以半量加入 5% 葡萄糖溶液 250ml 静脉滴注。由于氯丙嗪可使血压急剧下降，导致肾及胎盘血流量降低，而且对孕妇及胎儿肝脏有一定的损害，可致胎儿呼吸抑制，故仅应用于硫酸镁控制抽搐治疗效果不佳者。

7. 应用利尿药的时机　子痫前期孕妇不主张常规应用利尿药，仅当孕妇出现全身性水肿、肺水肿、脑水肿、肾功能不全、急性心力衰竭时，可酌情使用呋塞米等快速利尿药。甘露醇主要用于脑水肿，甘油果糖适用于肾功能有损害的孕妇。

8. 低蛋白血症的纠正问题　严重的低蛋白血症伴腹腔积液、胸腔积液或心包积液者，应补充白蛋白或血浆，同时注意配合应用利尿药及严密监测病情变化。

9. 促胎肺成熟　妊娠孕周小于 34 周并预计在 1 周内分娩的子痫前期孕妇，均应接受糖皮质激素促胎肺成熟治疗（Ⅰ-A）。用法：地塞米松 5mg 或 6mg 肌内注射，每 12 小时 1 次，连续 4 次；或倍他米松 12mg，肌内注射，每天 1 次，连续两天。目前，尚无足够证据证明地塞米松、倍他米松以及不同给药方式促胎肺成熟治疗的优劣。不推荐反复、多疗程产前给药。如果在较早期初次促胎肺成熟后，又经过一段时间（两周左右）保守治疗，但终止妊娠的孕周仍小于 34 周时，可以考虑再次给予同样剂量的药物进行促胎肺成熟治疗。注意不要为了完成促胎肺成熟治疗的疗程而延误了子痫前期应该终止妊娠的时机。

10. 分娩时机和方式　子痫前期孕妇经积极治疗，而母儿状况无改善或者病情持续进展的情况下，或者达到一定孕周，应考虑终止妊娠。终止妊娠的时机，应考虑的因素包括孕周、孕妇病情及胎儿情况等。

（1）与孕周相关的终止妊娠时机：①妊娠期高血压、病情未达重度的子痫前期孕妇可期待至妊娠 37 周终止妊娠（Ⅰ-B）。②重度妊娠期高血压及重度子痫前期：妊娠不足 26 周的孕妇经治疗病情危重者建议终止妊娠。妊娠已满 26 周但不满 28 周的孕妇根据母儿情况及当地医院母儿诊治能力决定是否可以行期待治疗。妊娠 28~34 周，如病情不稳定，经积极治疗病情仍加重，应终止妊娠；如病情稳定，可以考虑期待治疗，并建议转至具备早产儿救治能力的医疗机构（Ⅰ-C）。妊娠 >34 周的孕妇，存在威胁母儿的严重并发症和危及生命者，应考虑终止妊娠；妊娠 >34 周的孕妇，虽孕妇病情稳定，但存在胎儿生长受限并伴有脐血流异常及羊水过少者考虑终止妊娠；妊娠 >34 周仅仅表现为胎儿生长受限而无胎盘脐血流改变也无羊水过少者，需要在严密监测母儿的情况下才能考虑期待治疗；妊娠 >34 周的孕妇，如仅仅尿蛋白 >2g/24h，而无其他重度子痫前期特征，可以实施严密监测下的期待治疗，尿蛋白 >2g/24h 不是单纯决定终止妊娠的指标。③子痫：控制病情后即可考虑终止妊娠。

（2）与病情相关的终止妊娠指征

①出现子痫前期的严重并发症：子痫前期的严重并发症包括重度高血压不可控制、高血压脑病和脑血管意外、PRES、子痫、心力衰竭、肺水肿、完全性和部分性 HELLP 综合征、DIC、胎盘早剥和胎死宫内。重要的是进行病情程度的分析和个体化的评估，既不失终止时机又要争取促胎肺成熟的时间。孕妇因素和胎盘-胎儿因素的整体评估是终止妊娠的决定性因素，尤其需要个体化处置。

②重度子痫前期发生母儿严重并发症者，需要稳定孕妇状况后尽早终止妊娠，不考虑是否完成促胎肺成熟。

③当存在孕妇器官系统受累时，评定孕妇器官累及程度和发生严重并发症的紧迫性以及胎儿安危情况，综合考虑终止妊娠时机，例如血小板计数 $<100\times10^9/L$、转氨酶水平轻度升高、肌酐水平轻度升高、羊水过少、脐血流反向或伴胎儿生长受限等，可在稳定病情和严密监护之下尽量争取给予促胎肺成熟后终止妊娠。

④对已经发生胎死宫内者，可在稳定病情后终止妊娠。总之，孕妇因素和胎盘-胎儿因素的整体评估是终止妊娠的决定性因素，尤其需要个体化处置。

⑤蛋白尿及其程度虽不作为终止妊娠的单一指征，却是综合性评估的重要指标之一，需注意结合母儿整体状况的评估。如评估孕妇低蛋白血症、伴发腹腔积液和（或）胸腔积液的严重程度及心肺功能，评估孕妇伴发存在的基础疾病（如自身免疫性疾病的系统性红斑狼疮、肾脏疾病等）病况，尤其是对于高血压伴蛋白尿的子痫前期，更要注意与存在的肾功能受损和其他器官受累情况综合分析，以确定终止妊娠的时机。

（3）终止妊娠的方式：注意个体化处理。妊娠期高血压疾病孕妇，如无产科剖宫产术指征，原则上考虑阴道试产（Ⅱ-2B）；但如果不能短时间内阴道分娩，病情有可能加重，可考虑放宽剖宫产术的指征。对于已经存在如前述的各类孕妇严重并发症，剖宫产术是迅速终止妊娠的手段。

（4）分娩期间的注意事项：①密切观察自觉症状；②监测血压并继续降压治疗，应将血压控制在＜160/110mmHg（Ⅱ-2B）；注意硫酸镁的继续使用和启用；③监测胎心率的变化；④积极预防产后出血（Ⅰ-A）；⑤产时、产后不可应用任何麦角新碱类药物（Ⅱ-3D）。

11. 子痫的处理　子痫前期-子痫在临床上可以跳跃性发展，并非都是渐进性发展。子痫可以发生在子痫前期临床表现的基础上，可以发生在重症者身上，也可以发生在临床尚未发现高血压和蛋白尿时。子痫可以发生在产前、产时或产后，一部分可发生在产后48~72小时或更晚，也可发生在使用硫酸镁时。78%~83%的子痫孕妇会有不同的前驱症状，如持续性枕部或前额的疼痛、视物模糊、畏光、精神状态改变等。子痫还可发生在无任何前驱表现或症状的孕妇身上。头痛可以反映颅内压升高、脑水肿和高血压脑病等。

子痫发作时的紧急处理包括一般急诊处理、硫酸镁和降高血压药物的应用、预防抽搐复发、适时终止妊娠、预防并发症等。应注意子痫前期相关病因的治疗，如孕妇的自身免疫性疾病、糖尿病、肾脏疾病和心血管疾病等。诊治子痫的过程中，要注意与其他抽搐性疾病（如癔症、癫痫、颅脑病变等）进行鉴别。同时，应监测心、肝、肾、中枢神经系统等重要器官系统的功能、凝血功能和水电解质及酸碱平衡（Ⅲ-C）。

（1）一般急诊处理：子痫发作时应预防孕妇坠地外伤、唇舌咬伤，须保持气道通畅，维持呼吸、循环功能稳定，密切观察生命体征、尿量（留置导尿管监测）等。避免声、光等一切不良刺激。

（2）硫酸镁：是治疗子痫及预防抽搐复发的首选药物。硫酸镁的用法及注意事项参见前文。子痫孕妇抽搐后或产后需继续应用硫酸镁24~48小时，并进一步评估是否继续应用。当孕妇存在硫酸镁应用禁忌证或硫酸镁治疗无效时，可考虑应用地西泮、苯巴比妥或冬眠合剂控制抽搐（Ⅰ-E）。在使用镇静药物时注意避免误吸，及时气管插管和机械通气。

（3）控制血压和预防并发症：脑血管意外是子痫孕产妇死亡的最常见原因。当持续收缩压≥160mmHg、舒张压≥110mmHg时，要积极降压以预防心脑血管并发症（Ⅱ-2B），具体参见前文。注意监测子痫之后的胎盘早剥、肺水肿等并发症，发生肺水肿时注意及时气管插管和机械通气。

（4）适时终止妊娠：子痫孕妇抽搐控制后即可考虑终止妊娠。

（5）子痫前期-子痫发生的病因性治疗：控制子痫后，注意查找病因，如存在自身免疫性疾病（系统性红斑狼疮、干燥综合征、系统性硬化病或抗磷脂综合征等），注意积极进行免疫性激素治疗和抗凝治疗，如存在甲状腺功能亢进，注意抗甲状腺功能治疗等。

12. 产后处理　重度子痫前期孕妇产后应继续使用硫酸镁24~48小时，预防产后子痫；注意产后迟发型子痫前期及子痫（发生在产后48小时后的子痫前期及子痫）的发生。子痫前期孕妇产后1周内是产褥期血压波动的高峰期，高血压、蛋白尿等症状仍可能反复出现甚至加重，此期仍应每天监测血压（Ⅲ-B）。如产后血压升高，血压≥150/100mmHg应继续给予降压治疗（Ⅱ-2B）。哺乳期可继续应用产前使用的降压药物，但禁用 ACEI 和 ARB 类(卡托普利、依那普利除外)降压药物(Ⅲ-B)。产后血压持续升高要注意评估和排查孕妇其他系统疾病的存在。注意监测及记录产后出血量。孕妇重要器官功能稳定后方可出院(Ⅲ-L)。

六、预测和预防

加强教育,提高公众对妊娠相关高血压疾病的认识;强化医务人员培训,注意识别子痫前期的高危因素;应在妊娠前、妊娠早期和对任何时期首诊的孕妇进行高危因素的筛查、预测和预防。

1. 注意子痫前期发病风险因素筛查　妊娠前和妊娠各期产科检查首诊时都要注意临床风险因素的筛查(表7-2)。

2. 注意预警信息和评估　子痫前期的预警信息包括病理性水肿、体重过度增加、血压处于正常高限[也称为高血压前期(prehypertension):收缩压为 131~139mmHg 和(或)舒张压 81~89mmHg]、血压波动(相对性血压升高)、胎儿生长受限趋势、血小板计数呈下降趋势及无原因的低蛋白血症等。对于出现的各种预警信息,需要仔细排查各种原因并予以矫正。要密切监测血压变化、增加产前检查的次数、注意孕妇的自觉症状、必要时住院观察。

3. 子痫前期的预测　妊娠期高血压疾病孕妇发病背景复杂,尤其是子痫前期病因尚不清楚,至今仍未能建立有效且特异性高的子痫前期预测方法。已有大量研究验证了血管生成因子,如可溶性血管内皮生长因子受体1(sFlt-1)、胎盘生长因子(PIGF)、可溶性内皮因子(sEng),可在妊娠中期对早发子痫前期的预测起到一定作用。sFlt-1/PIGF 比值对短期预测子痫前期具有临床价值,sFlt-1/PIGF 比值≤38 时阴性预测值(排除 1 周内的子痫前期)为 99.3%;sFlt-1/PIGF 比值 >38 时阳性预测值(预测 4 周内的子痫前期)为 36.7%。最新的研究提出,最佳的预测方法是联合孕妇的风险因素与其 MAP、PIGF、子宫动脉搏动指数(UTPI),准确性更高。关于生物学标志物预测子痫前期及如何结合其他生物物理参数的联合应用,需结合中国国情开展前瞻性、大样本量的多中心研究以制定中国的方案。孕妇风险因素仍是妊娠早期排查和筛选高危群体的重要临床指标。

4. 预防措施　应进行适当的产前检查及足够的饮食营养管理。饮食营养是贯穿妊娠期的重要发病影响因素,应保证蛋白质摄入;提高产前检查的质量,例如对于妊娠期高血压注意每次产前检查的尿蛋白问题。加强孕妇自身依从性的提高。对于低钙摄入人群(<600mg/d),推荐口服钙补充量至少为1g/d 以预防子痫前期。推荐对存在子痫前期复发风险如存在子痫前期史,尤其是存在较早发生子痫前期史或重度子痫前期史的孕妇,对有胎盘疾病史如胎儿生长受限、胎盘早剥病史,对存在肾脏疾病及高凝状况等子痫前期高危因素者,可以从妊娠早中期(妊娠 12~16 周)开始每天服用小剂量阿司匹林(50~150mg),依据个体因素决定用药时间,预防性应用可维持到妊娠26~28 周。但是,仍需注意对孕妇的基础疾病和前次子痫前期发病因素进行排查;对于存在基础疾病如自身免疫性疾病等的孕妇,并非仅仅给予小剂量阿司匹林,应建议妊娠前在专科做病情评估,以便达到应用针对性药物及早治疗和子痫前期预防的双重目的。目前国外指南多推荐低风险人群(曾经成功足月妊娠者)以外的中高风险人群将应用小剂量阿司匹林作为预防手段,但也应承认推荐范围过于宽泛。所以,本指南提示,即使将应用小剂量阿司

匹林作为预防手段，也不要忽视对子痫前期发病的警觉性和严密监控及干预。有发病风险的人群在妊娠前做好专科评估，评估妊娠风险，共同制定保健计划。

七、分级管理

1. 危重孕妇的转诊　应进行不同级别医疗机构分级管理。各级医疗机构需制订重度子痫前期和子痫孕妇的抢救预案，建立急救绿色通道，完善危重孕妇的救治体系。建议重度子痫前期（包括重度妊娠期高血压）和子痫孕妇（控制平稳后）在三级医疗机构治疗，以提高防治严重并发症的医疗水准和能力。接受转诊的医疗机构应有多学科联合救治能力，需设有抢救绿色通道，重症抢救人员、设备和物品配备合理、齐全。转出的医疗机构应在积极治疗的同时联系上级医疗机构，在保证转运安全的情况下转诊，应有医务人员护送，同时应有硫酸镁和降压药物的处置，必须做好病情资料的交接。如未与转诊医疗机构联系妥当，或孕妇生命体征不稳定，或估计短期内产程有变化等，则应就地积极抢救同时积极组织商请会诊。

2. 产后随访　产后6周孕妇的血压仍未恢复正常时，应于产后12周再次复查血压，以排除慢性高血压，必要时建议至内科诊治。

3. 生活健康指导　妊娠期高血压疾病特别是重度子痫前期孕妇远期罹患心脏病和高血压（Ⅱ-2B）、肾脏疾病（Ⅱ-2B）、血栓形成（Ⅱ-2C）的风险增加，而且许多发病因素在子痫前期之前就存在，应充分告知孕妇上述风险，加强筛查与自我健康管理，注意进行包括尿液分析、血肌酐、血糖、血脂水平及心电图在内的检查（Ⅲ-L）。鼓励健康的饮食和生活习惯（Ⅰ-B），如规律的体育锻炼、控制食盐摄入（<6g/d）、戒烟等。鼓励超重孕妇控制体重至 BMI 为 $18.5 \sim 25.0 \mathrm{kg/m}^2$，腹围 <80cm，以减小再次妊娠时的发病风险（Ⅱ-2A），并能利于长期健康（Ⅰ-A）。

HELLP 综合征的诊断和治疗

HELLP 综合征以溶血、转氨酶水平升高及低血小板计数为特点，是妊娠期高血压疾病的严重并发症，可以发生在无血压升高或血压升高不明显、或者没有蛋白尿的情况下，也可以发生在子痫前期临床症状出现之前，也可以发生在抗磷脂综合征的病例中。

多数发生在产前，也可以发生在产后。典型症状为全身不适、右上腹疼痛、体重骤增、脉压增大。少数孕妇可有恶心、呕吐等消化系统表现，高血压、蛋白尿的表现可不典型。确诊主要依靠实验室检查（Ⅲ-A）。

一、诊断标准

1. 微血管内溶血　LDH 水平升高；外周血涂片见破碎红细胞、球形红细胞；胆红素 $\geqslant 20.5 \mu \mathrm{mol/L}$（即 1.2mg/dl）；血红蛋白轻度下降。

2. 转氨酶水平升高　ALT≥40U/L 或 AST≥70U/L。

3. 血小板计数减少　血小板计数 $< 100 \times 10^9/\mathrm{L}$。

二、诊断的注意要点

1. 血小板计数 $< 100 \times 10^9/L$ 是目前较普遍采用的诊断标准；但要注意妊娠期血小板计数下降趋势，对存在血小板计数下降趋势且 $< 150 \times 10^9/L$ 的孕妇应进行严密随访。

1991 年 Martin(Mississippi)提出的分类中，主要是根据血小板下降程度分为 3 类，HELLP 综合征时，血小板计数 $\leqslant 50 \times 10^9/L$ 为重度减少，孕产妇严重并发症发生率为 $40\% \sim 60\%$；$> 50 \times 10^9/L$ 且 $\leqslant 100 \times 10^9/L$ 为中度血小板减少，严重并发症发生率达 $20\% \sim 40\%$；$> 100 \times 10^9/L$ 且 $\leqslant 150 \times 10^9/L$ 为轻度血小板减少，孕产妇严重并发症的发生率约为 20%。这种强调血小板的 HELLP 综合征孕产妇分类，有利于评估孕产妇严重并发症的发生风险；注意进展性变化，有利于对疾病严重程度分层和给予积极的监控处理，避免向严重方向发展。因此，对于重度子痫前期和部分性的 HELLP 综合征，注意动态实验室指标的监测非常重要，注意监测血小板的动态下降趋势。

2. LDH 水平升高是诊断 HELLP 综合征微血管内溶血的敏感指标，常在血清间接胆红素水平升高和血红蛋白降低前出现。

3. 在出现 HELLP 综合征相关临床表现时，应注意与血栓性微血管疾病重叠的症状，注意与血小板减少性紫癜、溶血性尿毒症综合征、妊娠期急性脂肪肝、抗磷脂综合征、系统性红斑狼疮等鉴别。注意 HELLP 综合征伴有抗磷脂综合征时，易发展为灾难性的抗磷脂综合征，需要多学科管理和积极的抗凝治疗和免疫性相关治疗。当终止妊娠后和（或）针对 HELLP 综合征的处理仍无明显临床效果时，应当注意再次仔细排查上述可能的情况。

4. HELLP 综合征孕产妇的严重并发症与重度子痫前期的严重并发症有重叠，包括：心肺并发症，如肺水肿、胸腔或心包积液、充血性心力衰竭、心肌梗死或心脏停搏；血液系统并发症，如 DIC；中枢神经系统并发症，如卒中、脑水肿、高血压脑病、视力丧失、PRES；肝脏并发症，如肝包膜下血肿或破裂；肾脏并发症，在血清肌酐超过 $106.1\mu mol/L$（即 $1.2mg/dl$）时，伴有急性肾小管坏死或急性肾损伤；胎盘早剥等。在诊断 HELLP 综合征的同时，注意评估有无严重并发症的发生。注意临床上可见在子痫抽搐后 HELLP 综合征的临床表现随即就显现。

三、治疗

HELLP 综合征必须住院治疗（Ⅲ-A）。在按照重度子痫前期对重要器官系统监测、保护及治疗的基础上（Ⅲ-A），其他治疗措施包括：

1. 有指征地输注血小板和使用肾上腺皮质激素

（1）血小板计数：$> 50 \times 10^9/L$ 且不存在过度失血或血小板功能异常时，不建议预防性输注血小板或剖宫产术前输注血小板（Ⅱ-2D）。

（2）$< 50 \times 10^9/L$ 可考虑肾上腺皮质激素治疗（Ⅲ-L）。

（3）$< 50 \times 10^9/L$ 且血小板计数迅速下降或者存在凝血功能障碍时应考虑备血，包括血小板（Ⅲ-L）。

（4）$< 20 \times 10^9/L$ 时，阴道分娩前强烈建议输注血小板（Ⅲ-B），剖宫产术前建议输注血小板（Ⅲ-B）。

2. 孕妇状况的整体评估，适时终止妊娠　①时机：绝大多数 HELLP 综合征孕妇应在积极治疗后终止妊娠；目前不推荐期待治疗；HELLP 综合征存在严重并发症时多学科管理和治疗，孕妇情况稳定后积极终止妊娠。只有在胎儿不成熟且母儿病情稳定的情况下方可在三级医疗机构进行期待治疗（Ⅱ-2C）。②分娩方式：HELLP 综合征孕妇可酌情放宽剖宫产术的指征（Ⅲ-B）。③麻醉：请麻醉医师定夺。血小板计数 $>75 \times 10^9/L$，如无凝血功能障碍和进行性血小板计数下降，可以区域麻醉（Ⅲ-B）。

3. 其他治疗　在 HELLP 综合征治疗中，必要时需进行血浆置换或血液透析，关键是注意全面的孕妇状况整体评估和病因鉴别，给予合理的对症治疗和多学科管理，存在严重并发症时注意强化危重症管理。

第八章　脐带脱垂

第一节　脐带脱垂抢救流程图

脐带脱垂抢救流程见图8-1。

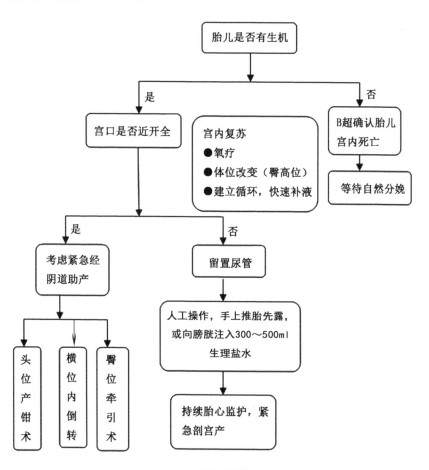

图 8-1　脐带脱垂抢救流程图

第二节　脐带脱垂模拟演练剧本

角色扮演：

助产士 A：负责早期判断，协助抢救。

助产士 B：负责早期识别，协助抢救。

助产士 C：负责协助抢救。

产房医生：负责启动抢救程序及紧急剖宫产。

总住院医师：负责紧急剖宫产。

三线医生/产房主任：负责指挥抢救，交代病情。

麻醉医师：负责麻醉。

儿科医生：负责新生儿复苏。

病例背景：

旁白：李丽（化名），女性，28 岁，孕 40 周，第二胎，头位，已自然破水，宫缩 30 秒/3 分，宫口开大 3cm，胎心 140 次/分，已给予椎管内麻醉，在产房待产。

［心电监护：血压 120/80mmHg，心率 80 次/分，呼吸 18 次/分，血氧饱和度 100%。有一条静脉开放，心电监护持续监护中。两名助产士（助产士 A、B）在场。］

场景一：识别脐带脱垂

旁白：产妇翻身后突然出现胎心慢，最低达 60 次/分，持续不缓解。心电监护：血压 130/70mmHg，心率 80 次/分，呼吸 20 次/分，血氧饱和度 100%。

（助产士 A 给予吸氧，指导产妇翻身改变体位，胎心无明显缓解。）

助产士 B：（到门口呼叫）产房医生，速到待产室，胎心慢。（同时消毒，戴手套行阴道检查，触摸到搏动的脐带，立即呼救，并上推胎头。）

（解除脐带压迫后，胎心逐渐恢复。患者取臀高位，助产士 B 跪于孕妇两腿之间，持续上推胎头。开放静脉通道快速补液。）

场景二：紧急剖宫产

（很快，产房医生到场。）

助产士 B：（汇报病情）患者二胎，孕足月，已破水，现胎心 80~160 次/分，宫口开大 3cm，脐带脱垂，已上推胎头。

产房医生：脐带脱垂、宫口未开全，立即启动抢救程序，紧急剖宫产，抽血化验血常规、血凝四项、合血，做头孢呋辛钠皮试。（同时呼叫产房主任）主任，脐带脱垂，紧急剖宫产。

助产士 A：总住院医师，产房脐带脱垂，速到产房。手术室，产房脐带脱垂，准备转运。儿科医生，产房脐带脱垂，速到产房。

（产房主任到场，交代病情并签字。

产房医生刷手消毒准备手术。

助产士 A、C 推产床转运至产房手术室。

助产士 A 打手术包、敷料包，戴手套，准备手术，合血，做头孢呋辛钠皮试。

助产士 B 继续上推胎头，跪于产床，被一起转运至产房手术室。

助产士 C 备皮，插尿管，泼碘伏。

麻醉医师进行麻醉，监测患者生命体征变化，为手术准备麻醉。

手术室工作人员及时到场，刷手消毒，进行手术。）

场景三：抢救新生儿

（新生儿娩出后交由新生儿复苏团队进行复苏抢救，后转入新生儿科。

手术成功，相关人员返回病房，完善病历。）

※附：脐带脱垂处理注意事项

1. 鉴别诊断　脐带需要与宫颈前、后唇或胎儿耳部区分开来。

2. 处理原则　迅速执行原则，包括：即刻停用缩宫素；立即以面罩吸氧；抑制宫缩；快速静脉滴注补充乳酸林格氏液；上推胎头；必要时采取特殊体位。

3. 处理依据　包括胎儿是否存活、宫口是否扩张、胎儿是否成熟 3 个要点。

(1) 胎儿是否存活

① 若胎儿已经死亡，可经阴道分娩。但应排除几种不适合阴道分娩的情况：如前置胎盘、横位、巨大儿、骨盆狭窄、合并严重心脏病等。

② 若胎儿存活，应根据宫口扩张程度及胎儿成熟情况，选择合适的分娩方式。

当发现脐带脱垂时胎儿存活，处理要点如下：检查者保持检查的手指仍然在阴道内，对于已经发生脐带脱垂的产妇，检查的手指要向上顶住先露部位，避免脐带受压，大声说出诊断，并指导其他医务人员实施抢救。

(2) 宫口是否扩张

① 宫口没有开全，立即实施剖宫产。

② 宫口完全开全，争取经阴道分娩。产钳可以快速实现阴道分娩。对于臀位，行臀位牵拉。对于双胎妊娠的第二个横位，可由熟练的产科医师行内倒转术并经臀位牵拉。

(3) 胎儿是否成熟

① 判断胎儿是否成熟，能否在产后存活。

② 极低体重早产儿(体重 <1 500g) 围产期死亡率和发病率很高，急诊行剖宫产不一定合适，在决定阴道分娩之前须让患者及家属知情，并让其决定是否做剖宫产。

4. 脐带脱垂剖宫产实施要点

(1) 时间管理：如果有胎儿窘迫，应在 30 分钟内完成分娩。

(2) 手术前要证实胎儿存活。

(3) 麻醉：已行分娩镇痛者，直接追加药物；没有行分娩镇痛者，行全身麻醉更有优势。如果没有胎儿窘迫，就要斟酌麻醉方式。

第三节　脐带脱垂模拟演练评价标准

脐带脱垂模拟演练评价标准见表8-1。

表8-1　脐带脱垂模拟演练评价标准

组别　　　　　　　　　　　　　　　　　　　　　　　　　　　　总得分

编号	分类	总分	检查内容	得分	扣分理由
1	早期识别和呼救	20	1. 胎心异常立即床旁探视(即时)(4分) 2. 阴道检查,并持续上推胎头(6分) 3. 呼救,及时通知医师(医师到场时间)(4分) 4. 呼救,及时通知相关科室(相关科室及到场时间)(4分) 5. 初步处置(输液规范、监护设备完好、吸氧等)(2分)		
2	纠正宫内缺氧	15	1. 体位:臀高位/膝胸卧位(5分) 2. 氧疗(5分) 3. 解除脐带压力:上推胎头(5分)		
3	循环建立	10	1. 开放静脉通道两条,快速补液(4分) 2. 抽血化验:血常规、凝血、配血(3分) 3. 停用缩宫素,抑制宫缩药物(3分)		
4	医患沟通	10	1. 人员(2分) 2. 时间(2分) 3. 内容(2分) 4. 术前谈话(2分) 5. 沟通艺术(2分)		
5	终止妊娠	30	1. 方式是否合适:阴道助产、剖宫产(4分) 2. 时机(5分) 3. 地点、术前准备(5分) 4. 手术熟练程度及时间限制(6分) 5. 新生儿复苏器械准备和操作(10分)		
6	综合考评	15	1. 医疗废弃物处理规范(1分) 2. 消毒隔离执行到位(1分) 3. 患者隐私保护(1分) 4. 评估和安全转运(5分) 5. 抢救过程有专人记录(1分) 6. 急诊抢救工作主持、组织有序(4分) 7. 手卫生措施到位(2分) 8. 评委根据情况设置一个情节,可倒扣3分 9. 以上情景及检查要点中由评委提醒完成的操作,每项扣1分(倒扣)		

评委签名:　　　　　　　　　　　　　检查时间:　　　年　　　月　　　日

第四节　脐带脱垂模拟演练用物清单

一、仪器设备类

可移动床(带枕头、被单)1 张

心电监护仪 1 台

女性成人模型 1 个

新生儿模型 1 个

输液架 2 个

抢救车 1 个

治疗盘 1 个

胎心监护仪 1 台

新生儿辐射台 1 个

负压吸引器,成人、新生儿各 1 个

麻醉机 1 台

二、物品类

口罩、帽子若干

鼻导管(吸氧管)1 个

留置针 3 套

三通管 3 个

3M 敷贴 3 个

医用胶布 1 卷

注射器 5ml、10ml、50ml 规格,各 2~3 个

输液器 3 个

抽血管 2 个

抽血针 2 个

一次性导尿包 1 个

剖腹包 1 个

器械包 1 个

碗盆包 1 个

治疗巾 1 包

镊子罐 1 个

无菌手套 5 双

备皮刀 1 个

电话 1 个

手术标识笔 1 支

碘伏 1 瓶

毛巾 1 条

吸痰管 1 个

成人复苏气囊、面罩各 1 个

新生儿复苏气囊、面罩各 1 个

听诊器 1 个

计时器 1 个

气管插管用物：喉镜柄、喉镜头、导丝、气管导管各 1 个

病情告知书、手术同意书各 1 份

化验单若干

三、药品类

复方氯化钠注射液 500ml 2 袋

0.9% 氯化钠注射液 10ml 2 支

注射用头孢呋辛钠 1 支

第九章　胎盘早剥

第一节　产前出血处理流程

产前出血处理流程见图 9-1。

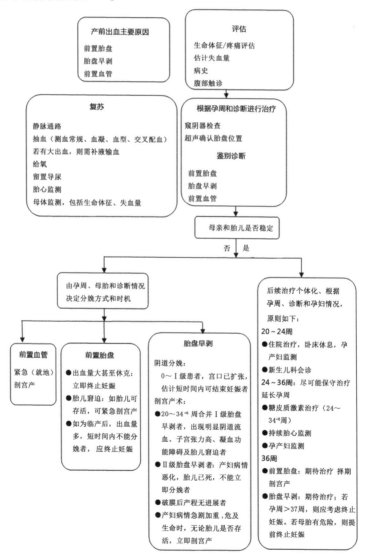

图 9-1　产前出血处理流程

第二节　胎盘早剥抢救流程图

胎盘早剥抢救流程见图 9-2。

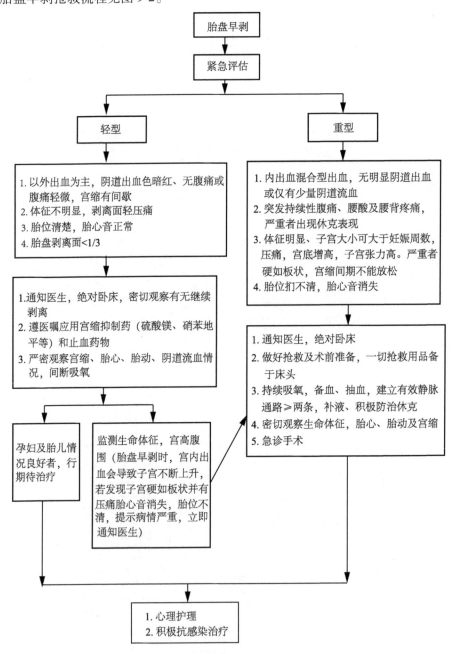

图 9-2　胎盘早剥抢救流程图

第三节　胎盘早剥模拟演练剧本

角色扮演：

助产士 A：负责早期判断，协助抢救。

助产士 B：负责早期识别，协助抢救、接婴及协助新生儿复苏。

产房医生：负责启动抢救程序及交代病情。

总住院医师：负责紧急剖宫产。

三线医生：负责指挥抢救及紧急剖宫产。

麻醉医师：负责麻醉。

儿科医生：负责新生儿复苏。

器械护士：负责配合手术。

巡回护士：负责手术巡回。

病例背景：

旁白：产房待产室，患者李丽（化名），22 岁，孕 40 周，第一胎，头位临产，子痫前期，羊水过多，宫缩 40 秒/2～3 分，宫口开大 3cm，胎心 140 次/分，已给予椎管内麻醉镇痛。心电监护：血压 152/95mmHg，心率 80 次/分，呼吸 18 次/分，血氧饱和度 100%。有一条静脉开放，心电监护持续监护中。助产士 A 在场。

场景一：早期识别及呼救

李丽：护士，护士，我肚子胀，阴道流水了，你快来看看。

助产士 A：好的，别紧张，我看看。

助产士 A：（见羊水血性，立即给予吸氧。）李丽，放松，咱们吸氧、侧卧位，让医生检查一下。

（停缩宫素液滴注，快速补液。）

助产士 A：（到门口呼叫）产房医生、助产士 B，速到待产室。

场景二：评估及分娩方式选择

旁白：很快，产房医生到场。

助产士 A：（汇报病情）患者一胎孕足月，子痫前期，羊水过多，自然破膜，羊水血性。现胎心监护变异差，出现减速。

产房医生：（听取汇报，指示）停缩宫素液静脉滴注，持续吸氧、补液。（查看胎心监护同时查体：腹部张力大，轻压痛。消毒外阴，戴手套行阴道检查：宫口开大 3cm，先露头，未触及脐带搏动，上推胎头，见羊水血性，量多。）

产房医生：李丽，你现在胎盘早剥、胎儿窘迫，短时间内不能经阴道分娩，需要紧急剖宫产。立即启动抢救程序，行术前准备。

助产士 A：三线医生，产房胎盘早剥，速到产房。总住院医师，产房胎盘早剥，速到产房"。手术室，产房胎盘早剥，准备转运。儿科医生，产房胎盘早剥，速到产房。

产房医生：建第二液路，复方氯化钠注射液 500ml 静脉滴注。急查血常规、血凝四项、肝肾功能、离子五项、D-二聚体、合血，行头孢呋辛钠皮试。

助产士 B：（重复并执行医嘱）建第二液路，复方氯化钠注射液 500ml 静脉滴注。血常规、血凝四项、肝肾功能、离子五项、D-二聚体、合血，行头孢呋辛钠皮试。

（助产士 A 备皮，插尿管。）

三线医生：（到场）患者怎么样了？

产房医生：胎盘早剥、胎儿窘迫，正在准备紧急剖宫产。

三线医生：（查体并行阴道检查）腹部张力大，轻压痛，羊水呈血性，胎心监护变异差，停缩宫素后胎心晚期减速不缓解，考虑胎盘早剥、胎儿窘迫。（指示）紧急剖宫产。

旁白：产房医生快速向患者家属交代病情。

产房医生：李丽家属，李丽现在宫口开大 3cm，自然破膜，羊水血性，胎心监护提示变异差，频繁晚期减速，考虑胎盘早剥、胎儿窘迫，吸氧、改变体位不能缓解，短时间内不能经阴道分娩，建议急诊剖宫产，这是剖宫产手术知情同意书……

旁白：各级人员陆续到场。

（总住院医师与三线医生刷手消毒准备手术。

助产士 A、B 推产床转运至产房手术室。

助产士 A 打手术包、敷料包，戴手套，准备手术。

助产士 B 泼碘伏。

手术室人员及时到场，刷手消毒，准备手术。

麻醉医师进行麻醉，监测患者生命体征变化。）

场景三：紧急手术及新生儿复苏

旁白：助产士 B 准备好新生儿复苏用物，准备接产。总住院医师和器械护士快速铺手术巾。总住院医师与三线医生迅速开腹，取出新生儿。

三线医生：接孩子，马上进行新生儿复苏。

旁白：新生儿娩出后，三线医生立即肌内注射缩宫素 10U，手取胎盘，见胎盘剥离面积约 1/3，子宫前壁表面局部呈紫蓝色淤斑，立即按摩子宫。

三线医生：子宫胎盘卒中，准备温盐水纱布垫热敷。

器械护士：主任，温盐水纱布垫。

三线医生：温盐水纱布垫热敷子宫，给予欣母沛 250μg 宫体注射，迅速缝合子宫。

旁白：经处理，子宫收缩好转，关腹。

手术顺利，术毕，相关人员再次与患者家属沟通病情，返回病房，完善病历。

第四节　胎盘早剥模拟演练评价标准

胎盘早剥模拟演练评价标准见表9-1。

表 9-1　胎盘早剥模拟演练评价标准

组别　　　　　　　　　　　　　　　　　　　　　　　　　　　　　总得分

编号	分类	总分	检查内容	得分	扣分理由
1	早期识别和呼救	20	1. 立即床旁探视(即时)(4分) 2. 腹部症状、阴道检查:宫口开大情况、羊水性状(6分) 3. 呼救,及时通知医师(医师到场时间)(4分) 4. 呼救,及时通知相关科室(相关科室及到场时间)(4分) 5. 初步处置(输液规范、监护设备完好、吸氧等)(2分)		
2	初步处理和迅速评估	15	1. 及时诊断,启动抢救程序(5分) 2. 开放静脉通道两条,快速补液(3分) 3. 抽血化验:血常规、凝血、生化、D-二聚体、配血(5分) 4. 停用缩宫素,必要时应用抑制宫缩药物(2分)		
3	终止妊娠	32	1. 胎儿存活评估(2分) 2. 方式是否合适:阴道助产、剖宫产(5分) 3. 时机:是否需要B超评估(5分) 4. 地点、术前准备(5分) 5. 手术熟练程度及时间限制(10分) 6. 子宫胎盘卒中有无及时处理(5分)		
4	新生儿复苏	10	1. 器械准备(4分) 2. 操作(6分)		
5	医患沟通	10	1. 人员(2分) 2. 时间(2分) 3. 内容(2分) 4. 术前谈话(2分) 5. 沟通艺术(2分)		
6	综合考评	13	1. 医疗废弃物处理规范(1分) 2. 消毒隔离执行到位(1分) 3. 及时转运(4分) 4. 抢救过程有专人记录(1分) 5. 急诊抢救工作主持、组织有序(5分) 6. 手卫生措施到位(1分) 7. 评委根据情况设置一个情节,可倒扣3分 8. 以上情景及检查要点中由评委提醒完成的操作,每项扣1分(倒扣)		

评委签名:　　　　　　　　　　　检查时间:　　　　年　　　月　　　日

第五节　胎盘早剥模拟演练用物清单

一、仪器设备类

可移动床(带枕头、被单)1 张

心电监护仪 1 台

女性成人模型 1 个

新生儿模型 1 个

输液架 2 个

抢救车 1 个

治疗盘 1 个

胎心监护仪 1 台

新生儿辐射台 1 个

负压吸引器,成人、新生儿各 1 个

麻醉机 1 台

二、物品类

口罩、帽子若干

鼻导管(吸氧管)1 个

留置针 3 套

三通管 3 个

3M 敷贴 3 个

医用胶布 1 卷

注射器 5ml、10ml、50ml 规格,各 2~3 个

输液器 3 个

抽血管 2 个

抽血针 2 个

一次性导尿包 1 个

剖腹包 1 个

器械包 1 个

碗盆包 1 个

治疗巾 1 包

大纱布垫 1 条

镊子罐 1 个

无菌手套 5 双

备皮刀 1 个

电话 1 个

手术标识笔 1 支

碘伏 1 瓶

毛巾 1 条

吸痰管 1 个

成人复苏气囊、面罩各 1 个

新生儿复苏气囊、面罩各 1 个

听诊器 1 个

计时器 1 个

气管插管用物：喉镜柄、喉镜头、导丝、气管导管各 1 个

病情告知书、手术同意书各 1 份

化验单若干

三、药品类

复方氯化钠注射液 500ml 2 袋

0.9% 氯化钠注射液 10ml 2 支

注射用头孢呋辛钠 1 支

卡前列素氨丁三醇 250μg 1 支

温盐水 2 瓶

第十章 子宫破裂

第一节 子宫破裂抢救流程图

子宫破裂抢救流程见图 10-1。

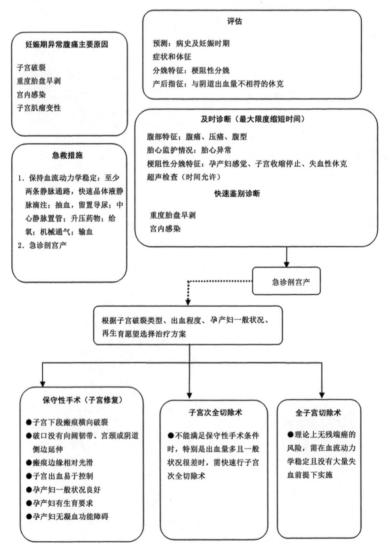

图 10-1 子宫破裂抢救流程图

第二节　子宫破裂模拟演练剧本

角色扮演：

助产士 A：负责早期判断，协助抢救。

助产士 B：负责早期识别，协助抢救。

产房医生：负责启动抢救程序及抢救记录。

一线医生：协助手术。

总住院医师：负责交代病情。

三线医生：负责指挥抢救及手术。

麻醉医师：负责麻醉。

儿科医生：负责新生儿复苏。

器械护士：负责配合手术。

巡回护士：负责手术巡回。

病例背景：

旁白：夜间，产房待产室，患者李丽（化名），28 岁，孕 40 周，第二胎，头位，瘢痕子宫，已自然破水，宫缩 30 秒/2~3 分，宫口开大 4cm，胎心 140 次/分，已给予椎管内麻醉镇痛。

心电监护：血压 120/80mmHg，心率 80 次/分，呼吸 18 次/分，血氧饱和度 100%。

有一条静脉开放，心电监护持续监护中。助产士 A 在场。

场景一：早期识别

旁白：患者待产中出现下腹痛，可见缩复环腹型，胎心监护提示，可见减速，微小变异。心电监护显示，血压 110/70mmHg，心率 90 次/分，呼吸 20 次/分，血氧饱和度 100%。

助产士 A：（停缩宫素液静脉滴注，持续吸氧，指导产妇侧身改变体位，快速补液。到门口呼叫）产房医生，速到待产室，胎儿窘迫。助产士 B，速到待产室，胎儿窘迫。

场景二：准备紧急剖宫产

旁白：很快，产房医生到场。

助产士 A：（汇报病情）患者二胎孕足月，瘢痕子宫，现出现下腹痛，可见缩复环腹型，胎心监护提示，可见减速，微小变异。

（产房医生听取汇报，查体：患者下腹可见病理性缩复环，伴轻压痛，查看胎心监护同时消毒外阴，戴手套行阴道检查，宫口开大 4cm，先露头，阴道内可见出血，羊水清。）

产房医生：考虑先兆子宫破裂，立即启动抢救程序，准备紧急剖宫产。（助产士 B 立即打电话通知。）给予哌替啶 100mg 肌内注射，建第二液路，急查血常规、血凝四项、合血，行头孢呋辛钠皮试。（助产士 A 复述，执行医嘱。）

助产士 B：(呼叫相关人员) 一线医生，产房子宫破裂抢救，速到产房。三线医生，产房子宫破裂抢救，速到产房。总住院医师，产房子宫破裂抢救，速到产房。儿科医生，产房子宫破裂抢救，速到产房。

旁白：各级人员正在赶往现场。

助产士 A、B 推产床转运至产房手术室。

助产士 A 打手术包、敷料包，戴手套、准备手术，抽血、做皮试。

助产士 B 备皮，插尿管，泼碘伏。

产房医生交代病情：李丽家属，李丽现在宫口开大 4cm，先兆子宫破裂、胎儿窘迫，建议紧急剖宫产……(征得患者家属同意，签署剖宫产手术知情同意书。)

场景三：剖宫产及新生儿复苏

旁白：各级人员陆续到场。

手术室人员刷手消毒，准备手术。

麻醉医师进行麻醉，监测患者生命体征变化。

三线医生：(到场) 什么情况？

产房医生：(汇报病情) 主任，患者二胎孕足月，瘢痕子宫，腹部可见缩复环，有轻压痛，胎心监护可见减速，微小变异。考虑先兆子宫破裂，准备紧急剖宫产。

三线医生：(指示) 一线医生协助手术，总住院医师交代病情，产房医生记录。

旁白：助产士 B 和儿科医生准备好新生儿复苏用物，准备接产。

术中发现不完全性子宫破裂。新生儿娩出，交由新生儿复苏团队进行复苏抢救。

三线医生行子宫破裂修补术。手术顺利，出血不多。术毕，相关人员再次与患者及家属沟通病情，返回病房，完善病历。

第三节　子宫破裂模拟演练评价标准

子宫破裂模拟演练评价标准见表 10-1。

表 10-1　子宫破裂模拟演练评价标准

组别　　　　　　　　　　　　　　　　　　　　　　　　　　　　　　　总得分

编号	分类	总分	检查内容	得分	扣分理由
1	早期识别和呼救	20	1. 胎心异常立即床旁探视 (即时) (4分) 2. 腹部症状，阴道检查：宫口开大情况、羊水性状 (6分) 3. 呼救，及时通知医师 (医师到场时间) (4分) 4. 呼救，及时通知相关科室 (相关科室及到场时间) (4分) 5. 初步处置 (输液规范、监护设备完好、吸氧等) (2分)		
2	纠正宫内缺氧	6	1. 体位：侧卧位/膝胸卧位 (1分) 2. 氧疗 (2分) 3. 停用缩宫素，采用抑制宫缩药物 (3分)		

编号	分类	总分	检查内容	得分	扣分理由
3	循环建立	10	1. 开放静脉通道,快速补液（6分） 2. 抽血化验:血常规、血凝四项、合血等（4分）		
4	紧急剖宫产和子宫破裂修补术	32	1. 及时诊断,启动抢救程序（10分） 2. 剖宫产时机（5分） 3. 地点,术前准备（4分） 4. 子宫破裂手术方式选择（5分） 5. 手术熟练程度及时间限制（8分）		
5	新生儿复苏	10	1. 器械准备（4分） 2. 操作（6分）		
6	医患沟通	10	1. 人员（2分） 2. 时间（2分） 3. 内容（2分） 4. 术前谈话（2分） 5. 沟通艺术（2分）		
7	综合考评	12	1. 医疗废弃物处理规范（1分） 2. 消毒隔离执行到位（1分） 3. 患者隐私保护（1分） 4. 评估和转运（2分） 5. 抢救过程有专人记录（1分） 6. 急诊抢救工作主持、组织有序（4分） 7. 手卫生措施到位（2分） 8. 评委根据情况设置一个情节,可倒扣3分 9. 以上情景及检查要点中由评委提醒完成的操作,每项扣1分(倒扣)		

评委签名:　　　　　　　　　　　检查时间:　　　年　　月　　日

第四节　子宫破裂模拟演练用物清单

一、仪器设备类

可移动床(带枕头、被单)1 张

心电监护仪 1 台

女性成人模型 1 个

新生儿模型 1 个

输液架 2 个

抢救车 1 个

治疗盘 1 个

胎心监护仪 1 台

新生儿辐射台 1 个

负压吸引器，成人、新生儿各 1 个

麻醉机 1 台

二、物品类

口罩、帽子若干

鼻导管(吸氧管) 1 个

留置针 3 套

三通管 3 个

3M 敷贴 3 个

医用胶布 1 卷

注射器 5ml、10ml、50ml 规格, 各 2~3 个

输液器 3 个

抽血管 2 个

抽血针 2 个

一次性导尿包 1 个

剖腹包 1 个

器械包 1 个

碗盆包 1 个

治疗巾 1 包

镊子罐 1 个

无菌手套 5 双

备皮刀 1 个

电话 1 个

手术标识笔 1 支

碘伏 1 瓶

毛巾 1 条

吸痰管 1 个

成人复苏气囊、面罩各 1 个

新生儿复苏气囊、面罩各 1 个

听诊器 1 个

计时器 1 个

气管插管用物：喉镜柄、喉镜头、导丝、气管导管各 1 个

病情告知书、手术同意书各 1 份

化验单若干

三、药品类

复方氯化钠注射液 500ml 2 袋

0.9% 氯化钠注射液 10ml 2 支

注射用头孢呋辛钠 1 支

盐酸哌替啶注射液 100mg 1 支

第十一章 羊水栓塞

第一节 羊水栓塞抢救流程图

羊水栓塞抢救流程见图11-1。

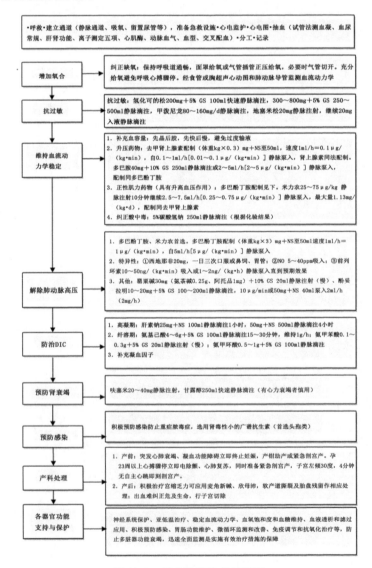

图 11-1 羊水栓塞抢救流程图

第二节　羊水栓塞模拟演练剧本

角色扮演：

助产士 A：负责早期识别。

助产士 B：负责协助抢救。

助产士 C：负责协助抢救。

产房医生：负责初步抢救，记录抢救过程。

一线医生：协助手术。

总住院医师：负责交代病情，指挥协调工作。

三线医生：负责指挥抢救。

麻醉医师 A：负责麻醉。

麻醉医师 B：协助麻醉医师 A 进行麻醉。

巡回护士：负责手术巡台。

器械护士：负责手术器械。

儿科医生：负责新生儿复苏。

值班护士长：负责取血。

病例背景：

旁白：李梅（化名），女性，32 岁，孕 38 周，第三胎，头位，已自然破水，宫缩30 秒/2~3 分，宫口开大 2cm，胎心 140 次/分，在产房待产。

心电监护：血压 130/83mmHg，心率 90 次/分，呼吸 17 次/分，血氧饱和度 100%。

有一路静脉开放，心电监护持续监护中。两名助产士（助产士 A、B）在场。

场景一：早期识别

旁白：产妇突然诉胸闷、难受，喘憋，突发咳嗽、恶心、烦躁。心电监护显示，血压120/80mmHg，心率 100 次/分，呼吸 19 次/分，血氧饱和度 70%。

助产士 A：（给予吸氧，安慰产妇，听胎心，告诉助产士 B）赶快呼叫，产妇呼吸困难。

助产士 B：（到门口呼叫产房医生和麻醉医师）产房医生、麻醉医师，速到分娩室 1，产妇呼吸困难。

（同时，助产士 C 推抢救车进入。）

场景二：黄金 5 分钟

（很快，产房医生、产房麻醉医师 A 到场。）

助产士 A：（汇报病情）产妇胸闷、烦躁、恶心，现在胎心 140 次/分，宫缩正常，已破水。（心电监护显示，血压 90/50mmHg，心率 110 次/分，呼吸 25 次/分，血氧饱和度 83%。）

（麻醉医师查看心电监护、准备药品、监测生命体征。）

产房医生：（看心电监护）血压、血氧下降，产妇症状明显，考虑羊水栓塞，立即启动抢救程序，红色预警。

（助产士 B 立即打电话通知。）

产房医生：给面罩吸氧(4~8L/min)，甲强龙 80mg 入壶，罂粟碱 30mg 入壶，60mg 入液，建第二液路。

（助产士 A 复述上述内容，执行医嘱。）

产房医生：（同时行阴道检查）宫口开大 2cm，不能立即分娩，准备紧急剖宫产。急查血常规、血凝四项、肝肾功能、离子五项、D-二聚体、合血。（助产士 A 复述，执行医嘱，抽血送化验。）

产房医生：配制备用药品,肾上腺素、阿托品、去甲肾上腺素、多巴酚丁胺、米力农。

助产士 B：（呼叫相关人员，并告知启动红色预警）一线医生，产房抢救，红色预警，速到产房。三线医生，产房抢救，红色预警，速到产房。总住院医师，产房抢救，红色预警，速到产房。儿科医生，产房抢救，红色预警，速到产房。手术室人员(麻醉医师 B、器械护士 1 名及巡回护士各两名)，产房抢救，红色预警，速到产房。

（助产士 C 推除颤仪到场，插尿管;助产士 B 打手术包、敷料包，戴手套，准备手术。）

场景三：心肺复苏

旁白：各级人员正在赶往现场的途中，心电监护显示血氧和血压持续下降，产妇突然意识丧失，心搏骤停。

心电监护提示：心电图呈直线。

产房医生：李梅,醒醒，李梅,醒醒。（触摸颈动脉）颈动脉搏动消失，呼叫产妇无反应，呼吸心搏骤停，马上行心肺复苏。（产房医生进行心脏按压，助产士 A、助产士 B 交替按压气囊,助产士 C 徒手经腹壁使子宫左倾 30°。每两分钟助产士 A、B 交换按压心脏及气囊。）

麻醉医师 A：肾上腺素 1mg 入壶，准备气管插管，麻醉医师 B 协助插管。准备去甲肾上腺素、多巴酚丁胺、米力农静脉泵注。

产房医生:200 焦耳,"C"形涂抹导电糊,准备电除颤。[旁人离开。产房医生离开,充电、放电(电除颤),随即大声报告]除颤完毕,立即胸外按压。助产士 A 继续按压。

（各级人员陆续到场，助产士 B 替换助产士 A 行胸外按压。）

产房医生：（汇报）产妇第三胎孕足月，宫口开大 2cm，突发心搏骤停，考虑羊水栓塞，已经给甲强龙 80mg、罂粟碱 90mg、电除颤 1 次，通知了手术室和儿科。

三线医生：羊水栓塞，已给予电除颤，持续胸外按压，一线医生立即手术;总住院医师向家属交代病情，下病危通知，通知医务处和主管院长，追查相关化验结果，备第一套血。（总住院医师交代病情，追查化验结果，通知检验科备第一套血，电话通知医务处及主管院长。）

旁白：三线医生、一线医生上台手术，器械护士上台，助产士 A 泼碘伏。（一旦手术开始，助产士 A、B、C 交替心脏按压。）

旁白：备第一套血就是按 1:1:1 方案备血，10U 悬浮红细胞:1 000ml 血浆:1 治疗量血小板，另外备 20U 冷沉淀。输血期间应注意补钙。

总住院医师交代病情，签输血、手术同意书、病危通知单。

产房医生记录，开化验单。

麻醉医师 A：地塞米松 20mg 入壶，阿托品 1mg 静脉推注，肾上腺素 1mg 静脉推注。（麻醉医师 B 复述，执行医嘱。）

旁白：在紧锣密鼓的抢救过程中，医务人员每两分钟交替进行持续胸外按压。

场景四：紧急剖宫产和子宫切除

旁白：心肺复苏的同时手术开始，产妇皮肤和皮下组织均是苍白的，没有血液流出。

三线医生：我要切开子宫了，稍停按压（停止数秒后继续按压），要出孩子了，稍停按压（停止数秒后继续按压），孩子出来了，交儿科医生复苏。（助产士 C 接走孩子。）

旁白：产妇心搏骤停 5 分钟内娩出了胎儿，手术出血约 200ml，血液不凝，期间曾有短暂的自主心跳，已经气管插管，电除颤一次，持续胸外按压，准备全子宫切除。

三线医生：准备切子宫，向家属交代病情，告知目前的状况。（总住院医师去交代病情。）

旁白：（交代病情）医生去交代病情，告知孩子已经娩出，1 分钟评分为 7 分，正在进行复苏抢救。目前医院正在进行全院抢救，各级领导及专家都在场。现在产妇症状有缓解，但是生命体征还是不稳定，并且已经出现 DIC，大量血源没有办法立即到达，为防止后续大出血，现在要切除子宫（为的是防止子宫的进一步出血，掐断出血的源头，同时也避免羊水通过子宫的血管渗透到全身）。

旁白：子宫切除过程中，产妇心跳一度恢复，但数分钟后再次骤停，各级人员交替进行胸外按压。

麻醉医师 A：肾上腺素 1mg 静脉推注，阿托品 1mg 静脉推注，聚明胶肽 500ml 静脉点滴。（麻醉医师 B 复述，执行医嘱。）

旁白：20 分钟后，子宫完整切除，产妇自主心跳逐渐恢复。胸外按压停止。

麻醉医师 A：（汇报生命体征）血压 90/50mmHg，心率 138 次/分，血氧饱和度 90%。

三线医生：手术出血估计 300ml，但手术创面渗血明显，血液不凝，追问化验结果，再催血制品。（总住院医师给血库及检验科打电话。）

（几分钟后……）

产房医生：主任，化验回报，血红蛋白 62g/L，血小板 $56 \times 10^9/L$，凝血酶原时间 > 100 秒，活化部分凝血活酶时间 > 100 秒，纤维蛋白原 < 0.5g/L。无尿。

三线医生：大纱垫压迫残端，备第二套血，启动医院大量输血方案。（助产士 A 复述。）

旁白：（再次向家属交代）羊水栓塞诊断比较明确，目前产妇生命体征基本平稳，但是仍处于 DIC 状态，随时可能出现多脏器功能衰竭，仍然没有脱离生命危险，我们正在尽全力抢救。

场景五：产科大量输血方案

麻醉医师 A：中心静脉穿刺，桡动脉穿刺置管，监测动脉血压，头部带冰帽。（麻醉医师 B 协助。）

旁白：10 分钟后，血制品陆续取到。

值班护士长：主任，血取回。

三线医生：立即输血。

（麻醉医师 A 和巡回护士二人核对血液信息并快速输血。）

三线医生：按 1:1:1 方案输注红细胞、血浆和血小板，再次复查各项血生化指标，做头孢哌酮钠舒巴坦钠皮试。（助产士 A 复述，抽血；助产士 B 做皮试；值班护士长送化验，取血。）

麻醉医师 A：血气 pH 值为 7.01，给予 5% 碳酸氢钠 100ml 静脉滴注，纠正酸中毒。（麻醉医师 B 复述，执行医嘱。）

三线医生：报告生命体征。

麻醉医师 A：（汇报）血压 105/65mmHg，心率 120 次/分，血氧饱和度 96%。

三线医生：继续输血，追查化验结果。目前产妇生命体征平稳，手术残端没有明显渗血，置腹腔引流管，关腹。

（总住院医师电话联系检验科，追查化验结果。）

旁白：10 分钟后，手术结束。

总住院医师：主任，化验结果回报，血红蛋白 55g/L，血小板 43×10^9/L，凝血酶原时间 22 秒，活化部分凝血活酶时间 67.1 秒，纤维蛋白原 0.67g/L。尿量 50ml。

值班护士长：血已取回。

三线医生：继续输血，监测生命体征及化验指标，观察腹腔和阴道残端的出血情况。

旁白：停止输血的指征是生命体征平稳，没有进一步的出血，血红蛋白 >80g/L，血小板 $>50 \times 10^9$/L，纤维蛋白原 >1g/L，凝血酶原时间和活化部分凝血活酶时间均小于 1.5 倍平均值。

场景六：ICU 继续生命支持

旁白：观察半小时后……

麻醉医师 A：血压 108/62mmHg，心率 112 次/分，血氧饱和度 98%。

三线医生：产妇生命体征平稳，阴道残端没有出血，腹腔引流 50ml，转入 ICU 治疗，注意保暖，保护各脏器功能，预防感染，尤其关注 ARDS。总住院医师和我一起交代病情。

总住院医师：好的，主任。

旁白：三线医生和总住院医师交代病情。

抢救成功，结束抢救。

第三节　羊水栓塞模拟演练评价标准

羊水栓塞模拟演练评价标准见表 11-1。

表 11-1　羊水栓塞模拟演练评价标准

组别　　　　　　　　　　　　　　　　　　　　　　　　　　　　　　　　总得分

编号	分类	总分	检查内容	得分	扣分理由
1	早期识别和呼救	10	1. 立即床旁探视（即时）（2分） 2. 临床症状、生命体征（4分） 3. 呼救，及时通知医师（医师到场时间）（2分） 4. 明确抢救器械及设备到位（2分）		

续表

编号	分类	总分	检查内容	得分	扣分理由
2	黄金 5分钟	20	1. 及时诊断,启动抢救程序（8分） 2. 开放静脉通道,第一时间用药,用药种类、药量（4分） 3. 处理:吸氧、建第二液路、抽血、分娩方式（4分） 4. 呼救,及时通知相关科室（相关科室及到场时间）(4分)		
3	心肺 复苏术	20	1. 体位（1分） 2. 心电监护（1分） 3. 判断循环:触摸颈动脉（1分） 4. 左侧子宫转位术（1分） 5. 胸外按压:部位、姿势、频率、深度、按压次数与呼吸次数之比（5分） 6. 电除颤:部位、单/双相波、能量、注意事项（5分） 7. 气囊面罩,人工呼吸（2分） 8. 气管插管（2分） 9. 药物应用（2分）		
4	紧急剖 宫产和 子宫 切除术	10	1. 剖宫产时机（3分） 2. 地点,术前准备（2分） 3. 子宫切除时机（3分） 4. 手术熟练程度及时间限制（2分）		
5	新生儿 复苏	5	器械准备和操作手法（5分）		
6	产科大量 输血方案	10	1. 病情观察:出血量估计、临床症状、化验结果解读（4分） 2. 输血:备血时机、指征、比例、输血量、核对、方法（6分）		
7	继续 生命支持	5	病情评估、ICU治疗方向（5分）		
8	医患 沟通	10	1. 人员（2分） 2. 时间（2分） 3. 内容:病情告知、下病危通知（2分） 4. 术前谈话（2分） 5. 沟通艺术（2分）		
9	综合 考评	10	1. 医疗废弃物处理规范（1分） 2. 消毒隔离执行到位（1分） 3. 转运及时到位（1分） 4. 抢救过程有专人记录（2分） 5. 急诊抢救工作主持、组织有序（4分） 6. 手卫生措施到位（1分） 7. 评委根据情况设置一个情节,可倒扣3分 8. 以上情景及检查要点中由评委提醒完成的操作,每项扣1分(倒扣)		

评委签名: 　　　　　　　　　　检查时间: 　　年　　月　　日

第四节　羊水栓塞模拟演练用物清单

一、仪器设备类

可移动床(带枕头、被单)1 张

心电监护仪 1 台

成人女性孕妇模型 1 个

新生儿模型 1 个

输液架 2 个

抢救车 1 个

除颤仪 1 台

治疗盘 1 个

胎心监护仪 1 台

新生儿辐射台 1 个

负压吸引器,成人、新生儿各 1 个

麻醉机 1 台

二、物品类

口罩、帽子若干

鼻导管(吸氧管)1 个

留置针 3 套

三通管 3 个

3M 敷贴 3 个

医用胶布 1 卷

注射器 5ml、10ml、50ml 规格,各 2~3 个

输液器 3 个

抽血管 2 个

抽血针 2 个

一次性导尿包 1 个

剖腹包 1 个

器械包 1 个

碗盆包 1 个

治疗巾 1 包

中心静脉穿刺包 1 个

桡动脉穿刺包 1 个

冰帽 1 个

腹腔引流管 1 根

镊子罐 1 个

无菌手套 5 双

备皮刀 1 个

电话 1 个

碘伏 1 瓶

毛巾 1 条

吸痰管 1 个

成人复苏气囊、面罩各 1 个

新生儿复苏气囊、面罩各 1 个

听诊器 1 个

计时器 1 个

气管插管用物：喉镜柄、喉镜头、导丝、气管导管各 1 个

病情告知书若干份

手术同意书 1 份

病危通知单 3 份

化验单若干

三、药品类

复方氯化钠注射液 500ml 2 袋

聚明胶肽注射液 500ml 1 瓶

5% 葡萄糖注射液 10ml 1 支

10% 葡萄糖注射液 10ml 1 支

缩宫素注射液 2 支

甲强龙 80mg

罂粟碱 30mg

肾上腺素 3mg

地塞米松 20mg

阿托品 2mg

肾上腺素 1mg

聚明胶肽 500ml

注射用头孢哌酮钠舒巴坦钠 1 支

5% 碳酸氢钠注射液 100ml

红细胞 2U(红药水)5 袋

冰冻血浆 200ml(黄药水)5 袋

血小板 1 治疗量 1 袋

冷沉淀 2U(黄药水)10 袋

附：羊水栓塞临床诊断与处理专家共识(2018)

羊水栓塞(amniotic fluid embolism，AFE)是产科特有的罕见并发症，其临床特点主要表现为起病急骤、病情凶险、难以预测，可导致母儿残疾甚至死亡等严重的不良结局。中华医学会妇产科学分会产科学组结合国内外文献，参考美国母胎医学会(Society for Maternal-Fetal Medicine，SMFM)"AFE 指南"等，根据我国的临床实践制定了本共识，旨在提高及规范 AFE 诊断和抢救治疗能力，以改善孕产妇和围产儿结局。

一、AFE 的流行病学及病理生理

全球范围内 AFE 的发生率和死亡率存在很大的差异，根据现有的文献，AFE 的发生率为(1.9~7.7)/10 万，死亡率为 19%~86%。近年来，由于各医学学科的发展及支持治疗能力的提高，AFE 孕产妇的死亡率已有明显的下降。

临床研究和动物实验的证据显示，在母体血循环中发现羊水的有形成分与 AFE 的发病并没有直接的联系。AFE 的发病机制尚不明确。通常认为，当母胎屏障破坏时，羊水成分进入母体循环，一方面引起机械性的阻塞，另一方面母体将对胎儿抗原和羊水成分发生免疫反应。当胎儿的异体抗原激活母体的炎症介质时，发生炎症、免疫等"瀑布样"级联反应，从而发生类似全身炎症反应综合征，引起肺动脉高压、肺水肿、严重低氧血症、呼吸衰竭、循环衰竭、心搏骤停及孕产妇严重出血、DIC、多器官功能衰竭等一系列症状；在这个过程中，补体系统的活化可能发挥着重要的作用。

二、临床表现

AFE 通常起病急骤。70% 的 AFE 发生在产程中，11% 发生在经阴道分娩后，19% 发生于剖宫产术中及术后；通常在分娩过程中或产后立即发生，大多发生在胎儿娩出前 2 小时及胎盘娩出后 30 分钟内。有极少部分发生在中期妊娠引产、羊膜腔穿刺术中和外伤时。AFE 的典型临床表现为产时、产后出现突发的低氧血症、低血压和凝血功能障碍。

1. 前驱症状　30%~40% 的 AFE 孕产妇会出现非特异性的前驱症状，主要表现为憋气、呛咳、呼吸急促、心悸、胸痛、寒战、头晕、恶心、呕吐、乏力、麻木、针刺样感觉、焦虑、烦躁、精神状态的改变及濒死感等，临床上需重视这些前驱症状。

AFE 如在胎儿娩出前发生，胎心电子监护可显示胎心减速、胎心基线变异消失等异常；严重的胎儿心动过缓可为 AFE 的首发表现。

2. 呼吸循环功能衰竭　孕产妇可出现突发呼吸困难和(或)口唇发绀、血氧饱和度下降、肺底部较早出现湿啰音，插管者的呼气末二氧化碳分压测不出；心动过速、低血压休克、抽搐、意识丧失或昏迷，心电图可表现为右心负荷增加等。病情严重者，可出现心室颤动、无脉性室性心动过速及心搏骤停，于数分钟内猝死。

3. 凝血功能障碍　大部分 AFE 孕产妇存在 DIC，发生率高达 83% 以上，且可为 AFE 的首发表现。表现为胎儿娩出后无原因的、即刻大量产后出血，且为不凝血，以及全身皮肤黏膜出血、血尿、消化道出血、手术切口及静脉穿刺点出血等。

4. 急性肾损伤等多器官功能损害　AFE 孕产妇的全身器官均可受损,除心、肺功能衰竭及凝血功能障碍外,肾脏和中枢神经系统是最常受损的器官和系统,存活的 AFE 孕产妇可出现肾损伤和中枢神经系统功能受损等表现。由于被累及的器官与系统不同,AFE 的临床表现具有多样性和复杂性。

三、诊断

目前尚无国际统一的 AFE 诊断标准和有效的实验室诊断依据,建议的诊断标准如下。

1. 诊断 AFE,需以下 5 条全部符合:①急性发生的低血压或心搏骤停;②急性低氧血症:呼吸困难、发绀或呼吸停止;③凝血功能障碍:有血管内凝血因子消耗或纤溶亢进的实验室证据,或临床上表现为严重的出血,但无其他可以解释的原因;④上述症状发生在分娩、剖宫产术、刮宫术或是产后短时间内(多数发生在胎盘娩出后 30 分钟内);⑤对于上述出现的症状和体征不能用其他疾病来解释。

2. 当其他原因不能解释的急性孕产妇心、肺功能衰竭伴以下 1 种或几种情况:低血压、心律失常、呼吸短促、抽搐、急性胎儿窘迫、心搏骤停、凝血功能障碍、孕产妇出血、前驱症状(乏力、麻木、烦躁、针刺感),可考虑为 AFE。这不包括产后出血但没有早期凝血功能障碍证据者,或其他原因的心肺功能衰竭者。

AFE 的诊断是临床诊断。符合 AFE 临床特点的孕产妇,可以作出 AFE 的诊断,母体血中找到胎儿或羊水成分不是诊断的必须依据。不具备 AFE 临床特点的病例,仅仅依据实验室检查不能作出 AFE 的诊断。孕产妇行尸体解剖,其肺小动脉内见胎儿鳞状上皮或毳毛可支持 AFE 的诊断。血常规、凝血功能、血气分析、心电图、心肌酶谱、胸片、超声心动图、血栓弹力图、血流动力学监测等有助于 AFE 的诊断、病情监测及治疗。

四、鉴别诊断

AFE 的诊断强调为细致、全面的排他性诊断。排除导致心力衰竭、呼吸衰竭、循环衰竭的疾病,包括肺栓塞、心肌梗死、心律失常、围生期心肌病、主动脉夹层、脑血管意外、药物性过敏反应、输血反应、麻醉并发症(全身麻醉或高位硬膜外阻滞)、子宫破裂、胎盘早剥、子痫、脓毒血症等。

AFE 需特别注意与严重产后出血引起的凝血功能异常相鉴别。一旦产后很快发生阴道流血且为不凝血,或大量阴道流血及与出血量不符的血压下降或血氧饱和度下降,应立即进行凝血功能的相关检查,如出现急性凝血功能障碍,特别是有低纤维蛋白原血症时,应高度怀疑 AFE 或者胎盘早剥。在分娩过程中或产后出现心肺、凝血功能异常等表现时,在保证基本的呼吸循环支持治疗的同时,充分结合病史、发病特征及凝血功能等辅助检查结果,多数情况下作出正确的鉴别诊断并不困难,重要的是能考虑到 AFE 的诊断。

五、处理

一旦怀疑 AFE,立即按 AFE 急救。推荐多学科密切协作参与抢救处理,及时、有效的多学科合作对于孕产妇抢救成功及改善其预后至关重要。AFE 的治疗主要采取生命支持、对症治疗和保护器官功能,高质量的心肺复苏(cardio pulmonary resuscitation,CPR)和纠正 DIC 至关重要。

1. 呼吸支持治疗 立即保持气道通畅，充分给氧，尽早保持良好的通气状况是成功的关键，包括面罩给氧、无创面罩或气管插管辅助呼吸等。

2. 循环支持治疗 根据血流动力学状态，在 AFE 的初始治疗中使用血管活性药物和正性肌力药物，以保证心输出量和血压稳定，并应避免过度输液。

（1）液体复苏：以晶体液为基础，常用林格液。在循环支持治疗时一定要注意限制液体入量，否则很容易引发心力衰竭、肺水肿，且肺水肿也是治疗后期发生严重感染、脓毒血症的诱因之一。

（2）使用去甲肾上腺素和正性肌力药物等维持血流动力学稳定：AFE 初始阶段主要表现为右心衰竭，心脏超声检查可提供有价值的信息。针对低血压，应使用去甲肾上腺素或血管加压素等药物维持血压，如去甲肾上腺素 $0.05 \sim 3.30 \mu g/(kg \cdot min)$，静脉泵入。多巴酚丁胺、磷酸二酯酶抑制药兼具强心和扩张肺动脉的作用，是治疗的首选药物，使用多巴酚丁胺 $2.5 \sim 5.0 \mu g/(kg \cdot min)$，静脉泵入；磷酸二酯酶抑制药（米力农）$0.25 \sim 0.75 \mu g/(kg \cdot min)$，静脉泵入。

（3）解除肺动脉高压：使用前列环素、西地那非、一氧化氮及内皮素受体拮抗药等特异性舒张肺血管平滑肌的药物。前列环素即依前列醇（epoprostenol）$10 \sim 50 ng/(kg \cdot min)$，吸入；或伊洛前列素（iloprost）$10 \sim 20 \mu g/$次，吸入，$6 \sim 9$ 次/天；或曲前列尼尔（treprostinil）$1 \sim 2 ng/(kg \cdot min)$ 起始剂量，静脉泵入，逐步增加直至达到效果。西地那非 $20 mg/$次，口服，3 次/天，或通过鼻饲和（或）胃管给药；一氧化氮 $5 \sim 40 ppm$，吸入。也可给予罂粟碱、阿托品、氨茶碱、酚妥拉明等药物。

（4）当孕产妇出现 AFE 相关的心搏骤停时，应首先、即刻进行标准的基础心脏生命支持（basic cardiac life support，BCLS）和高级心脏生命支持（advanced cardiac life support，ACLS）等高质量的心肺复苏。心搏骤停复苏初期不需要明确 AFE 的诊断，此时，最关键的紧急行动是高质量的心肺复苏。对未分娩的孕妇，应左倾 30°平卧位或子宫左牵防止负重子宫压迫下腔静脉。

（5）应用糖皮质激素：糖皮质激素用于 AFE 的治疗存在争议。基于临床实践的经验，尽早使用大剂量糖皮质激素，应作为有益的尝试。氢化可的松 $500 \sim 1000 mg/d$，静脉滴注；或甲泼尼龙 $80 \sim 160 mg/d$，静脉滴注；或地塞米松 $20 mg$ 静脉推注，然后再予 $20 mg$ 静脉滴注。

（6）新的循环支持策略：AFE 发生后，对于血管活性药物无效的顽固性休克孕产妇，进行有创性血流动力学支持可能是有益的。体外膜肺氧合（extracorporeal membrane oxygenator，ECMO）和主动脉内球囊反搏等策略已经在多个病例报道中被证明是有效的。因此，在初步复苏干预无反应的情况下，可考虑上述有创性支持方法。

3. 处理凝血功能障碍 凝血功能障碍可在 AFE 并发心血管系统异常后出现，也可为首发表现，推荐早期进行凝血状态的评估。AFE 引发的产后出血、DIC 往往较严重，应积极处理，快速补充红细胞和凝血因子（新鲜冰冻血浆、冷沉淀、纤维蛋白原、血小板等）至关重要，尤其需要注意补充纤维蛋白原，同时进行抗纤溶治疗，如静脉输注氨甲环酸等。如有条件，早期即按大量输血方案进行输血治疗可使抢救更有效；有条件者可使用床旁血栓弹力图指导血液成分的输注。AFE 常伴有宫缩乏力，需要积极治疗，必要时使用宫缩剂，例如缩宫素、麦角新碱和前列腺素。经阴道分娩者要注意检查是否存在子宫颈、阴道等产道裂伤。

临床上对于肝素治疗 AFE 引起的 DIC 的争议很大。由于 AFE 进展迅速,难以掌握何时是 DIC 的高凝阶段,使用肝素治疗弊大于利,因此不常规推荐肝素治疗,除非有早期高凝状态的依据。

4. 产科处理　若 AFE 发生在胎儿娩出前,抢救孕妇的同时应及时终止妊娠,行阴道助产或短时间内行剖宫产术。当孕产妇发生心搏骤停,胎儿已达妊娠 23 周以上,立即进行心肺复苏的同时准备紧急剖宫产术;如孕产妇心肺复苏 4 分钟后仍无自主心率,可以考虑行紧急剖宫产术,这不仅可能会拯救胎儿的生命,而且在理论上可以通过去除孕产妇下腔静脉的压力从而有利于其复苏。但当 AFE 孕产妇发生心搏骤停时,在孕产妇围死亡期作出剖宫产术的决定是比较困难的,须根据抢救现场的具体情况作出决策,并无统一的处理标准。

子宫切除不是治疗 AFE 的必要措施,不应实施预防性子宫切除术。若产后出血难以控制,危及产妇生命时,果断、快速地切除子宫是必要的。

5. 迅速、全面的监测　立即进行严密的监护,全面的监测应贯穿于抢救过程的始终,包括血压、心率、呼吸、尿量、凝血功能、电解质、肝肾功能、血氧饱和度、心电图、动脉血气分析、中心静脉压、心输出量等。经孕产妇食管或胸超声心动图和肺动脉导管,可作为监测其血流动力学的有效手段。

6. 器官功能支持与保护　AFE 急救成功后往往会发生急性肾损伤、急性呼吸窘迫综合征、缺血缺氧性脑损伤等多器官功能衰竭及重症脓毒血症等。

心肺复苏后要给予适当的呼吸、循环等对症支持治疗,以继续维持孕产妇的生命体征和内环境稳定,包括神经系统保护、亚低温治疗、稳定血流动力学及足够的血氧饱和度、血糖水平的控制、血液透析和(或)滤过的应用、积极防治感染、胃肠功能的维护、微循环的监测与改善、免疫调节与抗氧化治疗等。

羊水栓塞临床诊断与处理专家共识(2018)的要点:
· 羊水栓塞属临床诊断
· 推荐多学科协作参与抢救处理,特别是有经验的麻醉科医师参与抢救
· 高质量的心肺复苏至关重要。初始治疗主要是辅助呼吸和升压强心,应避免过度输液
· 使用前列环素、西地那非等药物解除肺动脉高压,也可给予罂粟碱等
· 基于临床实践经验,尽早使用大剂量糖皮质激素或有价值
· 常出现凝血功能障碍,应及早评估凝血功能,积极纠正凝血功能紊乱。肝素治疗 DIC 弊大于利,不常规推荐使用
· 疑似和(或)诊断羊水栓塞,抢救的同时应尽快终止妊娠
· 积极治疗宫缩乏力,必要时使用宫缩剂,例如缩宫素、麦角新碱和前列腺素等
· 子宫切除不是治疗的必要措施,不应实施预防性切除。若产后出血危及产妇生命时,果断、快速地切除子宫是必要的

因为目前并无特异性的检查方法,所以 AFE 的诊断仍然是以临床表现为基础的排除性诊断。如果临床高度怀疑 AFE,及早的治疗是有必要的。准确到位的日常急救演练是保证 AFE 抢救成功的关键。治疗主要是支持、对症治疗,包括呼吸支持(通常以气管插管和机械通气的形式)、适当补液的循环支持、血管活性药物、正性肌力药物、肺血管

扩张剂、及时分娩及适时的子宫切除、积极处理凝血功能障碍以及器官功能的支持治疗与保护，而迅速、全面的监测是实施有效治疗措施的保证。AFE 的抢救流程见图 11-2。

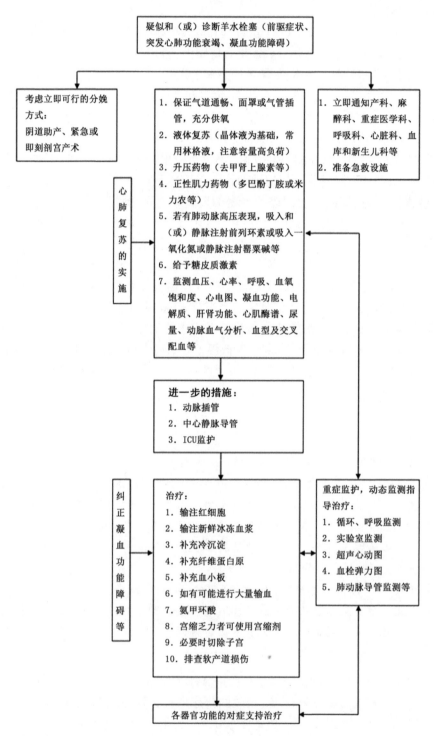

图 11-2　羊水栓塞的抢救流程

第十二章　围生期心肺复苏

第一节　围生期心肺复苏抢救流程图

围生期心肺复苏抢救流程见图 12-1、图 12-2。

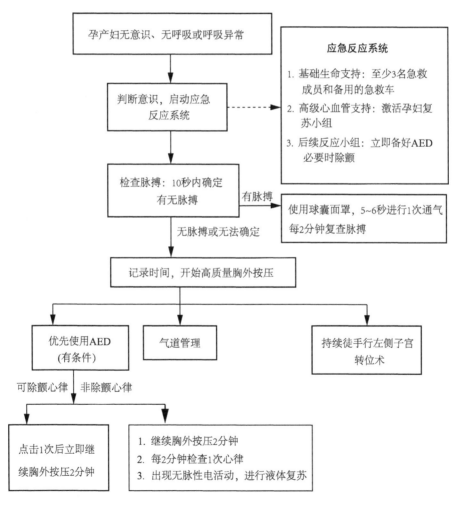

图 12-1　围生期心肺复苏基础生命支持流程图

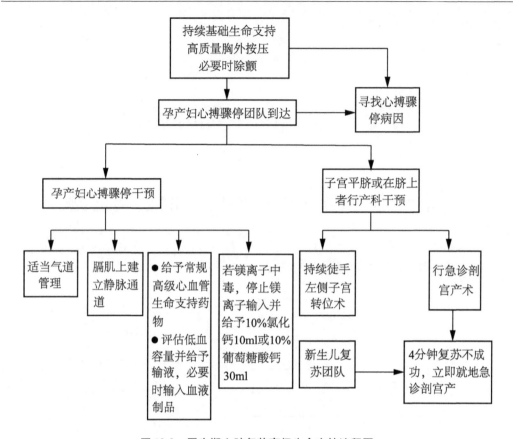

图 12-2　围生期心肺复苏高级生命支持流程图

第二节　围生期心肺复苏模拟演练剧本

角色扮演：

助产士 A：负责早期识别、心肺复苏、电除颤。

助产士 B：负责协助抢救。

助产士 C：负责协助抢救、徒手子宫转位术、接婴及协助儿科医生进行新生儿复苏。

产房医生：负责心肺复苏，紧急手术。

一线医生：负责记录抢救过程。

总住院医师：负责交代病情，指挥协调工作。

三线医生：负责指挥抢救、手术。

产房麻醉医师：负责气道及气管插管。

麻醉医师 B：负责麻醉。

巡回护士：负责手术巡台。

器械护士：负责手术器械。

儿科医生：负责新生儿复苏。

病例背景：

旁白：李梅（化名），女性，32岁，孕38周，第一胎，头位临产，未破水，宫缩30秒/2~3分，宫口开大3cm，胎心140次/分，在产房待产。有一路静脉开放，助产士A在场。

场景一：早期识别和反应

旁白：产妇突然昏迷。

助产士A：（迅速到达产妇床前，低头凑近产妇耳边，大声呼唤并拍打产妇双肩，声音洪亮，对着左右耳朵各呼唤一遍）李梅，怎么啦？李梅，醒醒！（触摸颈动脉无搏动，立即高声呼救）患者昏迷，快来抢救，推抢救车、除颤仪。（记录抢救时间。）

产房医生、产房麻醉医师、助产士B和C：（回答）是。

（助产士A迅速摆体位：去枕平卧头后仰，开始心肺复苏。）

场景二：心肺复苏术——基础生命支持

旁白：在助产士A开始心肺复苏时，产房医生、产房麻醉医师到场，助产士B推抢救车进入病房，助产士C推除颤仪到场。众人询问助产士A情况。

助产士A：（汇报病情）孕妇38周，突发室颤。

产房医生：孕妇心搏骤停，继续心肺复苏，准备电除颤。

旁白：助产士A继续胸外按压，产房麻醉医师给予球囊面罩通气，按30:2比例进行，助产士B电话呼救，助产士C徒手经腹壁使子宫左倾30°。

助产士B：三线医生，孕妇心搏骤停，速到产房。手术室，孕妇心搏骤停，准备转运。内科，孕妇心搏骤停，速到产房。一线医生，孕妇心搏骤停，速到产房。总住院医师，孕妇心搏骤停，速到产房。儿科医生，孕妇心搏骤停，速到产房。

（产房医生准备除颤仪，调至200焦耳，以"C"形涂抹导电糊，交给助产士A。）

助产士A：（准备除颤，旁人离开，自己离开，充电，放电。放电后随即大声报告）除颤完毕，立即胸外按压。

产房医生：（检查评估复苏效果）心率48次/分，继续按压，紧急剖宫产。（随后立即刷手，准备上台手术。）

产房麻醉医师：给予肾上腺素1mg静脉推注。

助产士B：肾上腺素1mg静脉推注。

（助产士B打手术包、敷料包，戴手套，插尿管，准备手术。）

（准备手术过程中，产房医生检查评估复苏效果：触摸颈动脉搏动、观察呼吸。）

产房医生：患者呼吸、心跳恢复，呼吸弱，立即气管插管。

产房麻醉医师：准备气管插管。

场景三：产科处理——紧急剖宫产

（持续心肺复苏、准备手术中，各级人员陆续到场。）

产房医生：（汇报）一胎，孕38周，宫口开大3cm，突发心搏骤停，立即心肺复苏，电除颤1次，已经通知手术室、内科和儿科。

三线医生：(查看心电监护，并听胎心，胎心 90 次/分，指示）持续胸外按压，立即剖宫产，产房医生立即手术，总住院医师交代病情，下病危通知，通知医务处及主管院长，一线医生记录。急查血常规、血凝四项、肝肾功能、离子五项、D-二聚体、合血。建第二液路。

（助产士 B、助产士 A 每两分钟交替胸外按压。）

助产士 A：(复述) 急查血常规、血凝四项、肝肾功能、离子五项、D-二聚体、合血，建第二液路。（ 并执行医嘱。）

旁白：巡回护士泼碘伏，器械护士上台，产房医生、三线医生上台手术。产房麻醉医师和麻醉医师 B 给予插管全麻。助产士 A、B 交替持续胸外按压。总住院医师电话通知医务处及主管院长，交代病情，签手术同意书、病危通知单。一线医生记录，开化验单。

三线医生：我要切开子宫了，稍停按压(停止数秒后继续按压)，要出孩子了，稍停按压(停止数秒后继续按压)，孩子出来了，交给儿科医生复苏。(助产士 C 接走孩子。)

旁白：产妇心搏骤停 5 分钟后娩出了胎儿，手术中出血 300ml。行子宫缝合，手术创面无渗血，准备关腹。

三线医生：准备关腹，向家属交代病情，告知目前的状况。（总住院医师去交代病情。）

旁白：(交代病情) 医生去交代病情，告知孩子已经娩出，1 分钟评分为 7 分，正在进行复苏抢救。目前医院正在进行全院抢救，各级领导及专家都在场。现在患者症状有缓解，但是生命体征还是不稳定，需要继续抢救。

场景四：心肺复苏术——高级生命支持

旁白：手术中，麻醉医师 B 给予产妇头部冰帽。内科医生、麻醉医师、产科医生多学科合作，进行复苏用药。5 个循环后进行病情评估，患者呼吸、心跳恢复，皮肤黏膜颜色转为红润，瞳孔回缩，颈动脉扪到搏动，心电监护恢复窦性心律，血压 90/60mmHg，心率 65 次/分，呼吸 18 次/分，血氧饱和度 98%，说明复苏有效，停止胸外按压。

术毕，产妇病情平稳。

内科医生：复查心电图，继续观察病情变化。

（5 分钟后心电图提示：窦性心律，心率 92 次/分。）

（麻醉医师拔出气管插管，改为面罩吸氧 5L/min。）

（巡回护士调节氧流量至 5L/min，连接氧气面罩。）

旁白：三线医生再次向家属交代病情。助产士 A 与巡回护士核对抢救药物，整理用物。

三线医生：抢救成功，转 ICU 进一步治疗，做好交接记录。

第三节　围生期心肺复苏模拟演练评价标准

围生期心肺复苏模拟演练评价标准见表 12-1。

表 12-1　围生期心肺复苏模拟演练评价标准

组别　　　　　　　　　　　　　　　　　　　　　　　　　　　　　　　　　　总得分

编号	分类	总分	检查内容	得分	扣分理由
1	早期识别和呼救	10	1. 立即床旁探视（即时）（2分） 2. 判断意识与呼吸（2分） 3. 呼救，及时通知医师（医师到场时间）（2分） 4. 呼救，及时通知相关科室（相关科室及到场时间）（2分） 5. 初步处置（输液规范、监护设备完好、吸氧等）（2分）		
2	心肺复苏术	55	1. 体位（2分） 2. 心电监护（2分） 3. 开放静脉通道（2分） 4. 判断循环:触摸颈动脉（4分） 5. 电除颤:部位、单/双相波、能量、注意事项（10分） 6. 抽血化验:血常规、凝血、生化、DIC 组合、配血（5分） 7. 左侧子宫转位术（4分） 8. 胸外按压:部位、姿势、频率、深度、按压次数与呼吸次数之比（15分） 9. 气囊面罩，人工呼吸（4分） 10. 气管插管（5分） 11. 升压药物（2分）		
3	产科处理:5分钟内急诊剖宫产	10	1. 剖宫产时机（2分） 2. 地点，术前准备（3分） 3. 手术熟练程度及时间限制（5分）		
4	新生儿复苏	5	器械准备和操作手法（5分）		
5	医患沟通	10	1. 人员（2分） 2. 时间（2分） 3. 内容（2分） 4. 术前谈话（2分） 5. 沟通艺术（2分）		
6	物品准备	10	1. 仪器设备（4分） 2. 药品（2分） 3. 抢救物品（4分）		

续表

编号	分类	总分	检查内容	得分	扣分理由
7	综合考评	9	1. 医疗废弃物处理规范（1分） 2. 消毒隔离执行到位（1分） 3. 患者隐私保护（1分） 4. 转运及时到位（2分） 5. 抢救过程有专人记录（1分） 6. 急诊抢救工作主持、组织有序（2分） 7. 手卫生措施到位（1分） 8. 评委根据情况设置一个情节,可倒扣 3 分 9. 以上情景及检查要点中由评委提醒完成的操作,每项扣 1 分(倒扣)		

评委签名：   检查时间：   年   月   日

第四节　围生期心肺复苏模拟演练用物清单

一、仪器设备类

可移动床(带枕头、被单)1 张

心电监护仪 1 台

女性成人模型 1 个

新生儿模型 1 个

输液架 2 个

抢救车 1 个

除颤仪 1 台

治疗盘 1 个

胎心监护仪 1 台

新生儿辐射台 1 个

负压吸引器,成人、新生儿各 1 个

麻醉机 1 台

心电图机 1 台

二、物品类

口罩、帽子若干

鼻导管(吸氧管)1 个

留置针 3 套

三通管 3 个

3M 敷贴 3 个

医用胶布 1 卷

注射器 5ml、10ml、50ml 规格，各 2~3 个

输液器 3 个

抽血管 2 个

抽血针 2 个

一次性导尿包 1 个

剖腹包 1 个

器械包 1 个

碗盆包 1 个

治疗巾 1 包

冰帽 1 个

镊子罐 1 个

无菌手套 5 双

备皮刀 1 个

电话 1 个

手术标识笔 1 支

碘伏 1 瓶

毛巾 1 条

吸痰管 1 个

成人复苏气囊、面罩各 1 个

新生儿复苏气囊、面罩各 1 个

听诊器 1 个

计时器 1 个

气管插管用物：喉镜柄、喉镜头、导丝、气管导管各 1 个

病情告知书、手术同意书各 1 份

病危通知单 3 份

化验单若干

三、药品类

复方氯化钠注射液 500ml 2 袋

0.9% 氯化钠注射液 10ml 2 支

注射用头孢呋辛钠 1 支

附：2016 中国心肺复苏专家共识

人类这一具有生命的机体，自从存在的那一天起，就拉开了与死亡进行抗争的大幕。而作为抢救心搏骤停（cardiac arrest，CA）这一直接威胁人们生命急症的主要手段——心肺复苏术（cardiopulmonary resuscitation，CPR）就成了能使临危患者"起死回生"的主角。在我国，心血管疾病患者已接近 3 亿，心血管疾病已成为我国居民死亡的首要原因，并仍然呈逐年增长的趋势。近年来，我国 CA 的发生率也明显增加，并成为青壮年人群的主要杀手，目前每年约有 54.4 万人发生 CA，发病率已渐近发达国家水平，但整体抢救水平远低于发达国家和地区，CA 患者神经功能良好的出院生存率仅为 1% 左右。

CA 是指心脏泵血功能机械活动的突然停止，造成全身血液循环中断、呼吸停止和意识丧失。引发 CA 常见的心律失常类型包括心室纤颤（ventricular fibrillation，VF）、无脉性室性心动过速（ventricular tachycardia，VT）、心室停顿以及无脉性电活动（pulseless electrical activity，PEA），后者并称为电-机械分离。CA 本质上是一种临床综合征，是多种疾病或疾病状态的终末表现，也可以是某些疾病的首发症状，常常是心源性猝死的直接首要因素。CA 发作突然，约 10 秒即可出现意识丧失，如在 4~6 分钟黄金时段及时救治可获存活，贻误者将出现生物学死亡，且罕见自发逆转者。CPR 就是应对 CA，能形成暂时的人工循环与人工呼吸，以期达到心脏自主循环恢复（return of spontaneous circulation，ROSC）、自主呼吸和自主意识的挽救生命技术。因此，大力提升临床急救的施救能力，切实实施高质量的 CPR，也就成为 CA 抢救成功的关键和根本保证。已经证实，大部分 CA 发生在院外，部分患者 CA 发作前会有先兆，及早识别 CA 发作，发作时第一反应者及时实施 CPR，获得自动体外除颤仪（automated external defibrillator，AED）及时除颤，当地有高效、专业的急诊医疗服务体系（emergency medical service system，EMSS）是决定患者存活的关键。我国是发展中国家，幅员辽阔，地区间发展水平差距较大，医疗资源有限且分布不均，要从根本上提高我国 CA 患者的整体抢救成功率，必须构建具有中国特色的科学和高效的 CA 综合防治体系。这一防治体系贯穿 CA 前预防、CA 抢救的 CPR 全程直至 CA 复苏后处理的完整过程。强调 CA 前要以"预"字为纲，变被动抢救为主动防控；突出抢救中以"化"字为主，使 CPR 科学技术与临床实践紧密结合，准确把握 CA 患者和 CPR 技术共性标准和个性特点，辨证施救与科学化解；CA 后则以"生"字为重，尽显敬畏生命、拓展生命的 CPR 发展观，优化 CPR 后管理的全过程，使生命得以恢复和延续。

从古人的唤醒和刺激复苏法，到口对口人工呼吸法、胸外按压人工循环法及体外心脏电除颤法三大要素构成的现代复苏术，这些复苏方法均是人类对死亡发生机制逐步认识的结果。随着时代进步与医学科技的发展，人们对死亡的认知与复苏方法的认识相向而行永无止境。为规范和指导我国 CPR 的理论探索与临床实践，突出具有中国特色的

CPR 整体方略与目标，提高 CPR 临床医疗水平，中国研究型医院学会心肺复苏学专业委员会会集国内 CPR 领域专家，基于国际 CPR 指南的科学共识，结合我国国情和具体实践，涵盖了 CA 前期的预防、预识、预警的"三预"方针，CA 中期的标准化、多元化、个体化的"三化"方法与 CA 后期复生、超生、延生的"三生"方略，共同制定了《2016 中国心肺复苏专家共识》，作为指导我国 CA 综合防治体系构建和 CPR 临床实践的行动指南，为政府部门机构、医院、企事业单位、学校、社团、公益组织、各级管理人员、广大医务工作者、公务人员、教师、市民及群众等单位、团体和个人，提供有关 CPR 科学的专业指引和参考。

一、CA 前期的"三预"方针

CA 前期是指患者未发生心搏、呼吸骤停前的时段。狭义的理解是指发生 CA 前极短暂的先兆症状时间，往往只有数分钟至数小时。这里定义的 CA 前期应该涵盖患者真正出现 CA 前的整个时间过程，这期间从个人到家庭、社区和医疗卫生服务系统乃至整个社会，每个相关要素的构成都会成为决定 CA 患者生存的关键。CA 往往突然发生，抢救过程中任何失误和延误均可导致不良预后，因此，在 CA 发生之前应强调"三预"方针：预防、预识和预警。

1. CA 前期的预防 CA 前期预防首要是应该建立相对全面的综合预防体系，"预"强调的是意识，"防"侧重的是措施。CA 前期预防体系是指组建专家委员会制订相应的方案，相关部门配备防治器材，普及培训志愿者，筛选 CA 前期高危患者，评估其风险后及时采取干预措施，从而建立的一套有效运行的综合预防体系。该综合体系应该涵盖从个人到家庭，从社区到社会，从医院到整个医疗服务体系，从救护到医疗，从群体到个人，从健康个体到冠心病（coronary artery disease，CHD）患者的多维立体预防体系。建立"家庭初级预防、社区中级预防、医院高级预防"的三位一体院外心搏骤停（out of hospital cardiac arrest，OHCA）预防急救新模式。

（1）CA 前期的家庭预防：对于每个家庭来说，每个年龄段的成员都有出现猝死的风险和可能。婴幼儿缺乏自我保护能力，容易因为各种意外和环境因素导致 CA。冬季容易发生的婴儿猝死综合征、气道异物窒息和环境温度过高/过低等都是婴幼儿出现 CA 的常见原因。儿童 CA 多为感染、癫痫、各种意外、哮喘或先天性心脏病等病因引起。各种意外、毒物接触、过劳猝死、激动猝死、房事猝死等都可能是导致成人 CA 的原因。然而，对于成年人，尤其是中老年人，发生 CA 的首要病因还是 CHD 等各种心血管疾病。60 岁以上老年人一般存在慢性基础疾病，加之自身特殊的生理改变以及自我防护能力降低，容易因为慢性疾病的急性发作、气候、窒息以及心理刺激引发 CA。因此，每个家庭应该树立健康、和谐的家庭文化，彼此关心健康问题；定期进行健康体检，掌握个人健康状况；及时就医治疗，相互督促规范治疗；积极配合社区慢性疾病的管理。首先，家庭中每一个成员都应学习急救，特别是 CA 的相关科学知识，知晓不同年龄段的家庭成员可能出现的 CA 高危因素，采取措施避免和预防其可能受到的伤害和意外。其次，每个家庭应该掌握力所能及的急救技能，制订家庭急救预案或计划，拟定转运路线。第一，要学会正确启动 EMSS，正确拨打 120 急救电话，学会启动、利用当地社区或单位的辅助应急救护资源。第二，要掌握哈姆立克（Heimlich）手法，能够为气道阻塞（食物嵌顿或窒息）

的家庭成员进行现场急救。第三，要掌握正确的 CPR 技术，学会 AED 的使用，最好是参加规范的 CPR 技术学习班(医疗机构、社区或各种公益组织开办)，在专业人员的指导下掌握正确的 CPR 技术，也可以利用网络和视频等形式开展自学。第四，要根据家庭成员的健康和疾病状况掌握特殊的健康监测和急救知识，例如监测体温、血糖和血压，应用家庭远程生命监测装置等。最后，应该配备适当的急救用品，以防万一，例如：建立家庭急救信息卡，包括家庭具体住址及附近地标建筑、联系人电话、家庭主要成员既往慢性疾病史、药敏史等，放置于固定电话旁或固定位置，便于拨打急救电话时快速、准确提供相关信息；设立家庭急救药箱，配备常见急救物品(乙醇、方纱、绷带、手套等)和慢性疾病家庭成员可能需要的急救药品(如硝酸甘油、卡托普利、安宫牛黄丸、止喘药等)；特殊的抢救设备，如 AED、腹部提压心肺复苏仪、制氧机等。友好、互助的邻里关系不仅促进日常的心理、生理健康，也有助于在危急时刻相互扶持，共渡难关。

(2)CA 前期的社区预防：OHCA 患者的存活依赖于社区内各种相互支持的要素，即旁观者第一时间识别 CA，呼救，启动 EMSS，立即实施 CPR 并及早电除颤，直到 EMSS 专业急救人员到达、接手，并将患者快速转运至医院急诊科或导管室，之后转入重症加强治疗病房(intensive care unit，ICU)进行复苏后治疗。理想情况下，所有 OHCA 患者都应该接受旁观者 CPR 和除颤，否则等到专业急救人员到达后才实施 CPR 和除颤，患者存活的概率极低。因此，秉承我国急诊医学教育专家王一镗教授"三分提高、七分普及"的"三七"理念，在社区建立完整、有效的预防体系是 OHCA 防治的关键。

不同社区 CA 者的复苏效果有明显差异，这与患者的基本健康状况、合并症严重程度和社区条件差异有关；后者关系到院前急救生命链各个环节的细节差异，涉及社区是否有经过培训的非专业"急救员"及其数量和实施 CPR 的质量、社区医疗转运人员和工具、社区有无除颤设备、呼叫系统、应急预案、反应策略、经常性的急救演练和社区生命关爱文化氛围等。理想的社区 CA 预防体系建设应包括以下几个方面。

①科普：全面、全员宣传动员，普及 OHCA 的科学和知识，提高居民健康和急救意识，营造互助和谐、关爱生命的文化氛围。科普教育应该利用全媒体(广播、电影、电视、报纸、海报、宣传单张、手册、微信、微视频、流媒体等)进行广泛、持续的宣传，内容应该科学、准确，形式多样，充分利用社区医疗的一级预防和健康教育平台。

②培训：开展形式多样、群众喜闻乐见、讲求实效的 CPR 普及培训。首先从社区医务人员、工作人员、民警、消防员、教师、公共交通系统(机场、车站、地铁等)工作人员、安保人员、导游等开始，逐步扩展到慢性病(心血管疾病)患者家属、大中小学生、公司职员、普通百姓等广大社区人群。同时广泛开展志愿者、企事业单位、社团机构、公益组织等社会团体和个人的 CPR 技能培训。广大医疗卫生机构、专业学(协)会、红十字会组织、专业医务人员等专业机构提供必要的科学技术支持和咨询，指导并带领社区的各种机构、团体开展有偿、无偿的培训活动。培训活动形式、规模可灵活多样，但内容一定要正确，理论结合实践，真正使参加培训的人员掌握正确的 CPR 技能并敢于在必要时实施。鼓励学校、机关、企事业单位等机构将 CPR 纳入教育对象、成员的基本安全技能教育和培训。

③人员：经过培训的各类社会人员都是第一反应者的最佳人选，培训人员的数量越

多，第一反应者实施 CPR 的比例就会越高。针对我国 CPR 普及率低于 1%、医务人员向家庭成员传授 CPR 技术低于 1%、院外突发 CA 患者复苏成功率低于 1% 的"三低"窘境，中华医学会科学普及分会与中国研究型医院学会心肺复苏学专业委员会启动了"全国心肺复苏普及进亿家精准健康工程"——525＋（我爱我家）工程，即 5 年内 CPR 普及共 2 亿人，每人培训 5 户家庭，真正走出一条符合我国国情的精准 CPR 普及之路，以此提高公众的 CPR 意识和技能。

④装备：AED 能够自动识别可除颤心律，适用于各种类别的施救者使用。近年来，欧美国家能够迅速提升 OHCA 患者的抢救成功率，与 AED 在这些国家的广泛普及密切相关，基于此，本专家共识强烈推荐在 CA 高发的公共场所实施公众除颤（public access defibrillation，PAD）计划。PAD 计划是在很有可能有目击者、OHCA 发生率相对较高的公共场所，例如机场、火车站、地铁、商场、游乐场、宾馆、学校、写字楼等设置 AED，便于第一反应者能够快速获得并实施除颤。在欧洲以及美国、日本、新加坡、中国香港、中国台湾等国家和地区已广泛实施 PAD 计划，使得越来越多 CA 患者得以及时救治并存活出院。我国仅在个别地区和场所（机场）配置有 AED，但由于培训等配套落后，这些 AED 也未能发挥应有的作用。同时，应积极推进基于胸外按压禁忌证应运而生的腹部提压 CPR 技术，该项技术为切实执行高质量胸外按压 CPR，如保障按压深度、充分的胸廓回弹及不中断胸外按压，并协同 AED 发挥了积极作用。鼓励有条件的地区、社区、机关单位、家庭配备 AED 和腹部提压心肺复苏仪等急救设备。

⑤预案：各企事业单位、学校等机构应该建立灾害防范、急救应对的规章和制度，落实安全救护员制度并配备急救装备，保障员工安全，明确机构范围内突发事件的第一时间应急救护的责任和义务。除了第一反应者启动 EMSS，社区医疗卫生机构、学校、公共场所（公交系统、公园、广场、商场、娱乐场所等）、企事业单位等机构，都应该结合各自的实际情况制订针对 CA 等紧急事件的应急处置预案和流程，组织开展应急演练并持续改进，确保 EMSS 急救人员能够迅速到达现场，与现场施救人员快速衔接。

⑥文化：在 CA 普及教育、CPR 普及培训中，应该始终贯穿和培养公众勇于施救、互助互爱的急救文化。及时表彰并宣传报道第一反应者对 OHCA 的急救案例，弘扬社会主义的精神文明风尚，宣扬关爱生命、乐于助人社会主义先进文化，逐步营造积极、和谐、互助的社会环境和急救文化。

⑦其他：为保障社区预防体系的建设和有效运行，应同步加快制定相关的配套法律，例如保护施救者的"好心人法"，规范 EMSS 的"院前急救法"，推动公共场所配备必要急救装备（AED 和急救箱等）的相关法律或条文。应该充分鼓励和引导社会慈善、公益团体和知名企业加入到 CA 社区预防体系的建设当中，重点支持我国西部、偏远和经济落后地区的社区预防体系建设，推动全国性社区预防体系的建立和完善。

（3）CA 前期的医院预防：医院是 CA 救治的关键主体，既是对 OHCA 患者进行高级生命支持和复苏的终点站，也是院内心搏骤停（inside hospital cardiac arrest，IHCA）整体防治的主战场。医院是 CA 救治医疗卫生应急救援体系的终端环节和代表，对 CA 前的医院预防也包括了与之紧密相连的院前急救反应系统的建设和发展。

①院前急救反应体系：对于 OHCA，除了有效的社区预防体系，还应该建立完善、高

效的 EMSS，EMSS 是集院前急救（120 急救中心）、院内急诊（医院急诊科）和危重症监护[ICU 或急诊重症加强治疗病房（emergency intensive care unit，EICU）]于一体的应急医疗救援体系。无论城市还是乡村，都应该创造条件，建立具有有效院前急救能力的急救中心、站和点，为民众提供基础的急救服务。我国院前急救模式多样，但各急救（指挥）中心、站和点要建立从调度指挥，到现场急救、安全转运和交接、培训质控等涵盖院前急救全程的，提高抢救水平的 CA 综合救治规范，并通过质量控制体系进行持续质量改进。首先，要提升科学指挥调度能力，院前急救调度人员在快速派遣急救任务的同时，要能够指导和帮助电话求救的市民对 CA 做出识别；能够通过电话指导市民对 OHCA 患者进行现场 CPR（即调度员指导下的 CPR）。有条件的地区，还应该积极尝试通过现代信息技术呼救、调度 CA 现场附近的社会急救资源，参与第一时间的 CPR 和电除颤等急救。高水平的院前急救队伍是高效 EMSS 的一个关键环节，应强化院前急救人员培训，制订院前急救规范和流程，提高对急性冠脉综合征（acute coronary syndrome，ACS）、脑卒中、创伤等急危重症的现场快速诊断和施救能力，减少 CA 的发生，改善患者预后。有条件的地区和单位可在院前环境下保证高质量 CPR 的同时，开展实施高级心血管生命支持（advanced cardiovascular life support，ACLS）。急救中心应该加强和规范院前病历的记录，逐步完善信息化建设，并建立持续质量改进的机制，不断提升院前急救能力和水平。院前急救系统与医院急诊科要建立一体的无缝连接抢救流程和体系，保障患者的快捷、安全转运和交接。

②IHCA 预防体系：我国 IHCA 发生的情况与国外大致相同，但复苏成功率同样不理想。不管是成人还是儿童，大部分（超过 60%）的 IHCA 发生在 ICU、急诊科、手术室或操作治疗单元（导管室、腔镜室等），这就要求这些部门的医疗团队能够提供最高水平的医疗救治。一旦有 CA 发生，应马上识别，启动院内反应系统，复苏团队实施高质量 CPR，快速除颤，并进行有效的 ACLS 及综合的复苏后治疗。与社区预防体系一样，医院内不同专业之间能否紧密协调配合决定患者的生死。无论在院内的什么地方，IHCA 现场的医护人员都必须面对人群拥挤、家属在场、空间局限、转运等复杂的环境，是否能够立即获得像急诊科或 ICU 一样额外的 CPR 抢救资源，保证高质量的 CPR 和有效的 ACLS 实施，是 IHCA 预防系统建设的关键。与 OHCA 相反，IHCA 患者生存依赖于医院内有效的监测和预防体系。IHCA 预防体系包括建立早期预警系统（early warning scoring system，EWSS）和快速反应系统（机制），组建院内快速反应小组（rapid respond team，RRT）或紧急医疗救护小组（medical emergency team，MET）。组建 RRT 和 MET 的目的是为了早期对病情恶化的患者进行干预，预防 IHCA 的发生。RRT 和 MET 由 ICU 或急诊医师、护士、呼吸治疗师组成，携带监护和复苏的装备和药物。当院内的其他医务人员（尤其是普通病房）发现患者病情恶化时，应立即通知 RRT 和 MET 到达现场进行救治。RRT 和 MET 能够显著降低 IHCA 的发生率和病死率，尤其是在普通病房。

③CPR 培训与质量控制：预防措施是否有效，最终由 CA 发生时是否有人及时实施高质量 CPR 决定。CA 患者的生存率取决于是否有经过培训的医务人员和第一反应者在场施救，以及功能良好、环环相扣的生存链。科学与实践之间总是存在一定的差距，要缩小反应者和医务人员在实施 CPR 实践与科学之间的差距，真正提高复苏成功率，必须

建立科学、完善的 CPR 培训机制。运用科学、先进的培训方法(例如模拟培训教育等),强化培训的质量和效果,则是将科学知识转化为实际操作,以提升 CPR 质量和效果的根本途径;建议使用 CPR 反馈装置帮助学习 CPR 的实践技能。对专业人员而言,以团队形式实施的 CPR 仍然是临床实践的首选。鼓励在具备基础设施和培训师资的培训机构及部门(国家级、省级急诊、全科医师住院医师规范化培训基地)中,使用高仿真模型。在 ACLS 课程中,应该融入对领导能力和团队合作原则的强化培训,以提升受训人员的实际抢救水平和能力,可采用标准、科学的手段和灵活多样的方式进行学习。为保持专业人员高质量的 CPR 水平,应该建立定期的培训考核和认证体系,将 CPR 的专业技能纳入医学执业的基本资质条件。

院内医务人员的教育培训内容应该包括对 IHCA 患者的早期识别和处理,例如急性致命性突发事件的识别和治疗课程,增加 CA 前的处理,减少 IHCA 数量,最终提高 IHCA 患者的出院生存率。应不定期地对医护人员进行 IHCA 患者病情恶化早期识别能力的培训,除了标准的 ACLS 课程,还应模拟院内场景进行培训和演练,不断提高院内团队反应的速度和效能。要建立院内 CPR 的质量监测和控制体系,不断改进和提升院内团队的复苏质量和能力。

2. CA 前期的预识　CA 前期预识是指对于可能发生 CA 的高危患者进行预先性识别,及时采取可能的干预措施,预防 CA 或及早启动 CPR 流程。预识包括 3 个方面,对可能发生 CA 的高危患者进行溯源性预识、院内危重症及高危患者的动态性预识以及对 OHCA 患者发作前的即时性预识。

(1)CA 前期的溯源性预识:溯源性预识就是要抓住 CA 的病原和病因,明确高危患者存在的危险因素,采取有针对性的预防措施。成人 OHCA 多为心源性 CA。心血管疾病是 CA 最常见且最重要的原因,其中以 CHD 最为常见,尤其是急性心肌梗死(acute myocardial infarction,AMI)的早期。因此,对 CHD 患者实施积极、有效的一级和二级预防措施意义重大。规范使用 β 受体阻滞药、抗血小板药物、血管紧张素转化酶抑制药(angiotensin converting enzyme inhibitor,ACEI)类药物和调脂药物,及时行冠状动脉(冠脉)造影及经皮冠脉腔内成形术或冠脉旁路移植术,适时进行射频消融治疗,使用埋藏式心脏复律除颤器(implantable cardioverter defibrillator,ICD)能够预防和(或)减少 CA 的发生。除了 CHD,其他心血管疾病也会引起 CA,如先天性冠脉异常、马方综合征、心肌病(扩张型心肌病、肥厚性心肌病等)、心肌炎、心脏瓣膜损害(如主动脉瓣病变及二尖瓣脱垂)、原发性心电生理紊乱(如窦房结病变、预激综合征、Q-T 间期延长综合征和 Brugada 综合征)、遗传性心律失常性疾病、中重度慢性心功能不全、心震荡等。对这些疾病的患者也应该积极采取预防性措施,ICD 较其他方法能更好地预防心源性猝死的发生。基础疾病的治疗及抗心律失常药物(β 受体阻滞药和胺碘酮)的应用也十分重要。此外,对有心源性猝死家族史、既往有 CA 发作史的患者也应该高度重视,采取必要的防护措施。

(2)CA 前期的动态性预识:动态性预识是对 CA 高危患者院内观察、监测的重要方法。CA 前的动态性预识依赖于院内 EWSS 的建立。超过 50% 的 IHCA 继发于呼吸、循环衰竭和各种原因所致的休克,这些事件发生前都会有生理变化的早期表现,例如气促、心动过速以及低血压等。IHCA 患者会出现生理不稳定状态的恶化,且难于及时发现并处理。这种状况多发生于普通病房。不同于 ICU 或手术室，普通病房由于缺乏足够高的患者-护士比例以及监护的警惕性，对生命体征的手动监测和医护人员对患者巡视频次的减少，往往会延误对病情的识别，更易出现 IHCA。因此，要建立动态性预识机制，这可以通过增加对高危患者的远程心电监测，包括对呼吸频率和心律的监测，或者增加巡视的频率来实现。临床条件下，也可以通过应用和组合各种评分系统对危重患者进行病情评估，早期识别潜在的危重患者。对早期临床表现不明显或症状不典型的患者，应该坚持动态、连续和反复的监测，多次评估，及早发现。对已经被识别出的高危患者，经过治疗处理后还应持续地严密监测和观察，评价治疗效果和病情恶化风险，直至病情稳定。

（3）CA 前期的即时性预识：部分患者在发生 CA 前有数天或数周，甚至数月的前驱症状，如心绞痛、气急或心悸的加重，易于疲劳及其他主诉；但这些症状无特异性，并非心源性猝死所特有。前驱症状仅提示有发生心血管疾病的危险，而不能预测心源性猝死的发生。部分患者可无前驱症状，瞬间发生 CA；如此时能够意识到发生 CA 的风险而尽早就医、诊治，有可能避免恶性事件的发生。

部分 CA 患者从心血管状态出现急剧变化到 CA 发生前的时间为瞬间至持续 1 小时不等；由于猝死的病因不同，发病期的临床表现也各异，典型的表现包括严重胸痛、急性呼吸困难、突然心悸、持续心动过速或头晕目眩等。若 CA 瞬间发生，事先无预兆，则大部分是心源性的。在猝死前数小时或数分钟内常有心电活动的改变，其中以心率加快及室性异位搏动增加最常见；另有少部分患者以循环衰竭发病。此时尽快启动急救反应系统，采取一定的自救措施（休息、平卧、口服硝酸甘油等急救药物），或许能够争取部分宝贵的院前急救时间。

3. CA 前期的预警　CA 前期预警是基于循证医学为依据的易发生 CA 的病症、基于现代医学检测筛查的高危个体，通过现代医学大数据分析而得出的预警模式。其通过有效、规范地实施可能发生 CA 个体的"精准定位"，而发出预先警告信息，达到防患未然的目的。

（1）机体预警：OHCA 多为心源性疾病所致，年轻人和年长者发生 CA 的原因不同。年轻人多表现为遗传性离子通道疾病和心肌病变引发的恶性心律失常，还有心肌炎和药物滥用等原因。而年长者则表现为慢性退行性心脏改变，例如 CHD、心瓣膜病变及心力衰竭（心衰）。所以，作为不同的个体和人群，可供预测 CA 发生的机体特征也不尽相同。对没有已知心脏病的人群，筛查并控制缺血性心脏病的危险因素（血脂、血压、血糖、吸烟、体重指数）是最有效的 CA 预防措施。家族性猝死的研究成果提示基因学检测将成为预测 CA 的重要手段。针对缺血性心脏病患者，尽管曾提出一系列包括晚电位、Q-T 间期离散度、微伏级 T 波电交替等预测因子，但未获得欧洲心脏协会（European Society of Cardiology，ESC）指南的推荐，左心室射血分数（left ventricular ejection fraction，LVEF）仍是目前唯一临床常用的 CA 预测指标。遗传性心律失常疾病的预测因子则有高度异质性，不同类型的遗传性心律失常预测因子不同。

IHCA 主要是由于非心源性病因所致，包括严重的电解质紊乱和酸碱平衡失调、窒息、各种原因所致的休克、恶性心律失常、药物过敏反应、手术、治疗操作、麻醉意外、脑卒中、药物过量、呼吸衰竭(呼衰)等。虽然 IHCA 也突然发生,但起病前往往存在基础疾病的恶化和演变过程,也会出现特异性的血流动力学不稳定改变,因此重视 CA 前疾病和主要生命体征(心电图、血压、心率、呼吸频率、血氧饱和度等)的监测,建立预警机制,早期干预、处理,也能够有效降低 IHCA 的发生率。

(2)心理预警:在院外条件下,CA 的诱因还有一个不可忽视的心理因素——情绪,即指因为情绪(喜、怒、哀、思、悲、恐、惊)、精神因素而引发的 CA。资料表明,情绪因素能显著地影响和改变心、肺、脑疾病的发生率。情绪因素可以是发病的病源性因素,也可以是促发因素或者使疾病加剧的因素。近年来在临床上也常常见到由于情绪波动而引起的 CA。

过度情绪(喜、怒、哀、思、悲、恐、惊)、精神因素可引发交感神经兴奋和迷走神经抑制导致的原发性 CA,也可通过影响呼吸中枢调节,引发呼吸性碱中毒导致心搏、呼吸骤停,还可诱发原有心脑血管疾病,引发继发性心搏、呼吸骤停。临床上与心理因素关系比较密切,且容易引发 CA 的几种高危情况应引起大家的警惕,提前做好预防工作。儿茶酚胺敏感性多形性室性心动过速(catecholaminergic polymorphic ventricular tachycardia,CPVT)是一种常见的遗传性心脏病,多发生于无器质性心脏病、Q-T 间期正常的青少年,以运动或情绪激动时出现双向性或多形性室性心动过速,导致晕厥和猝死为特征。章鱼壶心肌病又称心碎综合征或心尖球形综合征,因发作时左心室心尖呈气球样,与传统日本章鱼鱼篓的圆形底部和窄口相似而得名。近1/3的章鱼壶心肌病患者是因为受到精神因素的影响(如悲伤、惊恐、焦虑、人际冲突、愤怒、挫折等)而发病。有些患者会发生多灶性的冠脉痉挛或短暂的心肌灌注不良,甚至有部分诱发 VF 而出现心搏、呼吸骤停。Q-T 间期延长综合征(long Q-T syndrome,LQTS)也是一种与情绪改变及其心脏事件发生相关的遗传性心脏疾病。这一类疾病主要应用以 β 受体阻滞药为代表的抗心律失常药物和 ICD 来治疗,同时应该避免剧烈运动、过度的情绪改变以及远离令人产生应激的环境等。另外,对于有 CHD 及心脑血管异常(主动脉瘤、脑动脉瘤、主动脉夹层)基础病的患者,在情绪失调等应激状态时儿茶酚胺分泌量明显增加。儿茶酚胺除可引起恶性心律失常外,还可使血压增高、微血管内血小板聚集作用增加,导致心脑血管恶性事件的发生,严重者可致心搏、呼吸骤停。

(3)仪器预警:对于已知的高危患者,应用适当的仪器设备进行检查分析,对 CA 发生的风险进行筛查是有意义的。不主张对普通人群进行常规筛查,但建议对年轻的竞技体育运动员进行赛前 CA 风险筛查。对猝死患者直系亲属筛查是识别风险个体、积极防治 CA 的重要手段。

对于室性心律失常(ventricular arrhythmias,VA)患者,首先要准确采集病史,再根据患者的具体情况选择最佳的检查方式。对于陈旧性心肌梗死合并心悸、晕厥或接近晕厥、晕厥可疑为缓慢或快速心律失常所致以及鉴别致心律失常性右室心肌病(arrhythmogenic right ventricular cardiomyopathy,ARVC)和右心室流出道心动过速,推荐使用冠脉造影和电生理检查这一类有创性检查。而致死性 VA 或 CA 生还者合并中、高危 CHD 风险的患者则推荐使用无创性检查,具体包括:静息 12 导联心电图适用于可疑或已知 VA 的患者;动态心电图用于检测和诊断心律失常,12 导联动态心电图用于评估 Q-T 间期或

ST 段的变化；心脏事件记录器用于症状偶发者，判断是否与短暂心律失常相关；埋藏式心电记录器用于偶发症状可疑与心律失常相关，而应用现有手段无法明确者；信号叠加心电图用于合并 VA 或致命 VA 风险的 ARVC 人群的诊断；运动负荷试验可于年龄、症状提示为中高风险的 CHD 患者诱发心肌缺血或 VA，用于已知或可疑运动诱发的 VA，包括 CPVT 的诊断及预后评估，运动诱发的 VA 进行药物或消融治疗的效果评估；建议超声心动图均适于可疑或确诊 VA 的所有患者以评估左心室功能，检出心脏结构异常；对严重 VA 或 SCD 高危患者应行超声心动图评价左心室和右心室功能并检出结构性心脏病，如扩张型、肥厚型或右室心肌病患者，AMI 存活者，SCD 生还有遗传基因异常患者的亲属；运动试验＋影像［运动负荷超声心动图或心肌灌注显像，单光子发射计算机断层成像术（single-photon emission computed tomography，SPECT）］用于心电图诊断缺血不可靠［应用地高辛、左心室肥厚、静息时心电图 ST 段压低＞1mm，预激综合征或左束支传导阻滞（left bundle-branch block，LBBB）］，中度罹患 CHD 风险合并 VA 的患者以检出潜在缺血；药物负荷＋影像用于不能进行运动负荷试验，中度罹患 CHD 风险的 VA 人群以检出潜在缺血；当超声心动图不能准确判断 VA 患者的左心室和右室功能和（或）结构异常时，可考虑行心脏磁共振成像（cardiac magnetic resonance，CMR）或计算机 X 线断层扫描（computed tomography，CT）检查。

二、CA 中期的"三化"方法

CA 中期是指针对患者心搏、呼吸骤停期间进行初级或高级生命支持的时段，应采用标准化、多元化和个体化并重的"三化"方法，即以最大限度提高 CPR 的抢救成功率与生存率。自 1960 年现代 CPR 诞生之日起，胸外按压（产生并维持人工循环，前向血流）、人工呼吸（保持人工通气）和电除颤（尽快终止可除颤心律）就是 CPR 的基本核心技术，也是 CPR 技术不断优化和发展的目标。在复杂多变的临床条件下，要获得最佳的复苏治疗与复苏效果应切实执行"三化"方法。

1. CA 中期的标准化　传统的徒手 CPR 不受装备和条件限制，能够快速实施，仍然是当今 CPR 的首选复苏策略，我们也称之为标准 CPR（standard cardiopulmonary resuscitation，STD-CPR）。受制于施救者的身体条件和疲劳情况，施救者的复苏质量会存在明显差异。因此，要确保高质量的人工循环产生，便于培训、推广和质量控制，必须建立标准化的 CPR 方法学。

（1）成人 CPR［基础生命支持（basic life support，BLS）］标准

①判断患者意识：只要发病地点不存在危险并适合，应就地抢救。急救人员在患者身旁快速判断有无损伤和反应。可轻拍或摇动患者，并大声呼叫"您怎么了"。如果患者有头颈部创伤或怀疑有颈部损伤，要避免造成脊髓损伤，对患者不适当的搬动可能造成截瘫。

②判断患者呼吸和脉搏（非医务人员只判断呼吸即可）：患者心搏骤停后会出现呼吸减慢、停止，甚至出现濒死叹气样呼吸或也称为喘息，而部分 CA 的原因正是呼吸停止或窒息。因此，一旦患者呼吸异常（停止、过缓或喘息），即可认定出现 CA，应该立即予以 CPR。通常，我们通过直接观察胸廓的起伏来确定患者的呼吸状况，也可以通过患者鼻、口部有无气流或在光滑表面产生雾气等方法来参考判断。对于经过培训的医务人

员，建议判断呼吸的同时也要判断患者的循环征象。循环征象包括颈动脉搏动和患者任何发声、肢体活动等。检查颈动脉搏动时，患者头后仰，急救人员找到甲状软骨，沿甲状软骨外侧0.5~1.0cm处，气管与胸锁乳突肌间沟内即可触及颈动脉。同时判断呼吸、脉搏的时间限定在5~10秒。

③启动EMSS：对于第一反应者来说，如发现患者无反应、无意识及无呼吸，只有1人在现场，若患者为成人，要先拨打当地急救电话（120），启动EMSS，目的是求救于专业急救人员，使其快速携带除颤器到现场。现场有其他人在场时，第一反应者应该指定现场某人拨打急救电话，获取AED，自己马上开始实施CPR。EMSS是贯穿OHCA患者抢救全程的关键，是整个生存链串联、稳固的核心。对于OHCA患者，高效、完善的EMSS应该包括专业的调度系统、快速反应的院前急救队伍和优秀的转运、抢救体系。专业的调度系统能够在快速派遣专业的院前急救队伍的同时，通过辅助呼救者正确、及时识别CA，鼓励并指导报警者实施CPR。对于IHCA患者，启动院内应急反应体系包括呼救、组织现场医务人员CPR的同时，启动院内专有的应急体系代码，呼叫负责院内CPR的复苏小组或团队。需要特别注意的是，有时短暂的、全身性的抽搐可能是CA的首发表现。

④实施高质量的CPR

a. 胸外按压技术标准：CPR时为保证组织器官的血流灌注，必须实施有效的胸外按压。有效的胸外按压必须快速、有力。按压频率100~120次/分，按压深度成人不少于5cm，但不超过6cm，每次按压后胸廓完全回复，按压与放松比大致相等。尽量避免胸外按压中断，按压分数（即胸外按压时间占整个CPR时间的比例）应≥60%。在建立人工气道前，成人单人CPR或双人CPR，按压：通气都为30：2，建立高级气道（如气管插管）以后，按压与通气可能不同步，通气频率为10次/分。

b. 胸外按压实施标准：患者应仰卧平躺于硬质平面，术者位于其旁侧。若胸外按压在床上进行，应在患者背部垫以硬板。按压部位在胸骨下半段，按压点位于双乳头连线中点。用一只手掌根部置于按压部位，另一手掌根部叠放其上，双手指紧扣，以手掌根部为着力点进行按压。身体稍前倾，使肩、肘、腕位于同一轴线上，与患者身体平面垂直。用上身重力按压，按压与放松时间相同。每次按压后胸廓完全回复，但放松时手掌不离开胸壁。按压暂停间隙施救者不可双手倚靠患者。仅胸外按压的CPR是指，如果旁观者未经过CPR培训，则应进行单纯胸外按压CPR，即仅为突然倒下的成人患者进行胸外按压并强调在胸部中央用力快速按压，或者按照急救调度的指示操作。施救者应继续实施单纯胸外按压CPR，直至AED到达且可供使用，或者急救人员或其他相关施救者已接管患者。所有经过培训的非专业施救者应至少为CA患者进行胸外按压。另外，如果经过培训的非专业施救者有能力进行人工呼吸，应按照按压：人工呼吸为30：2进行。单纯胸外按压（仅按压）CPR对于未经培训的施救者来说更容易实施，而且更便于调度员通过电话进行指导。另外，对于心脏病因导致的CA，单纯胸外按压CPR或同时进行按压和人工呼吸CPR的存活率相近。

⑤人工通气：开放气道——如果患者无反应，急救人员应判断患者有无呼吸或是否异常呼吸，先使患者取复苏体位（仰卧位），即先行30次心脏按压，再开放气道。如无颈

部创伤，可以采用仰头抬颏或托颌法开放气道，对非专业人员因托颌法难于学习，故不推荐采用，专业急救人员对怀疑有颈椎脊髓损伤的患者，应避免其头颈部的延伸，可使用托颌法。

仰头抬颏法：完成仰头动作应把一只手放在患者前额，用手掌把额头用力向后推，使头部向后仰，另一只手的手指放在下颏骨处，向上抬颏，使牙关紧闭，下颏向上抬动；勿用力压迫下颌部软组织，以免造成气道梗阻，也不要用拇指抬下颏。气道开放后有利于患者自主呼吸，也便于 CPR 时进行口对口人工呼吸。如果患者义齿松动，应取下，以防其脱落阻塞气道。

托颌法：把手放置于患者头部两侧，肘部支撑在患者躺的平面上，托紧下颌角，用力向上托下颌，如患者紧闭双唇，可用拇指把口唇分开。如果需要行口对口人工呼吸，则将下颌持续上托，用面颊贴紧患者的鼻孔。此法效果肯定，但费力，有一定技术难度。对于怀疑有头、颈部创伤患者，此法更安全，不会因颈部活动而加重损伤。

人工通气：采用人工呼吸时，每次通气必须使患者的肺脏膨胀充分，可见胸廓上抬即可，切忌过度通气。在建立高级气道后，实施连续通气的频率统一为 6 秒/次（10 次/分）。但应该强调，在人工通气时应该使用个人保护装置（如面膜、带单向阀的通气面罩、球囊面罩等）对施救者实施保护。

口对口呼吸：是一种快捷有效的通气方法，呼出气体中的氧气足以满足患者需求。人工呼吸时，要确保气道通畅，捏住患者的鼻孔，防止漏气，急救者用口把患者的口完全罩住，呈密封状，缓慢吹气，每次吹气应持续 1 秒以上，确保通气时可见胸廓起伏。口对口呼吸常会导致患者胃胀气，并可能出现严重合并症，如胃内容物反流导致误吸或吸入性肺炎、胃内压升高后膈肌上抬而限制肺的运动。所以应缓慢吹气，不可过快或过度用力，减少吹气量及气道压峰值水平，有助于减低食管内压，减少胃胀气的发生。对大多数未建立人工气道的成人，推荐 500~600ml 潮气量，既可降低胃胀气危险，又可提供足够的氧合。

球囊-面罩通气：使用球囊面罩可提供正压通气，但未建立人工气道容易导致胃膨胀，需要送气时间长，潮气量控制在可见胸廓起伏。但急救中挤压气囊难保不漏气，因此，单人复苏时易出现通气不足，双人复苏时效果较好。双人操作时，一人压紧面罩，一人挤压皮囊通气。如果气道开放不漏气，挤压 1L 成人球囊 1/2~2/3 量或 2L 成人球囊 1/3 量可获得满意的潮气量。如果仅单人提供呼吸支持，急救者位于患者头顶。如果没有颈部损伤，可使患者头后仰或枕部垫毛巾或枕头，使之处于嗅闻位，便于打开气道，一手压住面罩，一手挤压球囊，并观察通气是否充分，双人球囊-面罩通气效果更好。

⑥电除颤：大多数成人突发非创伤性 CA 的原因是 VF，电除颤是救治 VF 最为有效的方法。研究证实，对于 VF 患者每延迟 1 分钟除颤，抢救成功率降低 7%~10%，因此早期电除颤是 CA 患者复苏成功的关键之一。心律分析证实为 VF/无脉性 VT 应立即行电除颤，之后做 5 组 CPR，再检查心律，必要时再次除颤。单相波除颤器首次电击能量选择 360J，双相波除颤器首次电击能量选择应根据除颤器的品牌或型号推荐，一般为120J 或 150J。对心室静止（心电图示呈直线）与肺动脉内膜剥脱术（pulmonary endarterectomy，PEA）患者不可电除颤，而应立即实施 CPR。

AED能够自动识别可除颤心律,适合各种类型的施救者使用。如果施救者目睹发生OHCA且现场有AED,施救者应从胸外按压开始CPR,并尽快使用AED。在能够使用现场AED或除颤器治疗CA的医院和其他机构,医务人员应立即先进行CPR,并且尽快使用准备好的AED/除颤器,以上建议旨在支持尽早进行CPR和早期除颤,特别是在发生CA时现场有AED或除颤器的情况下。如果OHCA的反应者不是院前急救人员,则急救人员可以先开始CPR,同时使用AED或通过心电图检查节律并准备进行除颤。在上述情况下,可以考虑进行2分钟的CPR,然后再尝试除颤。如果有2名或3名施救者在现场,应进行CPR,同时拿到除颤器。对于IHCA,没有足够的证据支持或反对在除颤之前进行CPR,但对于有心电监护的患者,从VF到给予电击的时间不应超过3分钟,并且应在等待除颤器就绪时进行CPR。电除颤的作用是终止VF而非起搏心脏,因此,在完成除颤后应该马上恢复实施胸外按压直至2分钟后确定ROSC或患者有明显的循环恢复征象(如咳嗽、讲话、肢体明显的自主运动等)。

⑦CPR的药物应用:迄今为止,未能证实任何药物应用与CA患者生存预后有关。CPR时,用药应考虑在其他方法之后,急救人员应首先开展BLS,如电除颤、适当的气道管理等,而非先应用药物。开始BLS后,尽快建立静脉通道,同时考虑应用药物抢救,抢救药物的给药途径限于静脉通道(intravenous injection,IV)或经骨通道(intraosseous,IO)。a.肾上腺素:作为血管收缩药已有100年的历史,作为CPR基本用药已有40多年的历史。主要药理作用有:增强心肌收缩力、增加冠脉及脑血流量、增加心肌自律性和使VF易被电复律等。肾上腺素仍被认为是复苏的一线选择用药,可用于电击无效的VF/无脉性VT、心脏静止或PEA。肾上腺素用法:1mg静脉推注,每3~5分钟重复1次。每次从周围静脉给药后应该使用20ml生理盐水冲管,以保证药物能够到达心脏。因心内注射可增加发生冠脉损伤、心包填塞和气胸的危险,同时也会延误胸外按压和肺通气开始的时间,因此,仅在开胸或其他给药方法失败或困难时才考虑应用。b.胺碘酮(可达龙):胺碘酮属Ⅲ类抗心律失常药物。胺碘酮仍是治疗各种心律失常的主流选择,更适宜于严重心功能不全患者的治疗,如射血分数<0.40或有充血性心力衰竭征象时,胺碘酮应作为首选的抗心律失常药物。因为在相同条件下,胺碘酮作用更强,且比其他药物致心律失常的可能性更小。当CPR、两次电除颤以及给予血管加压素后,如VF/无脉性VT仍持续时,应考虑给予抗心律失常药物,优先选用胺碘酮静脉注射(静注);若无胺碘酮,可使用利多卡因75mg静脉注射。胺碘酮用法:CA患者如为VF/无脉性VT,初始剂量为300mg溶入20~30ml葡萄糖液内快速推注,3~5分钟后再推注150mg,维持剂量为1mg/min持续静脉滴注6小时。非CA患者,先静脉推注负荷量150mg(3~5mg/kg),10分钟内注入,后按1.0~1.5mg/min持续静脉滴注6小时。对反复或顽固性VF/VT患者,必要时应增加剂量再快速静脉推注150mg。一般建议每日最大剂量不超过2g。胺碘酮的临床药物中含有负性心肌收缩力和扩血管作用的成分,可引起低血压和心动过缓。这常与给药的量和速度有关,预防的方法就是减慢给药速度,尤其是对心功能明显障碍或心脏明显扩大者,更要注意注射速度,监测血压。c.利多卡因:仅作为无胺碘酮时的替代药物。初始剂量为1.0~1.5mg/kg静脉推注。如VF/VT持续,可给予额外剂量0.50~0.75mg/kg,5~10分钟1次,最大剂量为3mg/kg。d.硫酸镁:仅用于尖端扭转型VT(Ⅱb

类推荐)和伴有低镁血症的 VF/VT 以及其他心律失常两种情况。用法：对于尖端扭转型 VT，紧急情况下可用硫酸镁 1~2g 稀释后静脉注射，5~20 分钟注射完毕；或 1~2g 加入 50~100ml 液体中静脉滴注。必须注意，硫酸镁快速给药有可能导致严重低血压和 CA。

e. 碳酸氢钠：在 CA 和复苏后期，足量的肺泡通气是控制酸碱平衡的关键。CA 和复苏时，由低血流造成的组织酸中毒和酸血症是一动态发展过程。这一过程的发展取决于 CA 的持续时间和 CPR 时血流水平。目前关于在 CA 和复苏时酸碱失衡病理生理学的解释是，低血流条件下组织中产生的 CO_2 发生弥散障碍。所以在 CA 时，足量的肺泡通气和组织血流的恢复是控制酸碱平衡的基础，这就要求首先要进行胸外心脏按压，然后迅速恢复自主循环。目前实验室和临床研究尚无肯定的认识，血液低 pH 值会影响除颤成功率、影响 ROSC 或短期的存活率。交感神经的反应性也不会因为组织酸中毒而受影响。只有在一定的情况下，应用碳酸氢盐才有效，如患者原有代谢性酸中毒、高钾血症或三环类或苯巴比妥类药物过量。此外，对于 CA 时间较长的患者，应用碳酸氢盐治疗可能有益，但只有在除颤、胸外心脏按压、气管插管、机械通气和血管收缩药治疗无效时方可考虑应用该药。应根据患者的临床状态应用碳酸氢盐，使用时以 1mmol/kg 作为起始量，在持续 CPR 过程中每 15 分钟给予 1/2 量，最好根据血气分析结果调整补碱量，防止产生碱中毒。

⑧CPR 质量的监测与评估：对于 CPR 质量的监测，最简单、直接的方法就是施救者本人或团队成员通过观察，凭借训练和抢救的经验评估 CPR 的质量，再结合患者面色改变、大动脉搏动、瞳孔改变等情况综合评价 CPR 实施的质量，并通过相互提醒提供信息反馈。但这样的监测显然不够客观、准确，事实上效果也不佳。CPR 质量监测技术已经成功转化为临床可用的成熟产品，而这些监测和反馈技术在临床实践和培训中都被证实能够有利于对临床 CPR 过程的质量监控。这些监测、反馈技术虽然未被证实能够改善患者的生存预后，但对于及时记录 CPR 的实施质量，并持续改善 CPR 的质量意义重大。

目前，监测 CPR 质量的方法和技术主要包括三类：第一类是能够直接反映 CPR 效果的技术。冠脉灌注压(coronaryartery perfusion pressure，CPP)是最经典的指标，也是 CPR 质量评价的"金标准"，但临床实践中常难以获得，通常建议以舒张期的有创动脉血压作为参考和替代。呼气末二氧化碳波形图是国际复苏指南的重点推荐，能够很好地反映人工循环时的心排血量(cardiac output，CO)水平，还可确定高级气道的放置位置和 ROSC，最新指南还推荐其可以作为复苏预后评价的指标，是不错的监测指标，但前提是需要建立高级气道。心电图波形分析也是经典的评价指标之一，可反映心肌灌注及电活动的状态，作为除颤时机的判断指标更为合适。脑部血氧饱和度监测提供了一种全新的无创监测 CPR 质量的方法，可以了解 CPR 过程中实时的脑灌注及脑组织供氧情况，但还需进一步临床验证。第二类是目前最常用的对 CPR 实施技术的监测，包括按压深度、频率，胸廓回弹、按压分数等指标，系统还可提供实时的语音或图文的反馈提示。该类技术主要通过按压位置的加速度改变或者胸部阻抗等参数的改变来测算，其精度和准确度也在不断提高。而且这类数据能够被完整记录，还可用于复苏后的小结和质量分析研究。第三类技术虽不能直接反映复苏质量，却能显著改善 CPR 的质量。例如心电滤波技术能够将按压干扰波形从心电监测的波形中滤除，在无须停止按压的情况下，即可判断心律失常类型,可显著提高按压分数以及除颤成功率。血氧饱和度监测易受环境温度、患者外周循环等条件影响,并不是良好的质量监测指标,但联合心电图分析,能很好地判定复苏后 ROSC。

强调对 CPR 操作的标准化,核心是要确保高质量 CPR 的实施。高质量 CPR 的内容包括:快速(按压速率 100~120 次/分)、用力按压(成人按压深度 5~6cm),胸廓充分回弹,尽量减少按压中断(按压分数 >60%)和避免过度通气。对于专业的急救人员,建议把以团队形式实施 CPR 作为基本原则,以最大限度保证高质量 CPR 的实施,减少抢救过程中的错误和疏漏。

(2)儿童和婴儿 CPR(BLS)标准界定:儿童的年龄在 1 周岁至青春期,婴儿则是指出生后至年满 1 周岁。不同于成人患者,儿童和婴儿患者出现 CA 多由于各种意外和非心脏原因(特别是窒息)。因此,注重预防是儿童和婴儿 CPR 的首要原则。在 CPR 实施过程中,与成年人相比,对儿童和婴儿的复苏应该更加重视人工通气的重要性,不建议对儿童实施单纯胸外按压的复苏策略。此外,对年轻患者,包括儿童和婴儿,应该延长 CPR 的时间,不轻易终止 CPR。儿童 CPR 标准的操作流程与成人大致相同,主要的差别是胸外按压的深度,儿童应控制在 5cm 左右,在实施双人儿童 CPR 时,按压:通气应该为 15:2(成人为 30:2)。高质量 CPR 的标准与成人相同。为婴儿实施 CPR 时,判断患儿意识采用拍打足底的方法,胸外按压时采用二指垂直按压(单人)或双拇指环抱法(双人),按压深度约为 4cm,按压/通气比与儿童一致。

2. CA 中期的"多元化"　CA 发生时间无法预测,发病起点和情况也千差万别,采用 STD-CPR 有时难以应对特殊的条件和环境。"多元化"的 CPR 方法学和装备为特殊情况下的 CPR 提供了重要的途径,为特殊的患者带来了生的希望。目前临床和基础研究证实,一些非传统 CPR 方法与装备能够提高患者的生存率和改善神经功能预后,但尚需掌握好适应证并充分发挥各自的优势和长处,多元化的 CPR 手段尤其为特殊情况下 CA 患者提高了生存概率。

(1)单纯胸外按压 CPR:是指只进行胸外按压而不进行人工通气的复苏方法,适用于非专业医务人员无能力或不愿意进行人工呼吸时对 OHCA 患者实施的 CPR。该方法能获得较好的 CPP、肺通气/灌注比值和存活率;另外能减少因直接接触患者而传染疾病等个人顾虑,并能提高院外环境下第一反应者进行 CPR 的比例。对于医务人员或经过培训的非专业施救者,建议实施 STD-CPR。

(2)腹部提压 CPR:是一种突破传统复苏理念,我国自主研发的创新性复苏技术。该技术依据"腹泵""心泵""肺泵"和"胸泵"的原理,采用腹部提压心肺复苏仪对腹部进行提拉与按压,通过使膈肌上下移动改变胸腹内压力,建立有效的循环和呼吸支持。实施时通过底板吸盘吸附于患者中上腹部,以 100 次/分的频率连续交替对腹部实施向下按压(按压压力 40~50kg)和向上提拉(提拉拉力 20~30kg),达到同步建立人工循环和通气的目的,以实现 ROSC。该技术需要施救者持续循环往复,直至患者 ROSC 或复苏方可终止。

其适应证包括:

①开放性胸外伤或心脏贯通伤、胸部挤压伤伴 CA 且无开胸手术条件。

②胸部重度烧伤及严重剥脱性皮炎伴 CA。

③大面积胸壁不稳定(连枷胸)、胸壁肿瘤、胸廓畸形伴 CA。

④大量胸腔积液及严重胸膜病变伴 CA。

⑤张力性及交通性气胸、严重肺大疱和重度肺实变伴 CA。

⑥复杂先天性心脏病、严重心包积液、心包填塞以及某些人工瓣膜置换术者(胸外按压加压于置换瓣环可导致心脏创伤)。

⑦主动脉缩窄、主动脉夹层、主动脉瘤破裂继发 CA。

⑧纵隔感染或纵隔肿瘤伴 CA。

⑨食管破裂、气管破裂和膈肌破裂伴 CA。

⑩胸椎、胸廓畸形,颈椎、胸椎损伤伴 CA。

⑪STD-CPR 过程中出现胸肋骨骨折者。

腹部外伤、腹主动脉瘤、膈肌破裂、腹腔器官出血、腹腔巨大肿物为禁忌证。

鉴于 STD-CPR 通常并发胸肋骨骨折,而影响到胸外按压深度及胸廓回弹幅度,不能保证高质量的 CPR,腹部提压 CPR 弥补了 STD-CPR 的不足,尤其在创伤、灾害及窒息等特殊条件下的 CA 抢救中已逐步显现出特别的优势,与 STD-CPR 协同在完善高质量 CPR 中发挥重要作用。

(3)开胸直接心脏按压 CPR:直接心脏按压是一种特殊的 CPR 方法,可能会为脑和心脏提供接近正常的血流灌注。该方法多在胸部外伤、心包填塞、心胸外科手术等特殊的条件下才使用。研究表明,CA 早期,经短期体外 CPR 无效后,直接心脏按压可提高患者的存活率;急诊开胸心脏按压是有创的,可能会导致部分患者死亡,因此进行这一操作需要有经验的抢救团队,并能在事后给予最佳护理。故不提倡常规实施开胸直接心脏按压的 CPR。今后,有必要进行相关的临床研究以评价其 CA 复苏效果。

开胸心脏按压 CPR 可用于某些特殊情况,但不应作为复苏后期的最后补救措施。目前 CA 开胸的指征包括:胸部穿透伤引起的 CA;体温过低、肺栓塞或心包填塞;胸廓畸形,体外 CPR 无效;穿透性腹部损伤,病情恶化并发 CA。

(4)膈下抬挤 CPR:在规避徒手胸外按压和开胸心脏按压不足的同时,结合临床实际针对不同境遇下出现的 CA,依据只有贴近心脏的挤压才能保证较好心搏出量的原则,由我国医师设计的开腹经膈肌下向上向前抬挤心脏的 CPR 方法。如果患者开腹手术时出现 CA,常规应用胸外按压进行 CPR,由于腹部切口敞开,胸外按压难以充分发挥"心泵"和"胸泵"的作用,使临床 CPR 成功率大幅降低。使用经膈肌下抬挤 CPR 法,可以用手经腹部切口自左侧膈肌将心脏直接挤压至胸壁内侧,实现对心脏的挤压,产生 CPR 的效果。具体操作方法:施救者将右手从手术切口伸入膈肌下方,将 2~5 指并拢,放置于心脏后下方膈肌贴附面处,左手掌置于胸骨中下 1/3 处固定后,双手配合以右肘关节协调带动右手 2~5 掌指有节律冲击性地向胸骨处抬挤,使膈肌上移 4~5cm,然后迅速放松使膈肌回至原位,如此交替进行,抬挤心脏频率为 100~120 次/分。

(5)体外膜肺 CPR(extracorporeal cardiopulmonary resuscitation,ECPR):体外膜肺氧合(ECMO)已经是非常成熟的常规心肺重症治疗技术。紧急建立急诊体外循环也可作为 CA 治疗的循环辅助措施,该方法是通过股动脉和股静脉连接旁路泵而不必开胸。实验和临床研究已经证实，救治延迟的 CA 时，ECPR 可改善血流动力学状况及存活率和神经功能预后。鉴于该项复苏技术的复杂性以及昂贵的使用成本，ECPR 不能作为一种常规复苏选择，只有在可能对患者很有利的情况下才考虑使用，例如存在可逆的病因（急性冠脉闭塞、大面积肺栓塞、顽固的 VF、深低温、心脏损伤、重度心肌炎、心肌病、充血性心力衰竭和药物中毒），或等待心脏移植。

（6）机械复苏装置 CPR：机械复苏装置的一个优点是始终保持一定的按压频率和按压幅度，从而消除了施救者疲劳或其他因素引起的操作变动，延长了高质量胸外按压的时间，但仅限于成人使用。然而所有机械复苏装置都有一个缺点，即在安装和启动仪器时需中断胸外按压，这也是多项大规模随机对照临床研究未能获得较理想的实验结果支持机械复苏的主要原因。目前，尚无证据显示机械复苏在改善血流动力学指标和存活率方面比 STD-CPR 有更大的优势，因此不推荐常规使用，但在进行人工胸外按压困难时或在某些特殊条件下（如转运途中在救护车内、野外环境、长时间的 CPR、人员不足或者在血管造影室内 CPR 等），机械复苏可以替代 STD-CPR。

目前，较成熟的机械复苏装置有活塞式机械复苏装置、主动式胸部按压-减压复苏装置、压力分布带式复苏装置和微型机械复苏装置。

①活塞式机械复苏装置：虽可以模拟徒手按压的手法，但此类仪器放置或操作不当，会造成通气和（或）按压不充分。此外，按压器加在胸部的重量会限制减压时胸部回弹和静脉回流，尤其在发生单根或多根肋骨骨折时更为明显。

②主动式胸部按压-减压复苏装置：按压时与传统按压类似，而放松时因上提手柄而使胸壁主动上提。与 STD-CPR 相比，主动式胸部按压-减压装置 CPR 可改善 CPR 时血流动力学，临床应用的长期预后也优于 STD-CPR，因此，在欧美国家该类装置已在临床上被广泛使用。但这两类机械复苏装置本身也存在一些问题，例如 CPR 过程中按压位置的移动可造成胸骨骨折、价格昂贵、难以搬动（因体积重量的限制）及活塞脱位等；另外，按压部位可能移动的风险也限制了其在转运中的应用。

③压力分布带式复苏装置：是一类特殊设计的机械复苏装置，该装置的按压板作用于胸前壁大部分区域，胸部加压时两条拉力带可防止胸廓向两边扩张，从而提高了按压效率。与传统复苏技术相比，压力分布带式复苏装置是一种安全有效的 CPR 机械复苏装置，因为它可以保证持续有效的胸部按压。该复苏装置的独特设计使按压位置不易移位，甚至是在转运过程之中仍能保持高质量的 CPR，这使该装置可作为野外救援、转运和 CT 检查中维持 CPR 的首选。另外，该装置在急诊经皮冠脉介入治疗（percutaneous coronary intervention，PCI）时不遮挡视野，因此它也是 CA 患者在急诊 PCI 时实施 CPR 唯一可行的方案。

④微型机械复苏装置：也称 Weil MCC 装置，该装置采用第三代 3D 按压技术，通过 CPR 的"胸泵"和"心泵"机制，高效率地改善血流动力学效应，减少复苏过程引起的损伤。由于采用微型化技术，使用该装置时能够缩短设备准备和转换的时间窗，能够进一步提高机械复苏的抢救效能，但其仍需更多的临床数据支持。

（7）其他 CPR 技术：一些新的 CPR 辅助机械装置作为复苏时的辅助手段，虽然不能替代传统 CPR 技术，但可与各种 CPR 方法联合使用，如主动式胸部按压-减压装置、气背心 CPR 和机械 CPR 等。但目前这些技术仍缺乏足够的临床数据支持，不推荐常规应用。

3. CA 中期的"个体化" 对 CA 患者具体实施 CPR 时，要充分考虑到不同国家、不同地区、不同社会、不同人群等诸多差异，并结合 CA 时的多重因素加以灵活运用。怎样针对不同个体在不同境遇下出现的心搏、呼吸骤停，因地制宜、因人而异地进行个体化 CPR，在标准 CPR 的基础上进行适当调整，根据"个体化"的治疗原则对这些患者采用更为有效的 CPR 策略和流程，借以提高 CPR 的抢救成功率。

(1)特殊程序：自 1960 年现代 CPR(由 Peter Safar 提出)诞生以来的 50 年里，A—B—C 抢救程序(A—airway 打开气道、B—breath 人工呼吸、C—circulation 人工循环)一直为人们所遵循。2010 版和 2015 版 CPR 指南特别强调了高质量胸外按压的重要性，将成人和儿童(不包括新生儿)BLS 中的 A—B—C 流程更改为 C—A—B 流程。这是对 CPR 认识上的一次飞跃，然而临床实践中每次 CPR 实施的对象有不同的特点，如果不顾实际需求"刻板化"地采用 A—B—C 或 C—A—B 流程则有可能达不到最佳复苏效果而致使复苏失败。所以，实施 CPR 步骤应根据实际情况遵循"个体化"原则。

①救助对象的状况：由于儿童和成人 CA 病因不同，对婴儿和儿童患者复苏程序的推荐不同于成人患者。成人 CA 大多由 VF 引起，而儿童 CA 大多数由窒息导致。以往对原发性和继发性 CA 者都推荐同样的复苏程序，但前者因心跳停止时体内动脉血氧含量丰富，故可首先采用胸外按压(C—A—B 流程)；后者多因呼吸停止导致体内动脉血严重缺氧继发 CA，应先进行口对口人工呼吸(A—B—C 流程)，以提高患者动脉血中的血氧含量。

②救助人员的能力：由于专业和非专业救助人员的技能水准不同，两者在 CPR 操作程序上有相应改变。如不再教授非专业救护人员在实施 CPR 时如何评估患者的脉搏和循环；在院外 CPR 时，如果救助人员不会人工呼吸或是因惧怕传染不愿施行口对口人工呼吸，则可不受 C—A—B 流程限制，立即开始不间断的胸外按压。即使在院内 CPR 时，也可首先仅进行胸外按压，而不必一味等待专业人员进行气管插管。因此，在遇到 CA 患者时，不要被口对口人工呼吸的步骤所误导，高质量的徒手胸外按压才是最重要的。

③救助环境的设施：在院外，大多数患者发生 CA 是由 VF 引起的，如果能在倒下的 5 分钟之内完成除颤，复苏的成功率非常高。随着 AED 的问世，救助者能够便捷地对 VF 患者率先实施紧急除颤，以及时转复心律，恢复循环。

(2)特殊原因：除了心脏本身的原因，引起 CA 的常见病因还包括：缺氧、高/低血钾、高/低体温、低血容量、创伤、张力性气胸、心包填塞、血栓、中毒等。

①缺氧：单纯因为低氧血症导致的 CA 不常见，但临床上最常见的因缺氧导致 CA 的原因是窒息。窒息性 CA 可由多种原因(气道梗阻、贫血、哮喘、淹溺、上吊、肺炎、张力性气胸、创伤等)导致，且发现时初始心律多为不可除颤心律(心搏停止或 PEA)，此类患者复苏后神经功能损害较重，预后较差。CPR 的关键是保证高质量胸外按压的同时优先补充氧气，有效通气。

②高/低血钾及其他电解质异常：电解质异常可诱发恶性心律失常，引起 CA。致命性心律失常多与血钾有关，尤其是高血钾。所以，对肾损伤、心力衰竭、严重烧伤和糖尿

病患者应警惕电解质紊乱。高血钾是诱发 CA 的最常见病因，可通过心电图检查早期发现，以血中钾离子浓度高于 5.5mmol/L 确诊。CPR 时高血钾的处理包括心肌保护，转移钾离子进入胞内，排钾，监测血钾、血糖以及预防复发。CPR 低血钾也是临床常见的恶性心律失常和 CA 的诱因，可通过心电图早期识别。CPR 时低血钾处理关键是快速补钾，同时也应补镁。

③高/低体温。a. 低体温：意外低温（核心体温＜35℃）也会导致 CA，由于低温对大脑和心脏具有保护作用，所以对低温患者 CPR 时间应该延长，不能轻易宣布患者临床死亡。院前条件下，除非确认患者 CA 是因为致命伤、致死疾病、长时间窒息而引起，或者胸廓无法按压，否则 CPR 不应该停止。如按压困难可以考虑使用机械复苏装置。如有指征应该及时气管插管，但要小心插管刺激引起 VF。检查生命体征的时间不少于 1 分钟，可结合心电监护、心脏彩超等判断心脏血流情况，有疑问应当立即 CPR。低温条件下的心脏对电治疗（起搏和除颤）以及药物不敏感，因此，当核心体温＜30℃时不考虑上述治疗。复温超过 30℃但仍未正常（＜35℃）时，用药间隔时间应该翻倍。复温是对该类患者抢救的重要措施，复温可采用皮肤保暖的被动复温方式，也可采用温盐水输注、体腔灌洗、体外循环装置等主动复温方式；b. 高体温：多继发于外界环境及内源性产热过多。高体温患者出现 CA 常预后不良，神经功能损害较重。对此类患者 CPR 时除遵循标准方法外，应进行持续降温，方法与复苏后温度管理相同。

④低血容量：是 CA 的可逆病因，多由于血管内血容量减少（如出血）或严重血管扩张（如脓毒症和过敏反应）导致。过敏原激发的血管扩张以及毛细血管通透性增加是严重过敏反应引起 CA 的主要原因。外出血通常显而易见，例如外伤、呕血、咯血等，有时出血较隐匿，例如消化道出血或主动脉夹层破裂。大手术患者可能因为术后出血而存在低血容量的风险，易出现围术期 CA。无论什么原因引起的低血容量，复苏时首要的是尽快恢复有效循环容量（大量常温血制品或晶体液快速输注）的同时，立即针对病因治疗及控制出血。

A. 过敏反应：是指严重的、致命的广泛或全身性超敏反应，表现为快速进展的威胁生命的气道、呼吸和循环障碍，通常伴有皮肤黏膜改变，如抢救及时，患者预后良好。在过敏反应人群中，儿童的过敏反应多见于食物源性过敏，成人过敏反应多见于临床用药或昆虫蜇伤。对于过敏反应的抢救措施包括：a. 体位，存在呼吸困难时坐位，存在低血压时平卧，下肢抬高；b. 去除诱发因素，例如停止补液、拔出昆虫的螫针等；c. 出现 CA 立即 CPR，同时立即给予肾上腺素（一线药物），1:1 000 肾上腺素 0.3~0.5ml 肌内注射，注射最佳部位为大腿前外侧 1/3 中部；d. 开放堵塞的气道（气管插管、切开等），高流量吸氧；e. 尽快补液，成人 500~1 000ml，儿童 20ml/kg 起，必要时增加；f. 监测，心电图、血压、血氧饱和度等；g. 糖皮质激素（初始复苏措施后），甲泼尼龙或地塞米松；h. 抗组胺药物（二线药物），苯海拉明等；i. 其他药物，支气管扩张药、血管活性药物等。过敏反应抢救的关键在于早期发现、诊断及正确处理。

B. 创伤性心搏骤停（trauma cardiac arrest，TCA）：虽然病死率较高，但一旦 ROSC，患者预后较其他原因 CA 患者要好。TCA 出现前会有一系列表现，例如心血管不稳定、低血压、外周脉搏消失以及非中枢神经系统原因引起的意识状态恶化。为 TCA 患者 CPR

时，除了按照标准复苏流程，同时应快速处理各种可逆病因（低血容量、心包填塞、张力性气胸等）。如胸外按压无法有效实施，也可以酌情考虑其他有效的复苏方法（如腹部提压CPR）。纠正低血容量的措施包括：对可压迫的外出血加压包扎或应用止血带，对不可压迫的出血使用骨盆夹板、血制品（早期应用混合浓缩红细胞、新鲜冰冻血浆和血小板按1:1:1配比的血制品）、输液和氨甲环酸（tranexamic acid,TXA）。同步的损伤控制性手术、止血剂复苏和大容量输注策略（massive transfusion protocols,MTP）是对大出血患者损伤控制性复苏的治疗原则。尽管容许性低血压在CPR领域的证据有限，但CPR成功后容许收缩压的目标是80~90mmHg（1mmHg=0.133kPa），但维持时间不应超过60分钟，颅脑损伤患者因颅内压升高而血压要求应更高。TXA（前10分钟1g的负荷量接8小时1g的维持量）能够提高创伤性出血的生存预后，建议院前就开始使用。创伤患者易因为气道堵塞和创伤性窒息引起缺氧而诱发CA，因此应该早期进行有效的气道管理和通气。对于引发TCA的张力性气胸，建议在第4肋间隙行双侧胸廓造口术，保证快速、有效。对存在心包填塞引起TCA的患者应该实施复苏性开胸术，包括钝性创伤且院前CPR时间<10分钟的患者或者穿通伤且院前CPR时间<15分钟的患者，开胸手术越快效果越好。存在以下情况建议终止复苏尝试：所有可逆病因纠正后仍无法恢复自主循环；心脏超声无法探测到心脏活动。TCA时存在以下情况可以放弃复苏：在最初的15分钟内已无生命迹象；严重创伤无法存活（如断颅、心脏贯通伤、脑组织损失）。院前急救的时间与严重创伤和TCA的预后呈负相关，故快速转运至关重要。

⑤张力性气胸：病因包括创伤、哮喘或其他呼吸道疾病，有创性操作不当，或者持续正压通气等。紧急处理常使用针刺减压法，随后尽快行胸腔闭式引流。TCA时如胸外按压无法有效实施也可以酌情考虑其他有效的CPR方法（如开胸直接心脏按压）。

⑥心包填塞：多见于穿通伤和心脏外科患者，针对不同的病情采用复苏性开胸术或心包穿刺术（超声引导下）处理。胸外按压无法有效实施也可以酌情考虑其他有效的CPR方法（如开胸直接心脏按压）。

⑦血栓。a.肺栓塞：起病隐匿，可表现为突发的气促、胸痛、咳嗽、咯血或CA等；多有深静脉血栓、近4周手术或制动史、肿瘤、口服避孕药或长途飞行的病史；可有特征性的心电图表现等。出现CA时多表现为PEA，CPR时呼气末二氧化碳分压（end-tidal carbon dioxide pressure,$PETCO_2$）降低。肺栓塞引起CA的总体生存率不高，CPR的同时可考虑静脉溶栓治疗。溶栓治疗可能有效，但不能延误。一旦开始溶栓治疗，CPR的时间应该维持60~90分钟。为保证持续的CPR质量，可以考虑机械复苏。如果有条件和团队，可以考虑应用ECPR。可以采用，但不建议手术取栓或机械取栓；经皮取栓术的效果缺乏数据支持。复苏成功后应该注意长时间复苏后复苏相关性损伤。b.冠脉栓塞：OHCA绝大多数是由CHD引起的。如果初始心律为VF，诱发CA的原因最有可能是冠脉血栓形成。CPR成功后应尽快安全转运到能进行PCI的医院实施介入治疗；如大血管堵塞，可考虑在机械复苏装置的协助下尽快转运患者，并在导管室完成冠脉的再灌注治疗。如果条件具备，甚至可以在ECPR的支持下将患者尽快转运到院内实施冠脉再通的治疗。保证高质量CPR的同时快速转运并能迅速将患者送入导管室需要极佳的院内、院外无缝隙连接和配合，这能提高抢救成功率。

⑧中毒：总体上来说，因中毒导致的 CA 发生率不高，但临床常见因中毒入院者。中毒的主要原因包括药物、家用或生产用品中毒，也少见于工业事故、战争和恐怖袭击。近年来，还应警惕毒品中毒的可能。对于考虑中毒引起的 CA，立即 CPR，怀疑阿片类中毒的患者应及时给予纳洛酮(肌内注射 0.4mg，或鼻内使用 2mg，可在 4 分钟后重复给药)。为中毒引起的 CA 患者复苏时还应注意：当遇到原因不明的 CA，特别是不止 1 例患者时，应警惕中毒可能，且应注意施救者个人安全；避免为化学品中毒患者实施口对口人工通气；使用电治疗方式处理致命性心律失常；尝试鉴别中毒类型；测量体温；做好长时间复苏的准备，尤其是面对年轻患者时；对于严重中毒的患者特殊治疗(超剂量用药、非标准药物治疗、长时间 CPR、ECPR、血液透析等)可能有效；向当地中毒中心咨询；利用网络资源。

(3)特殊环境

①医疗场所内 CA。a. 围术期 CA：过去几十年间，尽管常规手术的安全性提高很多，但围术期 CA 仍不可避免，尤其在老年患者和急诊手术中发生。此外，2 岁以下幼儿、心血管呼吸系统并发症、术前休克状态和手术部位都被认为是围术期 CA 的危险因素。麻醉意外也是围术期 CA 的原因之一，但总体比例不高。围术期 CA 的生存预后较好。针对围术期 CA 应采取的措施包括：术前管理、严密监测生命体征、高风险患者监测有创血压，及时发现 CA；诱导麻醉前使用粘贴式电极片；确保足够的静脉通道，备好复苏药物；监测患者体温，加温输注液体。CPR 时，遵循标准复苏流程；调节手术台至最佳的 CPR 位置；辨识 CA 原因并处理；若局部麻醉药中毒，立即静脉输入 20% 的脂肪乳；监测 CPR 质量；团队复苏原则。b. 心导管室内 CA：主要原因是 AMI，也可能是血管造影时的并发症。处理的关键在于及时通过心电监测等发现 VF 并快速反应——除颤。要求高危患者进入心导管室就应该采用粘贴式电极片监测并准备除颤。与标准复苏流程不同，在心导管室的严密监测下，可采用连续除颤策略，即首次除颤后仍为 VF，可立即再次除颤。如果连续 3 次除颤不成功，则应立即实施 CPR，同时尽快并继续完成介入检查和治疗，开通堵塞的血管后再予电除颤。如果心电监测是 PEA，则应立即使用心脏超声确认是否发生了心包填塞。c. 透析室内 CA：血液透析室内发生 CA，应遵循以下步骤，呼叫复苏团队或寻找专业人士；遵循标准复苏流程；指挥受训的护士操作血液透析机；停止超滤，给予容量负荷；将机器内血回输患者体内，脱机；保留透析用通道畅通，可用于给药；小心潮湿的表面；尽量减少除颤延误的时间。复苏时应考虑电解质紊乱等可逆的病因。d. 牙科诊室内 CA：应遵循以下步骤，一旦患者突发意识丧失，立即呼救；检查患者口腔，移出所有固态物体，防止气道堵塞；调节诊床至水平位，便于实施 CPR；保持气道通畅，使用球囊面罩保持通气。

②转运途中的 CA。当在商业航班遇到 CA 时，应该遵循以下步骤：主动向乘务员介绍个人的职业资历；一旦发生 CA，飞机座椅处的局限空间不能满足 CPR，将患者移至过道或紧急出口处立即胸外按压；CPR 时给复苏球囊供氧；要求备降附近的机场，转送患者至当地医院；询问空乘人员是否有空中医疗咨询支持；带监视器的 AED 可用于心律监测；在法律上只有医师能够宣布飞机上患者死亡。

③体育赛事的 CA。心源性猝死是运动员训练和比赛期间最常见的原因。肥厚性心

肌病、右心室心肌病和先天性冠脉异常是常见的原因，还有部分患者是由于直接的心前区撞击后引起的 CA，也称之为心震荡。无论什么原因引起的 CA，都应立即反应：要有专用通道，可以快速到达现场提供救治；施救者立即进行高质量的胸外按压；呼救帮助，取到 AED，快速除颤，为运动员的生存提供最佳机会，运动场馆应该有救护车准用通道；运动员 ROSC 后，应该将患者尽量转送到最近的心脏中心。

④淹溺引起的 CA。遵循标准 CPR 流程的同时，对溺水者复苏还应该注意：确认患者没有意识和呼吸后，启动应急反应系统；开放气道；给予抢救性呼吸，连续给予 5 次通气，如有可能给氧；实施高质量 CPR；在使用 AED 前擦干患者胸部；CPR 过程中患者口部会有大量泡沫产生，不用急于清除，待急救人员到达，完成气管插管后，再使用吸引器清除口腔异物，有时需要持续吸引。临床中难于对溺水患者作出终止复苏的决定，没有单一的指标能够准确确定生存预后。因此，应该持续复苏，直到有明确证据证实复苏尝试无效(如严重的创伤、尸僵、腐烂等)或者无法将患者快速转交给医疗机构。

(4)特殊人群

①孕妇：妇女怀孕时生理上会有显著的改变，包括 CO、血容量、分钟通气量和氧耗的增加，而且孕妇平卧时，增大的子宫会对髂部和腹部的血管产生明显压力，导致 CO 下降及低血压，最终容易引发 CA。一旦孕妇出现 CA，复苏时应该注意尽早寻求专家(产科和新生儿科)帮助；基于标准流程开始 CPR；确保高质量的按压并减少按压中断；胸外按压的部位位于比标准位稍高的位置；使孕妇平卧于质硬平面，双手将子宫移向孕妇的左侧，减轻对腹腔的压迫；随时准备终止妊娠，剖宫产。对于明确无法复苏的严重创伤孕妇，复苏措施明显无效，应该立即(4 分钟内)行剖宫产。但对于临床行紧急剖宫产的决策往往较复杂，应该取决于病患因素(CA 的原因、胎龄等)、抢救团队的临床能力以及系统资源。

②老年人：在我国发生 CA 者大部分还是老年人，随着年龄的增长，其 CHD 和慢性心力衰竭的发病率也逐渐增长，CA 的发生率也随之增长，而且起病时初始心律为 PEA 的比例也有所增加。重视对老年人围 CA 期的治疗，及时发现并处理可能引发 CA 的病因，如低血容量、休克、缺氧等，且年龄增大与生存预后呈负相关。对老年人实施 CPR 时应采用标准流程，但更容易出现肋骨骨折等复苏相关并发症，为保证高质量 CPR，可选择腹部提压 CPR 方法。

③常规终止时限与超长 CPR：一般情况下，患者 CA 行 CPR 30 分钟后，未见 ROSC，评估脑功能有不可逆表现，预测复苏无望，则宣告终止 CPR。对于部分特殊 CA 患者，应该根据患者具体情况，充分认识到适当延长 CPR 时间，有可能获得成功。生物机体在假死状态下，能量的产生和能量的消耗都会发生戏剧性的减少，甚至会具有一些特殊的抵抗环境(例如极端的温度、缺氧以及一些物理损伤)压力的能力。尤其是随着对疾病的认识和现代科技的进步，对部分 CA 患者，通过适当延长 CPR 时间，可成功挽救患者的生命。考虑实施超长 CPR 的情况包括以下几种：CA 的产生是由于特殊的病因，例如淹溺、低温、强光损伤、药物中毒等。患者为特殊的群体，尤其是 5 岁以下儿童终止 CPR 时需特别谨慎，因儿童对损伤的耐受力较成人强，即使神经系统检查已经出现无反应状态，某些重要的脑功能仍可恢复。CA 发生在特殊的条件下，例如手术室内在手术麻醉的状

态下实施 CPR，CA 患者一直使用机械复苏装置保持高质量的 CPR，使用 ECPR 等。

目前，对于 CPR 的持续时间没有严格的规定。从某种意义上说，不应该仅根据复苏的持续时间来决定继续或停止 CPR，影响 CPR 患者预后的因素包括患者的一般状况、CA 病因的可逆性、CPR 开始的时间、CPR 质量以及 ECMO 技术等的应用。患者低龄、原发病为 AMI，能够去除引发 CA 的病因（如低体温、肺栓塞）等特征预示患者预后良好，故因人而异或行"超长 CPR"也可以抢救成功并使患者康复。

三、CA 后期的"三生"方略

CA 后期是指 CA 患者经过初级或者高级生命支持 ROSC 或复苏终止后的时段，应遵循复生、超生及延生的"三生"方略，以使 CA 患者获得最佳生命之转归。

1. CA 后期的复生　ROSC 后的首要目标包括稳定复苏后血流动力学、优化生命参数及解除 CA 病因和诱因，我们称之为"复生"。由于复苏后综合征（post-resuscitation syndrome，PRS）和原发病诊治困难等因素，中国 OHCA 患者的出院存活率约 1%。CA 复苏后治疗涉及重症医学、神经科学、心血管医学和康复医学等多个专业，对 CA 患者的预后至关重要，因此 CA 患者 ROSC 后应尽快转入 ICU 进行综合治疗。复生阶段的评估和处理围绕 ABCDE 原则进行。

（1）气道管理（airway，A）：CA 患者 ROSC 后，首先应评估气道是否开放，可用仰头抬颏法、托颌法、口咽通气道和鼻咽通气道等方法维持气道通畅。对于尚未恢复自主呼吸或处于昏迷状态的患者，可选择气管插管、喉罩及食管气道联合插管等方法建立高级气道，以维持气道通畅及通气氧合。建立高级气道后，建议使用体格检查（五点听诊法等）和呼吸末二氧化碳（end-tidal carbon dioxide，$ETCO_2$）监测等方法确认高级气道位置，并对气道位置进行连续监测。妥善固定通气导管，防止导管滑脱，同时给予必要的气道清洁和管理。

（2）呼吸氧合（breathing，B）：如建立高级气道后仍无法维持足够的通气氧合，可给予球囊辅助通气或呼吸机支持，通气的目标是维持正常的通气［动脉血二氧化碳分压（arterial partial pressure of carbon dioxide，$PaCO_2$）35~45mmHg］和氧合指标，$ETCO_2$ 维持于 30~40mmHg。呼吸机参数应根据患者的血气分析、$ETCO_2$ 及是否存在心功能不全等因素进行设置和调节，避免出现过度通气。对于 CA 患者先给予 100% 吸入氧浓度，然后根据患者的脉搏血氧饱和度（pulse oxygen saturation，SpO_2）调整吸入氧浓度，直至可维持 SpO_2≥0.94 的最小吸氧浓度。如患者存在外周循环不佳导致的 SpO_2 测量误差，应参考血气分析的结果进行吸氧浓度的调节。

（3）循环支持（circulation，C）：患者 ROSC 后应该严密监测生命体征和心电图等，优化患者的器官和组织灌注，尤其是维持血流动力学稳定。主要处理措施包括：a. 连续监护患者的血压，建议维持复苏后患者的收缩压不低于 90mmHg，平均动脉压（mean arterial pressure，MAP）不低于 65mmHg；b. 对于血压值低于上述目标值，存在休克表现的患者，应该积极通过静脉或骨通路给予容量复苏，同时注意患者心功能情况确定补液量，也应该及时纠正酸中毒，在容量复苏效果不佳时，应该考虑选择适当的血管活性药物，维持目标血压；c. 连续监测患者心率及心律，积极处理影响血流动力学稳定的心律失常。

（4）鉴别诊断（differential diagnosis，D）：复苏成功后，应尽快完善患者的临床资料，进行必要的实验室和辅助检查，有条件的还可尽快完成相关影像学检查和评价，尽快明确患者的诊断，特别注意鉴别是否存在诱发 CA 的 5H 和 5T 可逆病因，其中 5H 指低血容量（hypovolemia）、缺氧（hypoxia）、酸中毒（hydrogenion）、低钾血症/高钾血症（hypokalemia/hyperkalemia）和低体温（hypothermia），5T 指张力性气胸（tension pneumothorax）、心包填塞（cardiac tamponade）、中毒（toxins）、肺栓塞（thrombosis，pulmonary）和冠脉血栓形成（coronary thrombosis），并对 CA 的病因和诱因进行积极的治疗和处理。

2. CA 后期的超生　研究表明，从 CA 患者的生命体征平稳的"复生"阶段到器官功能恢复的"超级生命支持"的"超生"阶段，CA 患者复苏后脑损伤、心功能障碍、全身缺血/再灌注损伤（多器官功能损伤）及原发病的严重程度与其预后密切相关，积极处理复苏后器官功能障碍和原发病可提高 CA 患者的出院存活率及减少神经系统后遗症，因此超级生命支持对 CA 患者的最终预后至关重要。

（1）急诊冠脉血管造影：ACS 是成人 CA 患者，尤其是 OHCA 的常见病因之一。CA 患者 ROSC 后应尽快完成 12 或 18 导联心电图检查，以帮助判断是否存在 ST 段抬高。研究表明，对怀疑有心源性病因或心电图有 ST 段抬高的 OHCA 患者，无论昏迷抑或清醒都应尽快行急诊冠脉造影。对怀疑有心源性病因的 OHCA 且昏迷的特定成人患者（如心电或血流动力学不稳定），即使心电图未见 ST 段抬高，急诊冠脉造影仍是合理。早期的急诊冠脉造影和开通血管治疗可显著降低心源性 CA 患者的病死率及改善神经功能预后。

（2）目标温度管理（targeted temperature management，TTM）：TTM 治疗是公认的可改善 CA 患者预后的治疗手段之一。复苏成功后，如果患者仍处于昏迷状态（不能遵从声音指示活动），应尽快使用多种体温控制方法将患者的核心体温控制在 32~36℃，并稳定维持至少 24 小时，复温时应将升温速度控制在 0.25~0.5℃/h。目前，用于临床的控制低温方法包括降温毯、冰袋、新型体表降温设备、冰生理盐水输注、鼻咽部降温设备和血管内低温设备等，医务人员应根据工作条件和患者实际情况灵活选择。由于院前给予冰冻生理盐水快速输注降温可增加低体温治疗并发症的发生率，已不推荐该方法在院前条件下常规使用。TTM 治疗期间的核心温度监测应该选择食管、膀胱或肺动脉等处，肛门和体表温度易受环境因素影响，不建议作为温度监测的首选部位。TTM 治疗过程中患者会出现寒战、心律失常、水电解质紊乱、凝血功能障碍和感染等并发症，应进行严密监测和对症处理，避免加重病情。TTM 治疗需要有详细的实施方案和专业的团队才能进行，建议制订各医疗单位的 TTM 治疗预案并进行专业培训，以提高治疗效果和减少并发症。有研究表明，TTM 复温后的发热可加重 CA 患者的神经功能损伤，因此 TTM 结束后 72 小时内应尽量避免患者再次发热。

（3）神经功能的监测与保护：复苏后神经功能损伤是 CA 致死、致残的主要原因，应重视对复苏后 CA 患者的神经功能连续监测和评价，积极保护神经功能。目前推荐使用的评估方法有临床症状体征（瞳孔、昏迷程度、肌阵挛等）、神经电生理检查（床旁脑电图、体感诱发电位等）、影像学检查（CT、MRI）及血液标志物［星形胶质源性蛋白（SB100）、神经元特异性烯醇化酶（neuron-specific enolase，NSE）］等。有条件的单位可以对复苏后 CA 患者进行脑电图等连续监测，定期评估神经功能，也可结合工作条件和患者病情，在保证安全的前提下进行神经功能辅助评估。对于实施 TTM 患者的神经功能预后评估，应在体温恢复正常 72 小时后才能进行。对于未接受 TTM 治疗的患者，应在 CA 后 72 小时开始评估，如担心镇静药、肌松剂等因素干扰评估，还可推迟评估时间。因此，在评价患者最终的神经功能预后时应特别慎重和周全。

（4）ECMO：对于部分难治性心搏骤停（refactory cardiac arrest，RCA）患者，如传统 CPR 无效可考虑采用 ECMO 和 ECPR，CA 患者主要使用静脉-动脉（V-A）模式 ECMO 治疗，目前尚无足够证据支持 CA 患者常规使用 ECMO。由于 ECPR 的实施需要建立大血管通路和专用设备，目前仅推荐用于为救治 CA 可逆性病因（如 ACS、肺栓塞、难治性 VF、深低温、心脏损伤、心肌炎、心肌病、充血性心力衰竭和药物中毒等）赢得时机及为等待心脏移植的复苏后患者提供短期机械心肺支持治疗。由于 ECPR 治疗操作和维护过程较为复杂，可能引起多种并发症，应由具有资质和接受过专业培训的团队进行。ECPR 在 CA 和复苏后治疗中的应用指征一直存在争议，尤其是在如何正确选择患者以避免无意义的治疗方面。ECPR 对于 RCA 患者的治疗效果还与无灌注时间（从 CA 到开始胸外按压时间）和低灌注时间（胸外按压时间和质量）密切相关。

3. CA 后期的延生　人的生命出现危急情况时，经过积极救治没能成功，或经过一系列生命支持也无生还可能而注定死亡；那么在死亡之后适当的时间内把尚有足够活力的器官（心脏）"嫁接到"其他人的身上，则死亡者的生命将会借助别人的身体得到不同程度的延续，即器官捐献与器官移植，也可以称之为生命接力，可谓 CA 后期"延生"的内涵。

（1）中国心脏死亡器官捐献（China donation after citizen's death，CDCD）概念：CDCD 属于中国公民逝世后器官捐献三大类中的"中国二类（C-Ⅱ）"，即国际标准化心脏死亡器官捐献（donation after citizen's death，DCD）或无心跳器官捐献（non-heart beating donation，NHBD）。DCD 是一种医学上有效、伦理学可以接受的减少器官供求差距的良好方法。DCD 分为控制性 DCD 和非控制性 DCD 两种。控制性 DCD 即在按标准抢救无效后，根据器官捐献准备状况有计划地进行撤除生命支持手段并行器官捐献，大部分发生在手术室；非控制性 DCD 是发生在突然的、没有事先准备下的死亡及捐献，例如在急诊室的死亡。

（2）中国心脏死亡诊断标准：根据《中国心脏死亡器官捐献工作指南（第 2 版）》，心脏死亡的判定标准，即呼吸和循环停止，反应消失。由于循环停止后心电活动仍可能存在，判定死亡时不应完全依赖于心电监测，可采用有创动脉血压和多普勒超声协助确认。DCD 器官获取时，需要快速而准确地判断循环的停止。但为确认循环停止的不可逆性或永久性，应至少观察 2 分钟再宣布死亡。死亡诊断必须由非移植团队的相关专业医师完成。

（3）CDCD 要素：器官移植是治疗终末期器官功能衰竭的最有效手段，目前技术成熟的器官移植有肝移植、肾移植、心脏移植和肺移植等。捐献的器官必须在尽可能短的时间内移植给合适的受者，超过一定的时间范围，器官的活力将部分丧失或全部丧失而不能再用于移植。所以，从生命出现危急情况、决定实施器官捐献之时起，到目标器官植入受者体内并重新获得血液循环为止,这段时间的尽可能缩短及在此期间对器官功能的有效保护,对术后移植物功能的发挥具有极为重要的意义。研究发现,与其他原因导致脑死亡的患者相比,CA后脑死亡者捐献器官的短期和长期功能并未有明显区别。近年来,CA后脑死亡患者成为器官捐献者的人数逐年上升,因此,成人和儿童CA患者复苏后治疗失败死亡或脑死亡均可作为潜在的器官捐献者,接受器官供体的评估;对于复苏失败的CA患者,时间允许的情况下可作为肝肾捐献者。由于器官捐献和移植还涉及大量法律与伦理问题,CA患者作为器官捐赠者的评估、器官移植等过程应由具有专业资质的人员和机构实施。

《2016中国心肺复苏专家共识》着重强调CA前期预防、预识、预警的"三预"方针,贯穿了CPR系统观这一主线;着重把握CA中期标准化、多元化、个体化的"三化"方法,铸造了CPR整体观这一主体;着重关注CA后期复生、超生、延生的"三生"方略,凸显了CPR发展观这一主题。《2016中国心肺复苏专家共识》全方位、全过程、全立体地诠释了中国特色CPR的内涵与外延,对指导CPR的理论研究和临床实践有重要意义。

第十三章　新生儿复苏

第一节　新生儿复苏抢救流程图

新生儿复苏抢救流程见图 13-1。

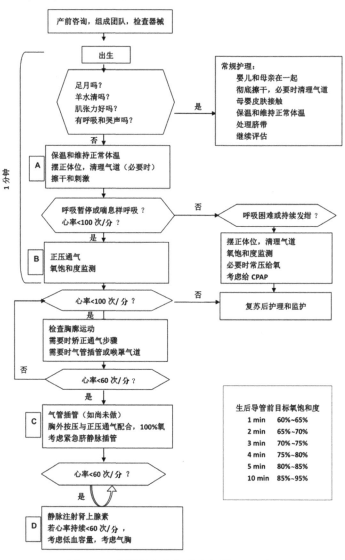

图 13-1　中国新生儿复苏流程图(2016 年)

第二节　新生儿复苏模拟演练剧本

足月羊水清复苏剧本

（地点：手术室。）

（复苏团队包括：儿科医生、产科医生、儿科护士、助产士。）

产科医生：现有产妇26岁，孕39周，单胎，羊水清，B超提示边缘性前置胎盘，现阴道流血，估计胎儿体重3kg，术前胎心180次/分，即将剖宫产分娩，紧急呼叫儿科。

助产士：是。儿科吗？手术室新生儿抢救，孕39周，单胎。

（儿科医生、护士跑步到场。）

儿科医生：儿科到场，我是儿科医生。

儿科护士：我是儿科护士。

产科医生：我是产科医生。

助产士：我是助产士。

儿科医生：什么情况？

产科医生：产妇孕39周，单胎，估计胎儿体重3kg，羊水清，胎盘早剥，胎心快，即将剖宫产分娩。

窒息复苏小组讨论：足月儿存在宫内窘迫，出生后易发生窒息，做好复苏准备。

儿科医生：我是儿科医生，我是团队领导。儿科护士负责循环、监护。（儿科护士：是。）。产科医生负责呼吸。（产科医生：是。）。助产士负责药物、记录。（助产士：是。）。

（场景转辐射台）

儿科医生：全体着装，戴帽子、口罩。

（场景：辐射台前，抢救人员着装整齐，戴口罩。）

儿科医生：进行物品检查。

产科医生：预热辐射台。

助产士：预热辐射台32~34℃。

产科医生：预热毛巾。

助产士：预热毛巾两块。

产科医生：肩垫。

助产士：肩垫一块，高度2cm。

产科医生：检查吸引装置。

助产士：吸球一个，功能良好。备齐8#、10#、12#、14#吸痰管。预计新生儿口咽部吸引用12#吸痰管。连接壁式吸引器，压力调至80~100mmHg。

产科医生：空氧混合仪。

助产士：空氧混合仪一个。

产科医生：听诊器。

助产士：听诊器一个，功能良好。

产科医生：准备心电监护仪、电极片。

助产士：心电监护仪打开备用，电极片备好。

产科医生：计时器。

助产士：计时器一个。

儿科医生：检查通气装置，氧流量10L/min，氧浓度21%。

助产士：是，调节正压通气装置，复苏囊一个，足月、早产面罩各一个，6号、8号胃管和大号空针备用。

儿科医生：检查氧气装置。

助产士：常压给氧装置完好，准备脉氧仪、传感器、目标氧和表。

儿科医生：检查气管插管用物。

助产士：准备喉镜柄，0号、1号喉镜头，导丝，2.5号、3.0号、3.5号、4.0号气管导管，卷尺一个，气管插管深度表一个，插管固定防水胶布一卷，剪刀一把，5ml注射器一个，笔一支。

儿科医生：准备药物——1∶1 000肾上腺素、生理盐水，备脐静脉插管。

助产士：准备1∶1 000肾上腺素一支，生理盐水一袋，1ml、5ml、10ml、50ml注射器各一个。

儿科医生：检查复苏囊。

儿科护士：复苏囊无漏气，气囊弹性回缩良好，压力阀处于开放状态，储气袋完整。根据新生儿情况选取大号（足月）面罩，各部分连接紧密。

儿科医生：气管导管、喉镜头功能良好，连接后灯光明亮，依据新生儿情况选取3.5号导管，备导丝。

儿科医生：现在戴手套，准备接产。

助产士：胎儿于15∶15娩出，胎盘早剥，足月，羊水清，出生后无哭声、无呼吸、肌张力差。（产科医生戴听诊器。）

儿科医生：放置在辐射台上。

（助产士将新生儿放于辐射台上，摆正体位呈鼻吸气位，用吸球清理呼吸道，先口后鼻，并擦干新生儿全身。）

（儿科护士撤走湿毛巾，更换包单。）

助产士：（轻弹新生儿足底，按摩背部）宝贝儿哭一哭。（重新摆正体位，垫肩垫。）

儿科护士：新生儿皮肤青紫，连接体温探头，连接血氧监护仪，探头位于右前臂，贴电极片，连接心电监护。

儿科医生：听心率。

产科医生：（用手在床上拍打7次，助产士报6秒）心率70次/分，呼吸暂停。

儿科医生：开始抢救，记录抢救时间。

（助产士记录抢救时间。）

儿科医生：立即空气复苏，正压通气。

产科医生：1、2、3……1、2、3……

（儿科护士使用双手放置面罩法：双手的拇指和示指握住面罩，向面部用力，其余6指放于下颌角，并向面罩方向轻抬下颌，面罩密闭性良好。）

（产科医生用右手拇指、示指、中指挤压气囊，频率 40~60 次/分，压力 20~25cmH$_2$O，通气 3~5 次后评估胸廓有无起伏。）

儿科护士：胸廓无起伏。

儿科医生：监护仪显示心率 70 次/分，新生儿胸廓无起伏，矫正通气。

儿科护士：是。（重新摆正新生儿体位，吸引器吸引口鼻，打开口腔，重新放置面罩，调整面罩。）

产科医生：气囊压力增加至 35cmH$_2$O。

儿科医生：继续正压通气 30 秒。

产科医生：1、2、3……1、2、3……

儿科医生：通气可见患儿胸廓有起伏，通气有效。

产科医生：1、2、3……1、2、3……

旁白：面罩给氧有效的表现是，心率迅速恢复、肤色和肌张力改善。患儿胸廓起伏不良的原因有面罩密闭性不良、气道阻塞、压力不足等。

助产士：30 秒到。

儿科医生：新生儿心率 58 次/分，无呼吸，无反应，准备气管插管和胸外按压。

［儿科医生用右手固定新生儿头部，左手持喉镜沿新生儿舌面右侧轻轻滑入，暴露声门，插入气管导管，拔出导丝，退出喉镜，开始正压通气。（插管过程中助手给予鼻旁吸氧。）听诊呼吸音，核对气管插管位置。］

产科医生：导管内见雾气，胸廓对称抬起，听诊双肺呼吸音一致，胃区无呼吸音，插管成功。

旁白：气道正压给氧指征有以下几点。①无呼吸或喘息样呼吸。②心率 <100 次/分。③100% 氧浓度常压给氧，血氧饱和度仍在目标值以下。

儿科医生：开始胸外按压，氧浓度提高至 100%，氧流量 10L/min。

（助产士对新生儿胸外按压，部位选择胸骨下 1/3 处，即乳头连线中点下方、剑突上方，采用拇指法或双指法。拇指法为双手拇指指端垂直按压胸骨，深度约为前后径的 1/3，放松时手指不离开胸壁，两拇指第一指节弯曲，垂直压迫。按压频率 90 次/分，按压与通气比为 3:1，2 秒内完成 4 个动作，3 次按压 1 次呼吸。）

旁白：气管插管指征有 ①羊水胎粪污染，新生儿无活力（需要气管内吸引清除胎粪时）；②正压通气效果不好，有延长时间倾向（气囊面罩正压通气无效或要延长时间时）；③需胸外按压时；④需经气管注入药物时；⑤需气管内给予肺表面活性物质时；⑥特殊复苏情况，如先天性膈疝或超低出生体重儿。

儿科护士：1、2、3，吸……1、2、3，吸……1、2、3，吸……1、2、3，吸……

助产士：60 秒到。

儿科医生：新生儿心率仍为 58 次/分,正压通气和胸外按压正确,准备气管给药。1:10 000 肾上腺素 3ml,气管内给药。

助产士：是。(10ml 注射器抽取生理盐水 9ml、1:1 000 肾上腺素 1ml,然后配成 1:10 000 肾上腺素 10ml,抽取 1:10 000 肾上腺素 3ml,气管导管内快速滴注。)

产科医生：(快速挤压气囊 3 次)1、2、3。

儿科医生：继续正压通气、胸外按压。

儿科护士：1、2、3,吸……1、2、3,吸……1、2、3,吸……1、2、3,吸……

助产士：1 分钟到。

儿科医生：新生儿心率 56 次/分,准备脐静脉插管。(消毒脐带,在脐根部系线,在脐轮上方 1~2cm 处切断脐带,通知胸外按压人员暂停按压,在 11 点~12 点位置找到脐静脉,置入脐静脉管 2~4cm,抽吸有回血,固定,脐静脉置管成功。)1:10 000 肾上腺素 0.9ml 脐静脉给药,1ml 生理盐水冲管。

助产士：是,1:10 000 肾上腺素 0.9ml 脐静脉给药,1ml 生理盐水冲管。

旁白：肾上腺素给药指征有以下几点。①有效人工呼吸加胸外按压至少 30 秒之后心率仍小于 60 次/分(45~60 秒的正压通气和胸外按压后,心率持续 <60 次/分)。②给药剂量为气管内给药 0.5~1ml/kg,脐静脉给药 0.1~0.3ml/kg,必要时间隔 3~5 分钟重复给药。

儿科护士：1、2、3,吸……1、2、3,吸……1、2、3,吸……1、2、3,吸……

儿科医生：新生儿监测心率 45 次/分,皮肤苍白,四肢循环差,考虑低血容量性休克,给予 90ml 生理盐水 5~10 分钟扩容。

助产士：是。(50ml 注射器抽取生理盐水 30ml,脐静脉推注,5~10 分钟给药,记录给药时间。)

旁白：①扩容指征是新生儿对复苏反应不良,如已经复苏努力,新生儿仍肤色苍白、心音低钝、呈休克状,或新生儿有出血性原因,如前置胎盘、胎盘早剥、双胎输血综合征等(低血容量、怀疑失血或休克的新生儿在对其他复苏措施无反应时)。②常用的扩容剂有生理盐水、乳酸林格液。③扩容的首次剂量为 10ml/kg,经脐静脉或外周静脉 5~10 分钟缓慢推入。必要时可重复扩容 1 次。

儿科护士：1、2、3,吸……1、2、3,吸……1、2、3,吸……1、2、3,吸……

儿科医生：心率 90 次/分,血氧饱和度 90%,停止胸外按压。

儿科护士：是。

儿科医生：心率大于 60 次/分是停止心外按压的指征,新生儿有喘气样呼吸,继续正压通气。

产科医生：1、2、3……1、2、3……1、2、3……1、2、3……

助产士：30 秒到,评估心率及血氧饱和度。

儿科医生：新生儿自主呼吸仍微弱,心率 110 次/分,血氧饱和度 95%,继续气管插管正压通气,调节氧浓度至 40%。

助产士：是。

儿科医生：逐步降低正压通气的频率及压力,新生儿颜面转红润,自主呼吸强烈,肌张力恢复，监测心率135次/分，复苏成功，停止正压通气，拔出气管导管。（产科医生、儿科护士停止正压通气，拔出气管导管。）

（助产士手消毒，整理复苏用物，按规定清洁和消毒物品，医用垃圾按照医用垃圾分类标准进行分类处理。）

（儿科医生记录抢救过程，向家属交代病情，随新生儿转入NICU进行复苏后护理和观察。）

旁白：需要补充说明的是，常压给氧方式有以下几种。①导管式给氧，手握导管呈杯状，导管位于新生儿口鼻前；②面罩式给氧；③气流充气式气囊或T-组合复苏器通过面罩给氧，面罩罩住新生儿口鼻，但不能与面部贴得太紧。

插胃管的指征：面罩增压给氧超过两分钟，需经口腔插入胃管，插入胃管后，远端接注射器缓慢抽取胃内容物；撤掉注射器后保持胃管远端开放。所有复苏用品需要按医院感染管理要求消毒，为下一次复苏做准备。

儿科医生：此外，需要说明的是，新生儿出生后、导管前的血氧饱和度标准为1分钟60%~65%、2分钟65%~70%、3分钟70%~75%、4分钟75%~80%、5分钟80%~85%、10分钟85%~90%。

足月羊水污染复苏剧本

（地点：产房。）

（复苏团队包括：儿科医生、产科医生、儿科护士、助产士。）

产科医生：产妇孕39周，单胎，估计胎儿体重3kg，第二产程胎心监护异常，图形显示为变异减速，羊水Ⅲ度污染。拟产钳助娩，紧急呼叫儿科。

助产士：是。儿科吗？产房新生儿抢救，孕39周，单胎，羊水Ⅲ度污染。

（儿科医生、护士跑步到场。）

儿科医生：儿科到场，我是儿科医生。

儿科护士：我是儿科护士。

产科医生：我是产科医生。

助产士：我是助产士。

儿科医生：什么情况？

产科医生：产妇孕39周，单胎，估计胎儿体重3kg，羊水Ⅲ度污染，拟产钳助娩。

窒息复苏小组讨论：足月儿存在混合型宫内窘迫，出生后易发生窒息，出生后先进行活力评估，做好复苏准备。

儿科医生：我是儿科医生，我是团队领导。儿科护士负责循环、监护。（儿科护士：是。）产科医生负责呼吸。（产科医生：是。）助产士负责药物、记录。（助产士：是。）

（场景转辐射台）

儿科医生：全体着装，戴帽子、口罩。

（场景：辐射台前，抢救人员着装整齐，戴口罩。）

儿科医生：进行物品检查。

产科医生：预热辐射台。

助产士：预热辐射台32~34℃。

产科医生：预热毛巾。

助产士：预热毛巾两块。

产科医生：肩垫。

助产士：肩垫一块，高度2cm。

产科医生：检查吸引装置。

助产士：吸球一个，功能良好。备齐8#、10#、12#、14#吸痰管。预计新生儿口咽部吸引用12#吸痰管。连接壁式吸引器，压力调至80~100mmHg。

产科医生：空氧混合仪。

助产士：空氧混合仪一个。

产科医生：听诊器。

助产士：听诊器一个，功能良好。

产科医生：准备心电监护仪、电极片。

助产士：心电监护仪打开备用，电极片备好。

产科医生：计时器。

助产士：计时器一个。

儿科医生：检查通气装置，氧流量10L/min，氧浓度21%。

助产士：是，调节正压通气装置，复苏囊一个，足月、早产面罩各一个，6号、8号胃管和大号空针备用。

儿科医生：检查氧气装置。

助产士：常压给氧装置完好，准备脉氧仪、传感器、目标氧和表。

儿科医生：检查气管插管用物。

助产士：准备喉镜柄，0号、1号喉镜头，导丝，2.5号、3.0号、3.5号、4.0号气管导管，卷尺一个，气管插管深度表一个，插管固定防水胶布一卷，剪刀一把，5ml注射器一个，笔一支。

儿科医生：准备药物——1:1 000肾上腺素、生理盐水，备脐静脉插管。

助产士：准备1:1 000肾上腺素一支，生理盐水一袋，1ml、5ml、10ml、50ml注射器各一个。

儿科医生：检查复苏囊。

儿科护士：复苏囊无漏气，气囊弹性回缩良好，压力阀处于开放状态，储气袋完整。根据患儿情况选取大号（足月）面罩，各部分连接紧密。

儿科医生：气管导管、喉镜头功能良好，连接后灯光明亮，依据患儿情况选取3.5号导管，备导丝。

儿科医生：现在戴手套，准备接产。

助产士：新生儿羊水Ⅲ度污染，出生后无哭声、无呼吸、肌张力差。〔助产士将新生儿放于辐射台上，摆正体位呈鼻吸气位(肩垫)，产科医生戴听诊器。]

儿科医生：羊水Ⅲ度污染，新生儿无活力，立即给予气管插管，清理呼吸道。(儿科医生左手持喉镜沿新生儿舌面右侧轻轻滑入，暴露声门，插入气管导管，拔出导丝，连接胎粪吸引管，拇指堵在胎粪吸引管口上，一边拔管一边吸引，1、2、3、4、5，气管导管拔出后给予初步复苏。)

(助产士迅速擦干新生儿全身。)

(儿科护士撤走湿毛巾，更换包单。)

助产士：(轻弹足底，按摩背部)宝贝儿哭一哭。(重新摆正体位，垫肩垫。)

(儿科护士连接体温探头，连接脉氧饱和度监测仪，探头位于新生儿右前臂。)

儿科医生：听心率。

产科医生：(听诊演示，用手在床上拍打7次，助产士报6秒)心率70次/分，呼吸暂停。

儿科医生：开始抢救，记录抢救时间。

(助产士记录抢救时间。)

儿科医生：立即空气复苏，正压通气。

产科医生：1、2、3……1、2、3……

(儿科护士使用双手放置面罩法：双手的拇指和示指握住面罩，向面部用力，其余6指放于下颌角，并向面罩方向轻抬下颌，面罩密闭性良好。)

(产科医生用右手拇指、示指、中指挤压气囊，频率40~60次/分，压力20~25cmH$_2$O，通气3~5次后评估胸廓有无起伏。)

儿科护士：胸廓无起伏。

儿科医生：监护仪显示心率70次/分，新生儿胸廓无起伏，矫正通气。

儿科护士：是。(重新摆正新生儿体位，吸引器吸引口鼻，打开口腔，重新放置面罩，调整面罩。)

产科医生：气囊压力增至35cmH$_2$O。

儿科医生：继续正压通气30秒。

产科医生：1、2、3……1、2、3……

儿科医生：通气可见患儿胸廓有起伏，通气有效。

产科医生：1、2、3……1、2、3……

旁白：面罩给氧有效的表现是，心率迅速恢复、肤色和肌张力改善。患儿胸廓起伏不良的原因有面罩密闭性不良、气道阻塞、压力不足等。

助产士：30秒到。

儿科医生：患儿心率58次/分，无呼吸，无反应，准备气管插管和胸外按压。

[儿科医生用右手固定新生儿头部，左手持喉镜沿新生儿舌面右侧轻轻滑入，暴露声门，插入气管导管，拔出导丝，退出喉镜，开始正压通气。(插管过程中助手给予鼻旁吸氧。)听诊呼吸音，核对气管插管位置。]

产科医生：导管内见雾气，胸廓对称抬起，听诊双肺呼吸音一致，胃区无呼吸音，插管成功。

旁白:气道正压给氧指征有以下几点。①无呼吸或喘息样呼吸。②心率<100次/分。③100%氧浓度常压给氧,血氧饱和度仍在目标值以下。

儿科医生:开始胸外按压,氧浓度提高至100%,氧流量10L/min。

(助产士对新生儿胸外按压,部位选择胸骨下1/3处,即乳头连线中点下方,剑突上方,采用拇指法或双指法。拇指法为双手拇指指端垂直按压胸骨,深度约为前后径的1/3,放松时手指不离开胸壁,两拇指第一指节弯曲,垂直压迫。按压频率90次/分,按压与通气比为3:1,2秒内完成4个动作,3次按压1次呼吸。)

旁白:气管插管指征有 ①羊水胎粪污染,新生儿无活力(需要气管内吸引清除胎粪时);②正压通气效果不好,有延长时间倾向(气囊面罩正压通气无效或要延长时间时);③需胸外按压时;④需经气管注入药物时;⑤需气管内给予肺表面活性物质时;⑥特殊复苏情况,如先天性膈疝或超低出生体重儿。

儿科护士:1、2、3,吸……1、2、3,吸……1、2、3,吸……

助产士:60秒到。

儿科医生:患儿心率仍为58次/分,正压通气和胸外按压正确,准备气管给药。1:10 000肾上腺素3ml,气管内给药。

助产士:是。(10ml注射器抽取生理盐水9ml、1:1 000肾上腺素1ml,然后配成1:10 000肾上腺素10ml,再抽取1:10 000肾上腺素3ml,气管导管内快速滴注。)

产科医生:(快速挤压气囊3次)1、2、3。

儿科医生:继续正压通气、胸外按压。

儿科护士:1、2、3,吸……1、2、3,吸……1、2、3,吸……

助产士:1分钟到。

儿科医生:新生儿心率56次/分,准备脐静脉插管。(消毒脐带,在脐根部系线,在脐轮上方1~2cm处切断脐带,通知胸外按压人员暂停按压,在11点~12点位置找到脐静脉,置入脐静脉管2~4cm,抽吸有回血,固定,脐静脉置管成功。)1:10 000肾上腺素0.9ml脐静脉给药,1ml生理盐水冲管。

助产士:是,1:10 000肾上腺素0.9ml脐静脉给药,1ml生理盐水冲管。

旁白:肾上腺素给药指征有以下几点。①有效人工呼吸加胸外按压至少30秒之后,心率仍小于60次/分(45~60秒的正压通气和胸外按压后,心率持续<60次/分)。②给药剂量为气管内给药0.5~1ml/kg,脐静脉给药0.1~0.3ml/kg,必要时间隔3~5分钟重复给药。

儿科护士:1、2、3,吸……1、2、3,吸……1、2、3,吸……

儿科医生:心率90次/分,血氧饱和度90%,停止胸外按压。

儿科护士:是。

儿科医生:心率大于60次/分是停止心外按压的指征,患儿有喘气样呼吸,继续正压通气。

产科医生:1、2、3……1、2、3……1、2、3……

助产士:30秒到,评估心率及血氧饱和度。

儿科医生:新生儿自主呼吸仍微弱,心率110次/分,血氧饱和度95%,继续气管插管正压通气，调节氧浓度至40%。

助产士：是。

儿科医生：逐步降低正压通气的频率及压力，新生儿颜面转红润，自主呼吸强烈，肌张力恢复，监测心率135次/分，复苏成功，停止正压通气，拔出气管导管。（产科医生、儿科护士停止正压通气，拔出气管导管。）

（助产士手消毒，整理复苏用物，按规定清洁和消毒物品，医用垃圾按照医用垃圾分类标准进行分类处理。）

（儿科医生记录抢救过程，向家属交代病情，随新生儿转入NICU进行复苏后护理和观察。）

旁白：需要补充说明的是，常压给氧方式有以下几种。①导管式给氧，手握导管呈杯状，导管位于新生儿口鼻前；②面罩式给氧；③气流充气式气囊或T-组合复苏器通过面罩给氧，面罩罩住新生儿口鼻，但不能与面部贴得太紧。

插胃管的指征：面罩增压给氧超过两分钟，需经口腔插入胃管，插入胃管后，远端接注射器缓慢抽取胃内容物；撤掉注射器后，保持胃管远端开放。所有复苏用品需要按医院感染管理要求消毒，为下一次复苏做准备。

儿科医生：此外，需要说明的是，新生儿出生后、导管前的血氧饱和度标准为1分钟60%～65%、2分钟65%～70%、3分钟70%～75%、4分钟75%～80%、5分钟80%～85%、10分钟85%～90%。

早产儿复苏剧本

（地点：手术室。）

（复苏团队包括：儿科医生、产科医生、儿科护士、助产士。）

产科医生：患者孕32周，单胎，估计胎儿体重1.5kg，产妇为重度子痫前期，已药物治疗，目前血压不稳定，病情进一步加重，决定手术结束分娩。已经进行地塞米松促胎肺成熟。即将剖宫产分娩，紧急呼叫儿科。

助产士：是。儿科吗？手术室早产儿抢救，孕32周，单胎，估计胎儿体重1.5kg。

（儿科医生、护士跑步到场。）

儿科医生：儿科到场，我是儿科医生。

儿科护士：我是儿科护士。

产科医生：我是产科医生。

助产士：我是助产士。

儿科医生：什么情况？

产科医生：产妇孕32周，重度子痫前期，单胎，估计胎儿体重1.5kg，即将剖宫产分娩。

窒息复苏小组讨论：32周早产儿存在宫内窘迫、发育不成熟，出生后易发生窒息。

出生后应注意保暖，做好复苏准备。

儿科医生：我是儿科医生，我是团队领导。儿科护士负责循环、监护。（儿科医生：是。）产科医生负责呼吸。（产科医生：是。）助产士负责药物、记录。（助产士：是。）

（场景转辐射台）

儿科医生：全体着装，戴帽子、口罩。

（场景：辐射台前，抢救人员着装整齐，戴口罩。）

儿科医生：进行物品检查。

产科医生：预热辐射台。

助产士：预热辐射台32~34℃。

产科医生：预热毛巾。

助产士：预热毛巾一块。

产科医生：帽子、保鲜膜。

助产士：准备帽子、保鲜膜。

产科医生：肩垫。

助产士：肩垫一块，高度2cm。

产科医生：检查吸引装置。

助产士：吸球一个，功能良好。备齐8#、10#、12#、14#吸痰管。预计早产儿口咽部吸引用12#吸痰管。连接壁式吸引器，压力调至80~100mmHg。

产科医生：空氧混合仪。

助产士：空氧混合仪一个。

产科医生：听诊器。

助产士：听诊器一个，功能良好。

产科医生：计时器。

助产士：计时器一个。

产科医生：检查T-组合复苏器，调节氧流量10L/min，调节氧浓度30%。

助产士：T-组合复苏器面罩密闭性良好，处于备用状态（PIP 25cmH$_2$O，PEEP 5cmH$_2$O），8号胃管和大号空针备用。

产科医生：检查氧气装置。

助产士：常压给氧装置完好，准备脉氧仪、传感器、目标氧和表。

产科医生：检查气管插管用物。

助产士：32周为早产儿，选择0号喉镜、3.0号气管导管。备导丝，气管导管、喉镜头功能良好，连接后灯光明亮。卷尺一个，气管插管深度表一个，插管固定防水胶布一卷，剪刀一把，5ml注射器一个，笔一支。

产科医生：准备药物——1:1 000肾上腺素、生理盐水，备脐静脉插管。

助产士：准备1:1 000肾上腺素一支，生理盐水一袋，1ml、5ml、10ml、50ml注射器各一个。

产科医生：检查完毕。

儿科医生：早产儿娩出前配好1:10 000肾上腺素备用。

助产士：9ml 生理盐水加 1ml 1∶1 000 肾上腺素原液，准备完毕。

儿科医生：现在戴手套，准备接产。

助产士：羊水清，早产儿出生后无哭声、无呼吸，肌张力差。（产科医生戴听诊器。）

儿科医生：把新生儿放置在辐射台上。

［助产士将早产儿放于辐射台上，摆正体位呈鼻吸气位，身上包裹保鲜膜，垫肩垫。（必要时清理呼吸道。）］

儿科医生：早产儿呼吸不规律，给予初步复苏。

助产士：（初步复苏，为早产儿躯干裹上保鲜膜，头部戴上帽子，给予触觉刺激——轻弹足底，按摩背部）宝贝儿哭一哭。（重新摆正体位。）

儿科医生：听心率。

产科医生：（用手在床上拍打 9 次，助产士报 6 秒）心率 90 次/分，喘息样呼吸。

儿科医生：给予 T-组合复苏器正压人工通气。早产儿开始给予氧浓度 30%～40% 的复苏，连接脉氧饱和度监测仪。抢救，记录抢救时间。

（儿科护士连接体温探头及脉氧监护仪，探头位于右前臂。）

（助产士记录抢救时间。）

儿科医生：立即空气复苏，正压通气。

产科医生：1、2、3……1、2、3……

（儿科护士使用双手放置面罩法：双手的拇指和示指握住面罩，向面部用力，其余 6 指放于下颌角，并向面罩方向轻抬下颌，面罩密闭性良好。）

产科医生：通气频率 40～60 次/分，通气 3～5 次后评估胸廓有无起伏。

儿科护士：胸廓无起伏。

儿科医生：监护仪显示心率 90 次/分，早产儿胸廓无起伏，矫正通气。

儿科护士：是。（重新摆正体位，吸引器吸引口鼻，打开口腔，重新放置面罩，调整面罩。）

产科医生：调节氧浓度至 60%。

儿科医生：继续正压通气 30 秒。

产科医生：1、2、3……1、2、3……

儿科医生：通气可见早产儿胸廓有起伏，通气有效。

产科医生：1、2、3……1、2、3……

旁白：面罩给氧有效的表现是，心率迅速恢复、肤色和肌张力改善。早产儿胸廓起伏不良的原因有面罩密闭性不良、气道阻塞、压力不足等。

助产士：30 秒到。

儿科医生：早产儿心率 50 次/分，准备气管插管和胸外按压，氧浓度增至 100%。

儿科医生：早产儿，1.5kg，3.0 气管插管。［右手固定早产儿头部，左手持喉镜沿早产儿舌面右侧轻轻滑入，暴露声门，插入气管导管，拔出导丝，退出喉镜，开始正压通气。（插管过程中助手给予鼻旁吸氧。）听诊呼吸音，核对气管插管位置。］

产科医生：导管内见雾气，胸廓对称抬起，听诊双肺呼吸音一致，胃区无呼吸音，插管成功。

旁白:气道正压给氧指征有以下几点。①无呼吸或喘息样呼吸。②心率<100 次/分。③100% 氧浓度常压给氧,血氧饱和度仍在目标值以下。

儿科医生:开始胸外按压。

(助产士对新生儿胸外按压,部位选择胸骨下 1/3 处,即乳头连线中点下方,剑突上方,采用拇指法或双指法。拇指法为双手拇指指端垂直按压胸骨,深度约为前后径的 1/3,放松时手指不离开胸壁,两拇指第一指节弯曲,垂直压迫。按压频率 90 次/分,按压与通气比为 3:1,2 秒内完成 4 个动作,3 次按压 1 次呼吸。)

旁白:气管插管指征有 ①羊水胎粪污染,新生儿无活力(需要气管内吸引清除胎粪时);②正压通气效果不好,有延长时间倾向(气囊面罩正压通气无效或要延长时间时);③需胸外按压时;④需经气管注入药物时;⑤需气管内给予肺表面活性物质时;⑥特殊复苏情况,如先天性膈疝或超低出生体重儿。

儿科护士:1、2、3,吸……1、2、3,吸……1、2、3,吸……

助产士:60 秒到。

儿科医生:早产儿心率仍为 50 次/分,正压通气和胸外按压正确,准备气管给药。先气管导管内给予 1:10 000 肾上腺素 1ml。准备行脐静脉置管。

助产士:是,1:10 000 肾上腺素 1ml 气管导管内给药完毕。

产科医生:(快速通气 3 次) 1、2、3。

(儿科医生在保鲜膜裹脐带处剪开,消毒脐带,在脐根部系线,在脐轮上方 1~2cm 处切断脐带,通知胸外按压人员暂停按压,在 11 点~12 点位置找到脐静脉,置入脐静脉管 2~4cm,抽吸有回血,固定,脐静脉置管成功。)

助产士:3 分钟时间到。

儿科医生:早产儿心率 50 次/分,脉搏血氧饱和度 50%,从脐静脉给药 1:10 000 肾上腺素 0.4ml,1ml 生理盐水冲管。

助产士:是,1:10 000 肾上腺素 0.4ml 脐静脉给药,1ml 生理盐水冲管。

旁白:肾上腺素给药指征有以下几点。①有效人工呼吸加胸外按压至少 30 秒之后心率仍小于 60 次/分(45~60 秒的正压通气和胸外按压后,心率持续<60 次/分)。②给药剂量为气管内给药 0.5~1ml/kg,脐静脉给药 0.1~0.3ml/kg,必要时间隔 3~5 分钟重复给药。

儿科护士:1、2、3,吸……1、2、3,吸……1、2、3,吸……

助产士:给药 60 秒。

儿科医生:心率 80 次/分,血氧饱和度 70%,停止胸外按压,继续正压通气,逐渐下调氧浓度,调至 60%。

产科医生:1、2、3……1、2、3……1、2、3……

助产士:30 秒到。

儿科医生:心率 110 次/分,血氧饱和度 95%,早产儿自主呼吸仍微弱,继续气管插管正压通气,逐渐降低给氧浓度。

助产士:30 秒到。

儿科医生:早产儿已有自主呼吸,心率 120 次/分,肤色红润,脉搏血氧饱和度 90%,拔出气管插管,复苏成功。

（产科医生、儿科护士停止正压通气，拨出气管导管。）

（助产士手消毒，整理复苏用物，按规定清洁和消毒物品，医用垃圾按照医用垃圾分类标准进行分类处理。）

旁白：需要补充说明的是，常压给氧方式有以下几种。①导管式给氧，手握导管呈杯状，导管位于新生儿口鼻前；②面罩式给氧；③气流充气式气囊或T-组合复苏器通过面罩给氧，面罩罩住新生儿口鼻，但不能与面部贴得太紧。

插胃管的指征：面罩增压给氧超过两分钟，需经口腔插入胃管，插入胃管后，远端接注射器缓慢抽取胃内容物；撤掉注射器后，保持胃管远端开放。所有复苏用品需要按医院感染管理要求消毒，为下一次复苏做准备。

儿科医生：此外，需要说明的是，新生儿出生后、导管前的血氧饱和度标准为1分钟60%~65%、2分钟65%~70%、3分钟70%~75%、4分钟75%~80%、5分钟80%~85%、10分钟85%~90%。

第三节　新生儿复苏模拟演练评价标准

足月羊水清复苏模拟演练评价标准

足月羊水清复苏模拟演练评价标准见表13-1。

表13-1　足月羊水清复苏模拟演练评价标准

单位：	考试序号：		成绩：	
步骤	每个案例10分钟	分值	得分	成绩
准备 2分钟	产前咨询：孕周，羊水清否，几个胎儿，高危因素，胎儿估计体重	2		18
	讨论预案和组织分工	1		
	室温(26~28℃)、辐射台(32~34℃)、吸引器、氧气设备和空氧混合仪、脉氧监护仪	5		
	复苏囊通气设备、检查步骤（按照案例孕周和体重选择）（每一项步骤完整2分，欠完整1分，缺少步骤0分）	8		
	药品和不同型号注射器、脐静脉穿刺包	2		
第一个 30秒	判断是否足月，羊水清否，有无呼吸、哭声，肌张力是否好	4		12
	保暖，体位，吸引(必要时)，擦干，触觉刺激	2		
	出生后5秒内开始擦干新生儿(2分：<5秒；1分：5~10秒；0分：>10秒)	2		
	彻底擦干新生儿(擦眼睛、脸颊、头顶、前胸、后背、胳膊和腿)。(2分：完全，20~30秒；1分：不完全，20~30秒；0分：<20秒或>30秒)	2		
	评价：心率、呼吸	2		

单位：	考试序号：		成绩：	
步骤	每个案例10分钟	分值	得分	成绩
第二个30秒	气囊-面罩正压人工呼吸：指征、面罩、压力、频率、复苏用氧（早产儿选择 T-组合复苏器及早产儿用氧、通气时间（30秒）	10		20
	连接脉氧饱和度探头（导管前）	1		
	胸廓起伏（2分：60秒内；1分：60秒~75秒；0分：超过75秒）	2		
	矫正通气步骤：MR 面罩、体位、吸引分泌物、张口呼吸压力	5		
	评估：心率、脉氧饱和度	2		
30秒	气管插管指征、导管型号、解剖标志、导管位置、30秒内完成、操作准确性	14		14
60秒	胸外按压指征、部位、深度、配合通气、频率、100% 浓度的氧气 60秒、操作准确性	14		16
	评估：心率、脉氧饱和度	2		
复苏药物	肾上腺素使用指征、剂量、途径、速度（快速挤压复苏囊3~4次）、继续正压通气和胸外按压	4		8
	脐静脉置管	2		
	评估：心率、脉氧饱和度、呼吸（复苏有效，心率上升）	2		
态度	精神风貌、配合默契、分工明确	3		
团队	助手辅助作用、闭环交流、信息沟通	3		10
复苏后	与家属沟通、复苏后管理、复苏后用物处理	4		

足月羊水污染复苏模拟演练评价标准

足月羊水污染复苏模拟演练评价标准见表13-2。

表 13-2 足月羊水污染复苏模拟演练评价标准

单位：	考试序号：		成绩：	
步骤	每个案例10分钟	分值	得分	成绩
准备2分钟	产前咨询：孕周，羊水清否，几个胎儿，高危因素，胎儿估计体重	2		18
	讨论预案和组织分工	1		
	室温（26~28℃）、辐射台（32~34℃）、吸引器、氧气设备和空氧混合仪、脉氧监护仪	5		
	复苏囊通气设备、胎粪吸引管、检查步骤（按照案例孕周和体重选择）（每一项步骤完整2分，欠完整1分，缺少步骤0分）	8		
	药品和不同型号注射器、脐静脉穿刺包	2		

续表

单位：	考试序号：		成绩：		
步骤	每个案例10分钟	分值	得分		成绩
第一个30秒	判断是否足月,羊水清否,有无呼吸、哭声、肌张力是否好	4			12
	活力评估:呼吸、脉搏、肌张力,气管插管(20秒)+胎粪吸引管吸引胎粪(5秒)	2			
	初步复苏:保暖、体位、吸引(必要时)、擦干、触觉刺激	2			
	彻底擦干新生儿(擦眼睛、脸颊、头顶、前胸、后背、胳膊和腿)。(2分:完全,20~30秒;1分:不完全,20~30秒;0分:<20秒或>30秒)	2			
	评价:心率、呼吸	2			
第二个30秒	气囊-面罩正压人工呼吸:指征、面罩、压力、频率、复苏开始用氧、通气时间(30秒)	10			20
	连接脉氧饱和度探头(导管前)	1			
	胸廓起伏(2分:60秒内;1分:60秒~75秒;0分:超过75秒)	2			
	矫正通气步骤:MR面罩、体位、吸引分泌物、张口呼吸压力	5			
	评估:心率、脉氧饱和度	2			
30秒	气管插管指征、导管型号、解剖标志、导管位置、30秒内完成、操作准确性	14			14
60秒	胸外按压指征、部位、深度、配合通气、频率、100%浓度的氧气60秒、操作准确性	14			16
	评估:心率、脉氧饱和度	2			
复苏药物	肾上腺素使用指征、剂量、途径、速度(快速挤压复苏囊3~4次)、继续正压通气和胸外按压	4			8
	脐静脉置管	2			
	评估:心率、脉氧饱和度、呼吸(复苏有效,心率上升)	2			
态度	精神风貌、配合默契、分工明确	3			10
团队	助手辅助作用、闭环交流、信息沟通	3			
复苏后	与家属沟通、复苏后管理、复苏后用物处理	4			

早产儿复苏模拟演练评价标准

早产儿复苏模拟演练评价标准见表13-3。

表13-3　早产儿复苏模拟演练评价标准

单位：		考试序号：			成绩：	
步骤	每个案例10分钟			分值	得分	成绩
准备 2分钟	产前咨询:孕周,羊水清否,几个胎儿,高危因素,胎儿估计体重			2		18
	讨论预案和组织分工			1		
	室温(26~28℃)、辐射台(32~34℃)、吸引器、氧气设备和空氧混合仪、脉氧监护仪			5		
	复苏囊通气设备、检查步骤(按照案例孕周和体重选择) (每一项步骤完整2分,欠完整1分,缺少步骤0分)			8		
	药品和不同型号注射器、脐静脉穿刺包			2		
第一个 30秒	判断是否足月,羊水清否,有无呼吸、哭声,肌张力是否好			4		10
	保鲜膜保暖、戴帽子			2		
	体位、吸引(必要时)、触觉刺激			2		
	评价:心率、呼吸			2		
第二个 30秒	T-组合复苏器正压人工呼吸: 指征、T-组合复苏器面罩、压力、频率、复苏用氧、通气时间(30秒)			10		20
	连接脉氧饱和度探头(导管前)			1		
	胸廓起伏(2分:60秒内,1分:60秒~75秒,0分:超过75秒)			2		
	矫正通气步骤:MR面罩、体位、吸引分泌物、张口呼吸压力			5		
	评估:心率、脉氧饱和度			2		
30秒	气管插管指征、导管型号、解剖标志、导管位置、30秒内完成、操作准确性			14		14
60秒	胸外按压指征、部位、深度、配合通气、频率、100%浓度的氧气60秒、操作准确性			14		16
	评估:心率、脉氧饱和度			2		
复苏 药物	肾上腺素使用指征、剂量、途径、速度(快速挤压复苏囊3~4次)、继续正压通气和胸外按压			4		8
	脐静脉置管			2		
	评估:心率、脉氧饱和度、呼吸(复苏有效,心率上升)			2		
态度	精神风貌、配合默契、分工明确			3		10
团队	助手辅助作用、闭环交流、信息沟通			3		
复苏后	与家属沟通、复苏后管理、复苏后用物处理			4		

第四节　新生儿复苏模拟演练用物清单

一、仪器设备类

可移动床(带枕头、被单)1 张

心电监护仪 1 台

女性成人模型 1 个

新生儿模型 1 个

抢救车 1 个

治疗盘 1 个

新生儿辐射台 1 个

负压吸引器(新生儿)1 个

空氧混合仪 1 个

T-组合复苏器 1 个

二、物品类

口罩、帽子若干

医用胶布 1 卷

注射器 1ml、5ml、10ml、50ml 规格,各 1 个

无菌手套 5 双

电话 1 个

毛巾 2 条

肩垫 1 个

吸球 1 个

吸痰管 8#、10#、12#、14#各 1 个

新生儿复苏气囊、面罩各 1 个

听诊器 1 个

计时器 1 个

帽子 1 个

保鲜膜 1 卷

气管插管用物:喉镜柄、喉镜头、导丝、气管导管 2.5 号、3.0 号、3.5 号、4.0 号各 1 个

6 号、8 号胃管各 1 个

大号空针

目标氧和表、气管插管深度表各 1 个

脐静脉穿刺包 1 个

卷尺 1 个

剪刀 1 把

笔 1 支

三、药品类

1:1000 肾上腺素 1 支

生理盐水 100ml 1 袋

附：中国新生儿复苏指南(2016 年北京修订)

一、指南目标和原则

1. 确保每次分娩时至少有 1 名熟练掌握新生儿复苏技术的医护人员在场。

2. 加强产、儿科合作，儿科医师参加高危产妇分娩前讨论，在产床前等待分娩及实施复苏，负责复苏后新生儿的监护和查房等。产、儿科医师共同保护胎儿完成向新生儿的平稳过渡。

3. 在卫生行政部门领导及参与下将新生儿复苏技能培训制度化，进行不断的培训、复训、定期考核，并配备复苏器械；各级医院须建立由行政管理人员、产科医师、儿科医师、助产士(师)及麻醉医师组成的院内新生儿复苏领导小组。

4. 在 ABCD 复苏原则下，新生儿复苏可分为 4 个步骤：①快速评估(或有无活力评估)和初步复苏；②正压通气和脉搏血氧饱和度监测；③气管插管正压通气和胸外按压；④药物和(或)扩容。

5. 参考 2015 年国际复苏联络委员会推出的复苏指南，结合中国国情和新生儿复苏培训进展及现状，中国新生儿复苏项目专家组制定本指南。

二、新生儿复苏指南

(一)复苏准备

1. 人员　每次分娩时至少有 1 名熟练掌握新生儿复苏技术的医护人员在场，其职责是照料新生儿。高危孕妇分娩时需要组成有儿科医师参加的复苏团队。多胎妊娠孕妇分娩时，每名新生儿均应有专人负责。

2. 物品　新生儿复苏设备和药品齐全，单独存放，功能良好。

(二)复苏基本程序

此评估—决策—措施的程序在整个复苏中不断重复(见图 13-2)。评估主要基于以下3 个体征：呼吸、心率、脉搏血氧饱和度。通过评估这 3 个体征中的每一项来确定每一步骤是否有效。其中，心率对于决定进入下一步骤是最重要的。

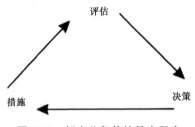

图 13-2　新生儿复苏的基本程序

（三）复苏的步骤（见图 13-3）

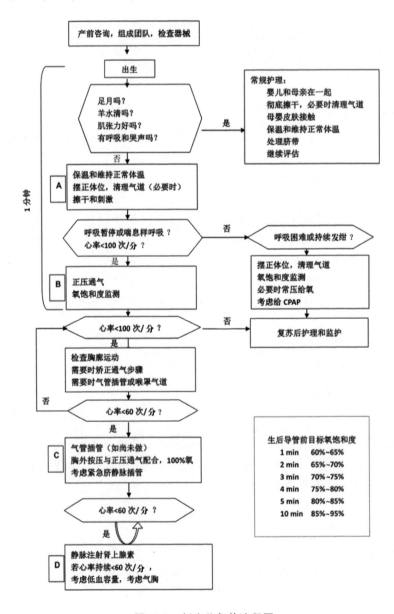

图 13-3　新生儿复苏流程图

1. 快速评估　出生后立即快速评估 4 项指标。

(1)足月吗?

(2)羊水清吗?

(3)有哭声或呼吸吗?

(4)肌张力好吗?

如 4 项均为"是",应快速彻底擦干,和母亲皮肤接触,进行常规护理。

如 4 项中有 1 项为"否",则需复苏,进行初步复苏。

如羊水有胎粪污染,进行有无活力的评估及决定是否气管插管吸引胎粪。

2. 初步复苏

(1)保暖:产房温度设置为 25~28℃。提前预热辐射保暖台,足月儿辐射保暖台温度设置 32~34℃,或腹部体表温度 36.5℃,早产儿根据其中性温度设置。用预热毛巾包裹新生儿放在辐射保暖台上,注意头部擦干和保暖。有条件的医疗单位复苏胎龄 <32 周的早产儿时,可将其头部以下躯体和四肢放在清洁的塑料袋内,或盖以塑料薄膜置于辐射保暖台上,摆好体位后继续初步复苏的其他步骤。避免高温,防止引发呼吸抑制。

(2)体位:置新生儿头轻度仰伸位(鼻吸气位)。

(3)吸引:必要时(分泌物量多或有气道梗阻)用吸球或吸管(12F 或 14F)先口咽后鼻清理分泌物。过度用力吸引可导致喉痉挛,并刺激迷走神经,引起心动过缓和自主呼吸延迟出现。应限制吸管的深度和吸引时间(<10 秒),吸引器的负压不超过 100mmHg(13.3kPa)。

(4)羊水胎粪污染时的处理:2015 年美国新生儿复苏指南不再推荐羊水胎粪污染时常规气管内吸引胎粪(无论有无活力)。根据我国国情和实践经验,新生儿复苏项目专家组做如下推荐:当羊水胎粪污染时,仍首先评估新生儿有无活力——新生儿有活力时,继续初步复苏;新生儿无活力时,应在 20 秒内完成气管插管及用胎粪吸引管吸引胎粪(见图13-4)。如果不具备气管插管条件,且新生儿无活力,应快速清理口鼻后立即开始正压通气。

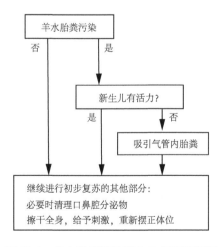

图 13-4　羊水胎粪污染新生儿复苏流程图

(5)擦干和刺激:快速彻底擦干头部、躯干和四肢,拿掉湿毛巾。彻底擦干即是对新生儿的刺激以诱发自主呼吸。如仍无呼吸，用手轻拍或手指弹新生儿的足底或摩擦背部 2 次以诱发自主呼吸。如这些努力无效，表明新生儿处于继发性呼吸暂停，需要正压通气。

3. 正压通气　新生儿复苏成功的关键是建立充分的通气。

（1）指征：①呼吸暂停或喘息样呼吸；②心率 <100 次/分。

对有以上指征者，要求在"黄金一分钟"内实施有效的正压通气。

如果新生儿有呼吸，心率 >100 次/分，但有呼吸困难或持续发绀，应清理气道，监测脉搏血氧饱和度，可常压给氧或持续气道正压通气，特别是早产儿。

（2）气囊-面罩正压通气

①压力：通气压力需要 20~25cmH$_2$O（1cmH$_2$O = 0.098kPa），少数病情严重的新生儿可用 2~3 次 30~40cmH$_2$O 压力通气。国内使用的新生儿复苏囊为自动充气式气囊（250ml），使用前要检查减压阀。有条件最好配备压力表。

②频率：40~60 次/分。

③用氧：推荐县及县以上医疗单位创造条件在产房添置空氧混合仪、空气压缩器及脉搏血氧饱和度仪。无论足月儿还是早产儿，正压通气均要在脉搏血氧饱和度仪的监测指导下进行。足月儿开始用空气进行复苏，早产儿开始给予 21%~40% 浓度的氧，用空氧混合仪根据血氧饱和度调整给氧浓度，使氧饱和度达到目标值（见图 13-3）。胸外按压时给氧浓度要提高到 100%。

无法配备脉搏血氧饱和度仪或空氧混合仪，或两者皆无的单位，可利用自动充气式气囊复苏，有 4 种氧浓度可用：自动充气式气囊不连接氧源，氧浓度 21%（空气）；连接氧源，不加储氧器，可得到约 40% 浓度的氧；连接氧源，加储氧器得 100%（袋状）、90%（管状）浓度的氧。

脉搏血氧饱和度仪的传感器应放在新生儿动脉导管前位置（即右上肢，通常是手腕或手掌中间的表面）。在传感器与仪器连接前，先将传感器与婴儿连接，有助于最迅速地获得信号。

④评估心率：可触摸新生儿的脐带搏动或用听诊器听诊新生儿的心跳，计数 6 秒，乘10 即得出每分钟心率的快速估计值。近年来，脉搏血氧饱和度仪用于新生儿复苏，可以测量心率和血氧饱和度。为了更准确地评估心率，2015 年美国新生儿复苏指南推荐应用3 导心电图测量心率，考虑到我国国情，建议有条件的单位可以试用，并总结经验。

⑤判断有效通气：开始正压通气时即刻连接脉搏血氧饱和度仪，并观察胸廓是否起伏。有效的正压通气表现为胸廓起伏良好，心率迅速增快。

⑥矫正通气步骤：如达不到有效通气，需矫正通气步骤，包括：检查面罩和面部之间是否密闭，再次通畅气道（可调整头位为鼻吸气位，清除分泌物，使新生儿的口张开）及增加气道压力。矫正通气后，如心率 <100 次/分，可进行气管插管或使用喉罩气道。

⑦评估及处理：经 30 秒有效正压通气后，如有自主呼吸且心率 ≥100 次/分，可逐步减少并停止正压通气，根据脉搏血氧饱和度值决定是否常压给氧；如心率 <60 次/分，行气管插管正压通气并开始胸外按压。

⑧其他：持续气囊-面罩正压通气（>2 分钟）可产生胃充盈，应常规经口插入 8F 胃管，用注射器抽气，并保持胃管远端处于开放状态。

（3）T-组合复苏器（T-Piece 复苏器）：是一种由气流控制、有压力限制的机械装置，能提供恒定的吸气峰压及呼气末正压。本指南推荐县及县以上医疗单位尤其是三级医院使用，对早产儿的复苏更能提高效率和安全性。

①指征：用于足月儿和早产儿正压通气。

②用法：需接上压缩气源，气体由 T-组合复苏器的新生儿气体出口经一个管道输送到新生儿端，与面罩或气管导管相连。预先设定吸气峰压 20~25cmH$_2$O，呼气末正压 5cmH$_2$O、最大气道压（安全压）40cmH$_2$O。操作者用拇指或示指关闭或打开 T 形管的开口，控制呼吸频率及吸气时间，使气体直接进入新生儿气道。它可以提供恒定一致的呼气末正压及吸气峰压，维持功能残气量，更适合早产儿复苏时正压通气的需要。该装置容易操作、使用灵活、压力输出稳定、操作者不易疲劳。

4. 喉镜下经口气管插管

（1）指征：

①需要气管内吸引清除胎粪时。

②气囊-面罩正压通气无效或要延长时。

③胸外按压时。

④经气管注入药物时。

⑤需气管内给予肺表面活性物质（pulmonary surfactant，PS）。

⑥特殊复苏情况：如先天性膈疝或超低出生体重儿。

（2）准备：进行气管插管必需的器械和用品应放置在一起，在每间产房、手术室、新生儿室和急救室应随时备用。常用的气管导管为上下直径一致的直管，不透射线和有刻度标识。如使用金属导丝，导丝前端不可超过管端。表 13-4、表 13-5 提供气管导管型号和插入深度的选择方法。

表 13-4　不同气管导管内径适用的新生儿出生体重和胎龄

导管内径/mm	新生儿出生体质量/g	胎龄/周
2.5	<1 000	<28
3.0	≥1 000 ~ ≤2 000	≥28 ~ ≤34
3.5	>2 000 ~ ≤3 000	>34 ~ ≤38
3.5~4.0	>3 000	>38

表 13-5　不同出生体重新生儿气管导管插入深度

出生体重/g	插入深度/cm[b]
1 000[a]	6~7
2 000	7~8
3 000	8~9
4 000	9~10

注：a <750g 时，仅需插入6cm；b 为上唇至气管导管管端的距离。

（3）方法：关键在于暴露声门，并强调操作者小手指的 3 个用途。

①插入喉镜：左手持喉镜，使用带直镜片（早产儿用 0 号，足月儿用 1 号）的喉镜进行经口气管插管。将喉镜柄夹在拇指与前 3 个手指间，镜片朝前。小指靠在新生儿颏部（小手指的第 1 个用处）提供稳定性。喉镜镜片应沿着舌面向右边滑入，将舌头推至口腔左边，推进镜片直至其顶端达会厌软骨谷。

②暴露声门：采用一抬一压手法，轻轻抬起镜片，上抬时需将整个镜片平行于镜柄方向移动，使会厌软骨抬起即可暴露声门和声带。如未完全暴露，操作者用小指（小手指的第 2 个用处）或由助手用示指向下稍用力压环状软骨使气管下移，有助于暴露声门。在暴露声门时不可上撬镜片顶端抬起镜片。

③插管：插入有金属管芯的气管导管，将管端置于声门与气管隆凸之间，接近气管中点。

④操作时限及技巧：整个操作要求在 20~30 秒完成。如插入导管时声带关闭，可采用 Hemlish 手法，助手用右手示、中两指在胸外按压的部位向脊柱方向快速按压 1 次促使呼气产生，声门即张开。

（4）胎粪吸引管的使用：施行气管内吸引胎粪时，将胎粪吸引管直接连接气管导管，以清除气管内残留胎粪。吸引时复苏者用右手示指将气管导管固定在新生儿的上腭，左手示指按压胎粪吸引管的手控口使其产生负压，边退气管导管边吸引，3~5 秒将气管导管撤出气管外，并随手快速吸引 1 次口腔内分泌物。

（5）判断气管导管位置的方法：正压通气时导管管端应在气管中点，判断方法如下。①声带线法——导管声带线与声带水平吻合；②胸骨上切迹摸管法——操作者或助手的小指尖垂直置于胸骨上切迹上（小手指的第 3 个用处），当导管在气管内前进时小指尖触摸到管端，则表示管端已达气管中点；③体质量法——参照表 13-5。

（6）确定插管成功的方法：①胸廓起伏对称；②听诊双肺呼吸音一致，尤其是腋下，且胃部无呼吸音；③无胃部扩张；④呼气时导管内有雾气；⑤心率、血氧饱和度和新生儿反应好转；⑥有条件可使用呼出气 CO_2 检测器，可快速确定气管导管位置是否正确。

5. 喉罩气道　喉罩气道是一个用于正压通气的气道装置。

（1）适应证：①新生儿复苏时如气囊-面罩通气无效，气管插管失败或不可行；②小下颌或相对大的舌，如 Pierre-Robin 综合征和唐氏综合征；③多用于体质量≥2 000g 的新生儿。

（2）方法：喉罩气道由一个可扩张的软椭圆形边圈（喉罩）与弯曲的气道导管连接而成。弯曲的喉罩越过舌产生比面罩更有效的双肺通气。采用"盲插"法，用示指将喉罩罩体开口向前插入新生儿口腔，并沿硬腭滑入至不能推进为止，使喉罩气囊环安放在声门上方。向喉罩边圈注入 2~3ml 空气，使扩张的喉罩覆盖喉口（声门）并封堵住食管。喉罩气道导管有一个 15mm 接管口，可连接复苏囊或呼吸机进行正压通气。

6. 胸外按压

（1）指征：有效正压通气 30 秒后，心率＜60 次/分，在正压通气同时须进行胸外按压。

（2）要求：此时应气管插管正压通气配合胸外按压，以使通气更有效。胸外按压时给氧浓度增加至 100%。

（3）方法：胸外按压的位置为胸骨下 1/3（两乳头连线中点下方），避开剑突。按压深度约为胸廓前后径的 1/3，产生可触及脉搏的效果。按压和放松的比例为按压时间稍短于放松时间，放松时拇指或其他手指应不离开胸壁。按压的方法为拇指法和双指法。①拇指法：双手拇指端按压胸骨，根据新生儿体型不同，双拇指重叠或并列，双手环抱胸廓支撑背部。②双指法：右手示、中两指指尖放在胸骨上进行按压，左手支撑背部。

因为拇指法能产生更高的血压和冠状动脉灌注压，操作者不易疲劳，加之采用气管插管正压通气后，拇指法可在新生儿头侧进行，不影响做脐静脉插管，拇指法成为胸外按压的首选方法。

（4）胸外按压和正压通气的配合：需要胸外按压时，应气管插管进行正压通气。由于通气障碍是新生儿窒息的首要原因，因此胸外按压和正压通气的比例应为 3:1，即 90 次/分按压和 30 次/分呼吸，达到每分钟约 120 个动作。每个动作约 1/2 秒，两秒内 3 次胸外按压加 1 次正压通气。45~60 秒重新评估心率，如心率仍 <60 次/分，除继续胸外按压外，还应考虑使用肾上腺素。

7. 药物　新生儿复苏时，很少需要用药。新生儿心动过缓通常是由于肺部通气不足或严重缺氧，纠正心动过缓的最重要步骤是充分的正压通气。

（1）肾上腺素

①指征：45~60 秒的正压通气和胸外按压后，心率持续 <60 次/分。

②剂量：新生儿复苏应使用 1:10 000 的肾上腺素。静脉用量 0.1~0.3ml/kg；气管内用量 0.5~1ml/kg。必要时 3~5 分钟重复 1 次。

③给药途径：首选脐静脉给药。如脐静脉插管操作尚未完成或无条件做脐静脉插管，可气管内快速注入，若需重复给药，则应选择静脉途径。

（2）扩容剂

①指征：有低血容量、怀疑失血或休克的新生儿在对其他复苏措施无反应时。

②扩容剂：推荐生理盐水。

③方法：首次剂量为 10ml/kg，经脐静脉或外周静脉 5~10 分钟缓慢推入，必要时可重复扩容 1 次。

（3）其他药物：分娩现场新生儿复苏时一般不推荐使用碳酸氢钠。

（4）脐静脉插管：脐静脉是静脉注射的最佳途径，用于注射肾上腺素以及扩容剂。可插入 3.5F 或 5F 的不透射线的脐静脉导管。当新生儿复苏进行胸外按压时，即可考虑开始脐静脉插管，为给药做准备。

插管方法如下：沿脐根部用线打一个松的结，如在切断脐带后出血过多，可将此结拉紧。在夹钳下离皮肤线约 2cm 处用手术刀切断脐带，可在 11 点~ 12 点位置看到大而壁薄的脐静脉。脐静脉导管连接三通和 5ml 注射器，充以生理盐水，导管插入脐静脉 2~4cm，抽吸有回血即可。早产儿插入导管稍浅，插入过深则高渗透性药物和影响血管的药物可能直接损伤肝脏，务必避免将空气推入脐静脉。

三、正压通气不能使肺部充分通气的特殊复苏情况

如按复苏流程规范复苏，新生儿心率、血氧饱和度和肌张力状况应有改善。如无良好的胸廓运动，未听及呼吸音，持续发绀，可能有表13-6所列的特殊情况。新生儿持续发绀或心动过缓，可能为先天性心脏病。此类患儿很少在出生后立即发病。所有无法成功复苏的原因几乎均为通气问题。

表13-6 新生儿复苏的特殊情况

特殊情况	病史/临床症状	干预措施
气道机械性阻塞 　胎粪或黏液阻塞 　后鼻孔闭锁 　咽部气道畸形（如Pierre-Robin综合征）	胎粪污染羊水/胸廓运动不良 哭时红润，安静时发绀 舌后坠进入咽喉上方将其堵塞，空气进入困难	气管导管吸引胎粪/正压通气 口咽气道或气管导管插入口咽部 俯卧体位后鼻咽插管或喉罩气道
肺功能损害 　气胸	呼吸困难，双肺呼吸音不对称，或持续发绀	胸腔穿刺术
胸腔积液	呼吸音减低 持续发绀	立即气管插管，正压通气 胸腔穿刺术，引流放液
先天性膈疝	双肺呼吸音不对称 持续发绀，舟状腹	气管插管，正压通气 插入胃管
心脏功能损害 　先天性心脏病 　胎儿失血	持续发绀/心动过缓 苍白；对复苏反应不良	诊断评价 扩容，可能包括输血

四、复苏后监护

复苏后的新生儿可能有多器官损害的危险，应继续监护，包括：①体温管理；②生命体征监测；③早期发现并发症。

继续监测维持内环境稳定，包括：血氧饱和度、心率、血压、红细胞压积、血糖、血气分析及血电解质等。

需要复苏的新生儿断脐后立即进行脐动脉血气分析，生后脐动脉血pH<7，结合阿普加（Apgar）评分有助于窒息的诊断和预后的判断。及时对脑、心、肺、肾及胃肠等器官功能进行监测，及早发现异常并适当干预，以减少窒息所致的死亡和伤残。

一旦完成复苏，为避免血糖异常，应定期监测血糖，低血糖者静脉给予葡萄糖。如合并中、重度缺氧缺血性脑病，有条件的医疗单位可给予亚低温治疗。

五、早产儿复苏需关注的问题

1. 体温管理　置于合适中性温度的暖箱。对胎龄<32周早产儿复苏时，可采用塑料袋保温（见初步复苏部分）。

2. 正压通气时控制压力　早产儿由于肺发育不成熟，通气阻力大，不稳定的间歇正压给氧易使其受伤害。正压通气需要恒定的吸气峰压及呼气末正压，推荐使用T-组合复苏器进行正压通气。

3. 避免肺泡萎陷 胎龄<30周、有自主呼吸或呼吸困难的早产儿,产房内尽早使用持续气道正压通气。根据病情选择性使用肺表面活性物质。

4. 维持血流动力学稳定 由于早产儿生发层基质的存在,易造成室管膜下-脑室内出血。心肺复苏时要特别注意保温,避免使用高渗药物,注意操作轻柔,维持颅压稳定。

5. 缺氧后器官功能监测 围生期窒息的早产儿因缺氧、缺血易发生坏死性小肠结肠炎,应密切观察,延迟或微量喂养。注意尿量、心率、心律。

6. 减少氧损伤 早产儿对高动脉氧分压非常敏感,易发生氧损害。需要规范用氧,复苏开始时给氧浓度应低于65%,并进行脉搏血氧饱和度或血气的动态监测,使血氧饱和度维持在目标值,复苏后应使血氧饱和度维持在90%~95%。定期眼底检查随访。

参 考 文 献

[1] 谢幸，孔北华，段涛．妇产科学[M]．第9版．北京：人民卫生出版社，2018.

[2] 阿佩思·甘地，那仁达·马宏达，雅迪普·马宏达，等．产科重症治疗学(第一卷)[M]．朱建华，阮列敏，译．杭州：浙江大学出版社，2013.

[3] 李映桃，罗太珍．产科急救快速反应团队演练及技术操作示范[M]．广州：广东科技出版社，2018.

[4] 常青，刘兴会，邓黎．助产理论与实践[M]．第2版．北京：人民军医出版社，2015.

[5] 冯莉，曹丽华，崔文华，等．妇产科临床诊疗思维[M]．石家庄：河北科学技术出版社，2013.

[6] 刘静，赵佩汝，刘迪．妇科常见病诊治[M]．济南：山东科学技术出版社，2018.

[7] 钟喜杰．妇产科学临床新进展[M]．长春：吉林科学技术出版社，2016.

[8] 唐强．微创治疗的临床应用[M]．昆明：云南科技出版社，2016.

[9] 凌萝达，顾美礼．难产[M]．(《头位难产》修订版)．重庆：重庆出版社，2000.

[10] 李瑞英．实用妇产科学[M]．长春：吉林科学技术出版社，2016.

[11] 邓姗，郎景和．协和妇产科操作备忘录[M]．北京：人民军医出版社，2015.

[12] 吴尚青，刘利虹，彭鹏，等．实用妇产科诊断与治疗[M]．北京：科学技术文献出版社，2018.

[13] 徐丽．妇产科疾病诊断与临床治疗[M]．西安：西安交通大学出版社，2017.

[14] 刘兴会，徐先明，段涛，等．实用产科手术学[M]．北京：人民卫生出版社，2014.

[15] 蔡文智，钟梅．助产学[M]．西安：西安交通大学出版社，2015.

[16] 彭鹏，杨淑华，杨俊艺，等．基层医院妇产科手术学[M]．上海：第二军医大学出版社，2011.

[17] 张正娥．妇产科诊疗常规与手术要点[M]．长春：吉林科学技术出版社，2016.

[18] 高楠，杨郦．最新临床妇产科诊疗技术[M]．天津：天津科技翻译出版有限公司，2012.

[19] 王晨虹，陈敦金．妇产科住院医师手册[M]．长沙：湖南科学技术出版社，2012.